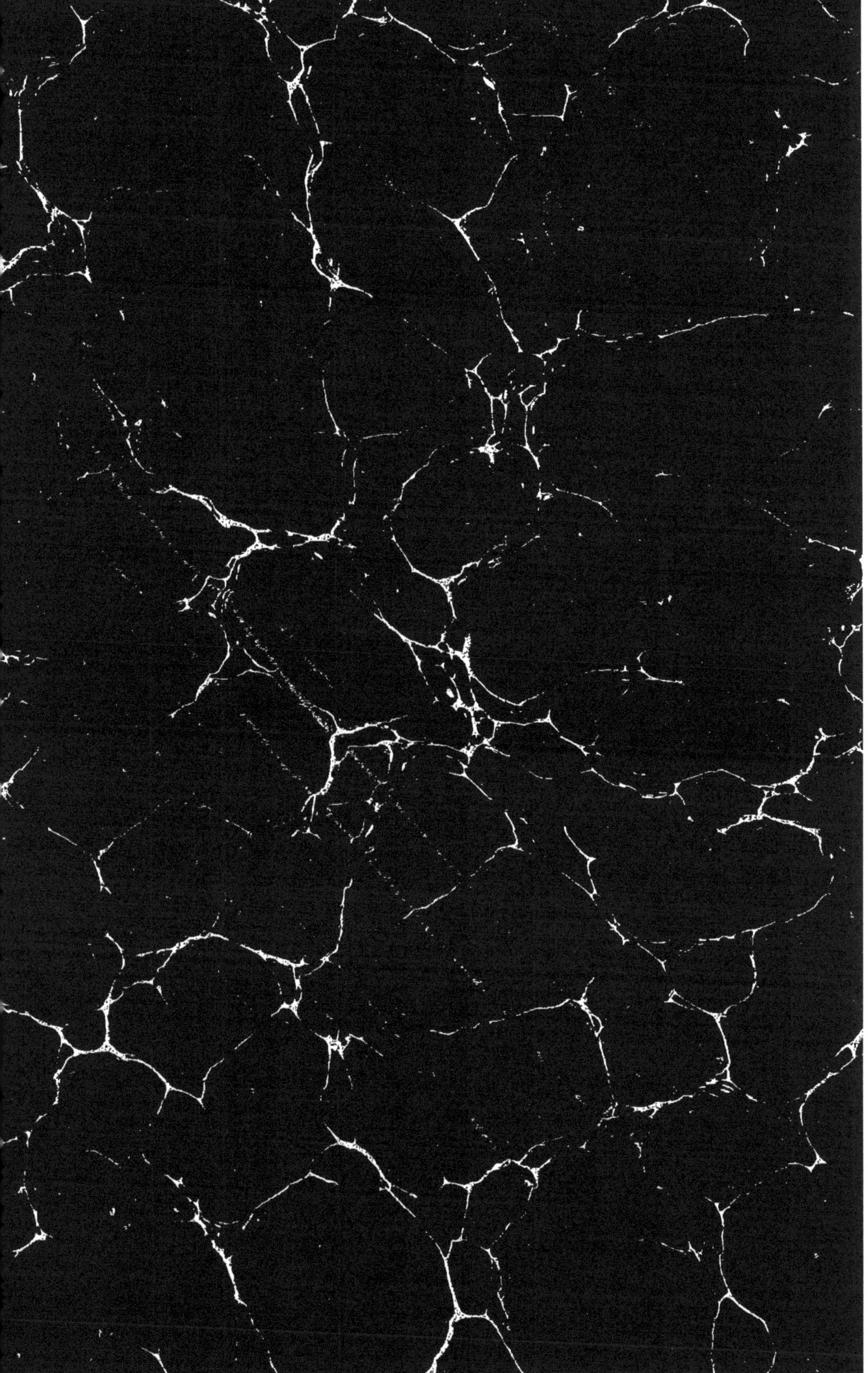

TRAITÉ

ÉLÉMENTAIRE

D'HISTOLOGIE HUMAINE

NORMALE ET PATHOLOGIQUE.

Strasbourg, typographie de G. Silbermann.

TRAITÉ

ÉLÉMENTAIRE

D'HISTOLOGIE HUMAINE

NORMALE ET PATHOLOGIQUE

PRÉCÉDÉ

D'UN EXPOSÉ DES MOYENS D'OBSERVER AU MICROSCOPE

PAR

C. MOREL

PROFESSEUR AGRÉGÉ A LA FACULTÉ DE MÉDECINE DE STRASBOURG

accompagné d'un atlas de 34 planches dessinées d'après nature

PAR J.-A. VILLEMIN, D. M.

MÉDECIN-MAJOR DE 2e CLASSE

RÉPÉTITEUR A L'ÉCOLE IMPÉRIALE DU SERVICE DE SANTÉ MILITAIRE DE STRASBOURG

PARIS

J. B. BAILLIÈRE ET FILS

LIBRAIRES DE L'ACADÉMIE IMPÉRIALE DE MÉDECINE

Rue Hautefeuille, 19

Londres	**Madrid**	**Leipzig**
HIPP. BAILLIÈRE	C. BAILLY-BAILLIÈRE	E. JUNG-TREUTTEL

STRASBOURG, DERIVAUX.

1864.

PRÉFACE.

Ce *Traité élémentaire d'histologie* est une deuxième édition refondue et augmentée du *Précis d'histologie*, publié en 1860. Comme ce livre a trouvé un bon accueil, que je dois attribuer surtout à l'opportunité de son apparition[1], j'ai cherché, dans cette nouvelle édition, à apporter toutes les modifications nécessaires à l'étude plus complète d'une des branches les plus intéressantes des sciences anatomiques.

Les changements, ou plutôt les additions, ont porté sur l'histologie pathologique; ainsi, après chaque chapitre consacré à l'étude d'un tissu, j'ai cru devoir donner une description aussi complète que possible de ses altérations. La même marche a été suivie pour chaque organe en particulier; mais j'ai cherché à ne pas sortir des données positives, et j'ai laissé de côté les questions qui exigent des investigations nouvelles pour être mieux élucidées et mériter de prendre place au milieu des faits précis et fondamentaux de la science qui nous occupe. La bonne méthode

[1] Il a été traduit en anglais à New-York par le professeur W. H. Van Buren.

expérimentale exige de procéder de cette manière, la prudence le veut également, car dans notre pays l'histologie a été jusqu'à présent peu sympathique aux savants et surtout aux médecins. Cependant cette branche des sciences naturelles n'est, après tout, que l'anatomie générale complétée dans son expression scientifique; et il est vraiment étonnant de voir des médecins qui croient à l'excellence de la science fondée par Bichat, et qui mettent en doute la valeur des résultats fournis par l'histologie. Penser ainsi, c'est méconnaître le lien qui unit fatalement les études cliniques et anatomiques, c'est réagir contre le progrès; et pourtant la médecine n'a pas prouvé jusqu'à présent qu'elle fût assez riche de ses propres ressources pour se passer des secours que lui offre généreusement l'anatomie générale.

Les planches qui composent l'Atlas ont été refaites entièrement et gravées à nouveau. Cinquante-huit figures nouvelles ont été ajoutées; la plupart ont trait à l'histologie pathologique. Je voudrais bien faire l'éloge de ces beaux dessins, mais je crains de blesser la trop grande modestie de mon ami, M. le docteur Villemin, qui à des connaissances positives joint un remarquable talent iconographique. Je dirai cependant qu'ils sont l'expression exacte des faits observés, et que, par cela même, ils pourront être d'un grand secours pour les personnes qui commencent l'étude difficile de la pratique du microscope.

Le but de cet ouvrage ne m'ayant pas permis de faire de la bibliographie, je me contenterai de recommander les livres de Virchow[1], Kölliker[2], Leydig[3], Frey[4], Henle[5], Lebert[6], et les nombreux et importants travaux de M. le professeur C. Robin[7]; enfin je signalerai encore les mémoires de la Société de biologie[8].

Quelques lecteurs trouveront peut-être que j'admets trop exclusivement la théorie cellulaire de Virchow. Je répondrai à cela que je n'ai pas fait ce livre avec des livres, mais que j'ai cherché à établir mes convictions par l'étude directe des faits, et tous ceux que j'ai pu observer

1 *Archiv für pathologische Anatomie und Physiologie und für klinische Medicin*, herausgegeben von R. Virchow; Berlin 1847-1863. — *La pathologie cellulaire basée sur l'étude physiologique et pathologique des tissus*, traduit de l'allemand; Paris 1861, avec figures.

2 *Mikroskopische Anatomie des Menschen;* Leipzig 1850-1854. Zweiter Band. — *Éléments d'histologie humaine*, traduction française; Paris 1856.

3 *Lehrbuch der Histologie des Menschen und der Thiere;* Frankfurt, 1857.

4 *Histologie und Histochemie des Menschen;* Leipzig 1859. — *Das Mikroskop und die mikroskopische Technik*, ein Handbuch für Ærzte und Studirende; Leipzig 1863.

5 *Bericht über die Fortschritte der Anatomie und Physiologie*, von J. Henle, W. Keferstein und G. Meissner; Leipzig.

6 *Traité d'anatomie pathologique générale et spéciale;* Paris 1861; 2 vol. in-fol. de texte et 2 vol. in-folio comprenant 200 planches dessinées d'après nature, gravées et coloriées.

7 *Du microscope et des injections;* Paris 1849. — *Traité de chimie anatomique et physiologique, normale et pathologique*, par Ch. Robin et F. Verdeil; Paris 1853. — *Histoire naturelle des végétaux qui croissent sur l'homme et les animaux vivants;* Paris 1853. — Outre ces trois ouvrages, M. Ch. Robin a publié encore un très-grand nombre de mémoires d'histologie, dont on trouvera les titres et l'analyse, faite par l'auteur lui-même, dans le *Journal de physiologie*, de M. E. Brown-Séquard, p. 593 et suiv.; Paris 1861.

8 *Comptes rendus des séances et Mémoires de la Société de biologie;* Paris, 1849-1863.

sont en parfaite harmonie avec la doctrine du célèbre professeur de l'Université de Berlin.

Comme l'étude pratique de l'organisation des tissus sains et malades est hérissée de difficultés, j'ai cru rendre un service à l'étudiant en donnant quelques détails essentiels sur le maniement du microscope et des réactifs les plus usités. Enfin j'ai insisté plus que je ne l'avais fait d'abord sur le mode de préparation et de conservation pour chaque tissu et chaque organe en particulier.

C. MOREL.

Novembre 1863.

TRAITÉ

ÉLÉMENTAIRE

D'HISTOLOGIE HUMAINE

NORMALE ET PATHOLOGIQUE.

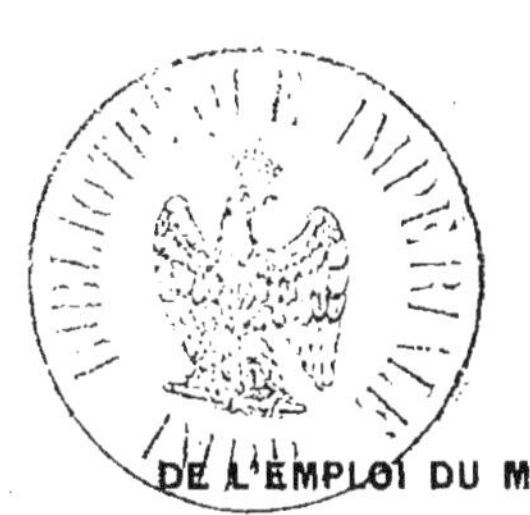

INTRODUCTION.

DE L'EMPLOI DU MICROSCOPE, DES PRÉPARATIONS MICROSCOPIQUES ET DE LEUR CONSERVATION.

L'ouvrage que je publie étant principalement destiné aux jeunes gens qui veulent se livrer à l'étude pratique de l'histologie, je ne décrirai que les instruments indispensables, ou tout au moins les plus utiles, pour les recherches micrographiques.

Et d'abord, avant d'entrer en matière, je dois dire que M. Nachet a rendu un véritable service à la science, en nous donnant des microscopes dont la construction est aussi parfaite qu'on puisse le désirer pour le moment, et dont le prix, relativement très-modéré, les rend accessibles à la modeste bourse de l'étudiant. Aussi je ne saurais trop recommander les instruments qui sortent des ateliers de cet habile constructeur.

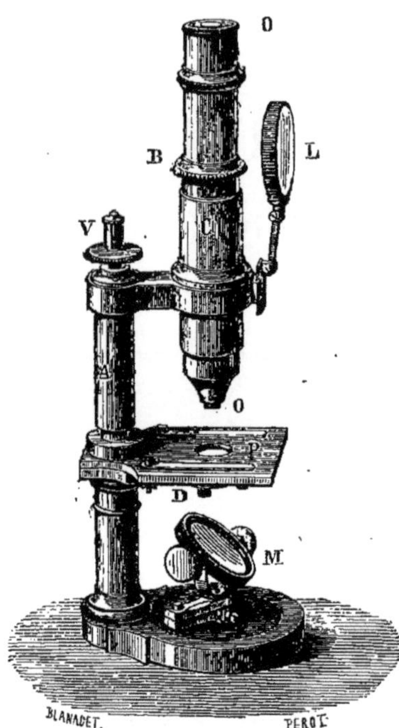

FIG. Ire. Microscope petit modèle.

MICROSCOPE N° VII (*Microscope petit modèle*). La base de ce microscope est formée d'un disque lourd et large; de cette base s'élève une colonne supportant la *platine* P ou table, sur laquelle se placent les objets qu'on doit examiner; au-dessus de cette platine s'élève le prolongement de la colonne, dont le rôle devient le plus important du mécanisme d'un microscope, c'est-à-dire le mouvement lent d'ajustement au foyer qui est construit de la manière suivante: la colonne, creuse à l'intérieur, porte dans son axe une tige fixée solidement à la partie inférieure qui vient se terminer en haut par un filet de vis; autour de cette tige s'enroule un ressort spiral qui a pour fonction de forcer constamment à s'élever le tube A, glissant sur l'extérieur de la colonne. Comme ce tube porte lui-même la lunette horizontale recevant le corps B, sur lequel se vissent en O les objectifs, on voit que ce ressort tendra à élever et à éloigner l'objectif de la platine P sur laquelle est placé l'objet. Mais la tige traversant le chapiteau du tube extérieur A est garnie d'un écrou à rondelle mollette V, vissant librement sur l'extrémité filetée de cette tige et comprimant par conséquent la lunette horizontale maintenue ainsi entre la pression élastique du ressort et celle du bouton molleté V; de sorte que quand on tourne ce bouton de droite à gauche, c'est-à-dire quand on le dévisse, le ressort force la lunette horizontale à suivre le mouvement d'éloignement produit par cet écrou et éloigne le corps B de la platine; au contraire quand on le visse, c'est-à-dire qu'on le tourne de gauche à droite, le ressort obéit et, cédant à l'impulsion du bouton, oblige le corps B à descendre et à se rapprocher de la platine. Les deux mouvements sont donc régularisés par la force constante du ressort et jouissent d'une égalité d'action presque absolue; on évite ainsi un grave défaut de la plupart des vis, nous voulons parler du *temps perdu* ou manque d'obéissance à l'impulsion; ce défaut est extrêmement nuisible à l'interprétation des objets qu'on examine, le mouvement lent étant la *main* du miscroscope destinée à présenter à l'œil la succession des différents plans constituant un objet, on conçoit que si, par suite de soubresauts dans la vis, certains de ces plans ou de ces contours passent trop rapidement hors du foyer, l'objet devient incompréhensible. Pour que ce mouvement s'opère bien dans la verticale, les deux tubes du mouvement lent sont reliés entre eux par un coulisseau curseur fixé au tube intérieur et glissant dans une fenêtre pratiquée sur le tube extérieur; on évite ainsi le déplacement des images, qui se produit toujours dans le cas où l'objectif ne descend pas perpendiculairement sur la platine; cet inconvénient est facile à constater dans les microscopes de mauvaise construction, principalement dans les microscopes dits *à crémaillère*, dans lesquels la mise au point se fait par un engrenage.

Le corps B, glissant dans le tube C, sert à placer approximativement l'objectif à la distance focale, c'est ce qu'on appelle le mouvement prompt; ce mouvement s'effectue très-facilement en faisant tourner le corps pendant qu'on le force à descendre, de sorte qu'on lui fait décrire une hélice; le mouvement est ainsi très-doux, très-régulier et on ne risque pas de frapper la préparation avec l'objectif, comme on le ferait sûrement si on descendait le corps par une pression en droite ligne; toutes les personnes qui ont manié une lunette de campagne connaissent déjà l'avantage d'imprimer un mouvement de rotation au tube en même temps qu'on le fait avancer; dans le microscope cela est de toute nécessité, si on veut ménager les préparations qui peuvent être touchées à tout instant par la lentille. Le corps B est formé de deux tubes rentrant l'un dans l'autre, de manière à pouvoir se rapetisser jusqu'à n'avoir plus que 13 centimètres; on a ainsi l'avantage de diminuer à volonté le grossissement par suite de ce fait qu'en rapprochant l'oculaire de l'objectif, on prend des images plus petites de l'objet. L'éclairage dans ce microscope est disposé ainsi: pour les objets transparents on se sert du miroir M, monté entre deux pivots sur un arc fixé lui-même sur une rondelle tournant dans le milieu de la base du microscope; à l'aide de quelques mouvements on éclaire facilement l'objet, la lumière envoyée est alors directe, c'est-à-dire qu'elle marche suivant l'axe du microscope. Ce miroir est disposé aussi pour donner de la lumière oblique; voici comment: il n'est pas relié directement à la rondelle du centre du pied, mais il est attaché à celle-ci par deux articulations développées; la réflexion s'opérant sur le miroir en dehors de l'axe, la lumière est projetée obliquement sur l'objet, et certaines ombres importantes pour la détermination des contours apparaissent. La rondelle à laquelle sont attachées les articulations pouvant décrire une circonférence complète, le miroir prendra à volonté des positions excentriques, à droite, à gauche, en avant etc., pour illuminer l'objet dans toutes les directions jugées importantes. Lorsqu'on a à éclairer des objets opaques qui ne peuvent pas laisser passer la lumière du miroir, il faut employer la lentille L; on l'amène par le bras articulé au devant de la lumière, de façon à projeter un pinceau de lumière sur l'objet; en général cet éclairage suffit pour les injections et autres corps opaques qu'on a à examiner en anatomie, seulement on est limité quant au grossissement; on conçoit en effet que, si un objectif s'approche très-près de l'objet, il sera impossible de faire arriver la lumière sur le point à observer. La platine est munie de deux organes assez nécessaires, ce sont: 1° une rondelle tournante D, porteur de petits trous passant sous l'ouverture centrale et destinés à diminuer la largeur du pinceau éclairant ou à le faire dévier un peu; 2° de petites pinces entrant dans des trous placés à l'arrière de la platine; ces pinces servent à fixer les lames de verre sur lesquelles on prépare les objets; enfin l'ouverture centrale de la platine est munie d'un pas de vis pouvant recevoir les appareils accessoires, tels que: appareils de polarisation etc.

Objectifs à immersion. Amici a introduit, il y a dix ans, dans la construction des objectifs un nouveau principe, en faisant plonger la lentille inférieure d'un objectif dans une goutte d'eau placée sur le verre mince recouvrant la préparation. Ce système a des avantages considérables sur les objectifs ordinaires; en supprimant la lame d'air existant entre le verre mince et la surface de la lentille, on augmente d'abord la lumière en gagnant tout ce que la lentille frontale renvoyait de rayons par la réflexion, et cette portion de lumière est plus considérable qu'on ne le pense généralement. Ensuite on augmente la netteté, parce que l'eau ayant un indice de réfraction rapproché de celui du verre, les rayons provenant d'un point de la préparation n'étant pas brisés à leur sortie dans l'air, s'épanouissent moins et concourent mieux à une bonne définition de l'amplification de ce point. Il résulte aussi de la remarque précédente que l'achromatisme est plus parfait. Enfin la longueur du foyer est augmentée d'un quart environ, ce qui permet d'employer des plaques à couvrir plus épaisses.

On voit que l'application du principe d'immersion réunit de nombreux avantages. Amici avait recommandé l'emploi d'un liquide ayant le même indice de réfraction que le verre (huile de lin, glycérine etc.), mais cette précaution est à peine nécessaire si l'on considère l'ennui d'avoir à enlever des substances grasses appliquées sur la lentille. Il est préférable de se servir d'eau, mais il faut qu'elle soit tout à fait pure et fraîchement distillée, afin de ne pas laisser déposer des matières calcaires sur la lentille, dans le cas où on oublierait de l'essuyer tout après l'observation. C'est là la seule précaution à prendre; il n'y a aucun danger que l'eau s'introduise entre les montures des lentilles.

Je n'ai pas besoin de dire que les avantages des objectifs à immersion sont trop grands et trop évidents pour que les observateurs négligent désormais l'emploi de cette lentille. Et à ce propos il serait à désirer que M. Nachet n'eût qu'un seul pas de vis pour tous ses microscopes, afin qu'on pût adapter les objectifs de toute espèce aux petits comme aux grands modèles.

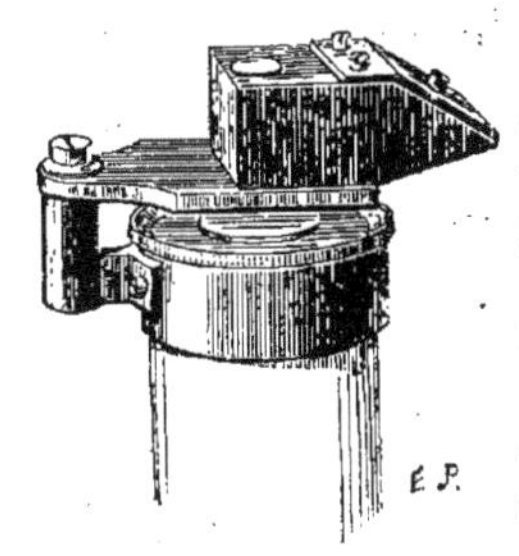
FIG. II. Chambre claire.

Chambre claire de Nachet. On emploie la chambre claire (fig. II) pour reproduire plus exactement par le dessin la forme et les dimensions des objets soumis à l'examen microscopique. Cet instrument se compose d'un prisme ayant la forme d'un parallélipipède ABCD (fig. III), dont la face BC, placée en saillie au-dessus de l'oculaire, reçoit les rayons venant du papier et du crayon I, et les ramène par une réflexion totale sur la face AD, située directement au-dessus de l'oculaire, laquelle face les renvoie dans l'œil de l'observateur O. Mais, en même temps qu'elle opère cette réflexion, elle joue, pour une petite partie de sa surface, le rôle d'une lame parallèle par l'adjonction d'un petit prisme rectangle E dont l'hypothénuse est collée par un mastic transparent

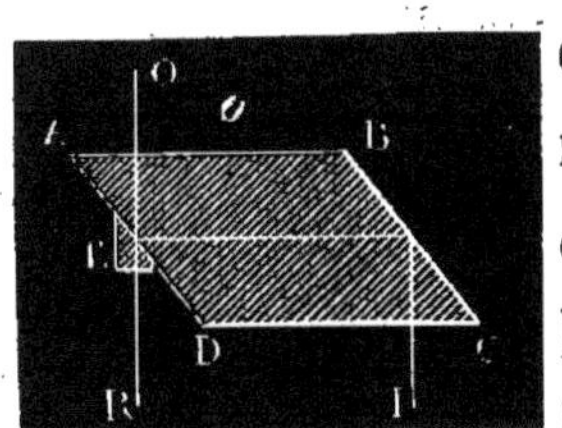

FIG. III. Prisme de la chambre claire.

sur la surface inclinée du parallélipipède. On voit que les rayons R venant former l'image dans l'œil passeront par ce petit prisme sans déviation aucune au milieu de l'image du papier sur laquelle se promène le crayon, de sorte que l'image extériorée par l'œil semble exister sur le papier placé à côté du pied du microscope. Il résulte de là deux conditions essentielles pour dessiner facilement les contours des objets: 1° qu'il faut placer le papier très-exactement à la distance de la vision distincte; 2° qu'il faut établir un certain équilibre entre la lumière contenue dans le champ du microscope et celle réfléchie par le papier, de manière que l'image de l'objet semble être aussi exactement dessinée sur le papier qu'elle le serait, si on regardait dans le microscope sans l'intermédiaire de la chambre claire.

Micromètres. Les micromètres sont de deux sortes: micromètre objectif, micromètre oculaire; et tout observateur doit posséder ces deux instruments, surtout le second, qui est tout à fait indispensable.

Le micromètre objectif, qui est destiné à calculer le grossissement des lentilles, se compose d'une plaque de verre enchâssée dans une monture en cuivre et présentant sur une de ses faces la gravure d'un millimètre divisé en cent parties égales.

Quand on veut déterminer quel est le grossissement d'une lentille, on place le micromètre objectif sur la platine, et au moyen de la chambre claire dont on arme l'oculaire, on en projette l'image sur une feuille de papier placée au même niveau que la platine du microscope. On trace ensuite avec le crayon des lignes correspondant à celles de l'image du micromètre. Cette première opération terminée, on prend un décimètre divisé en millimètres et on mesure la distance qui sépare les divisions micrométriques dessinées sur le papier. Je suppose que chacun de ces espaces correspondant à l'image grossie de 1/100 de millimètre égale 3 millimètres, on aura donc affaire à un grossissement de 300; on aura au contraire un grossissement de 50, si le même espace mesure seulement un demi-millimètre, et ainsi de suite.

On opère de la même façon pour chaque combinaison d'oculaire et d'objectif, et on dresse ensuite l'échelle des grossissements calculés.

L'autre micromètre, ou micromètre oculaire, est employé pour mesurer le volume de tel ou tel élément soumis à l'examen microscopique. Il se compose d'une petite plaque en verre, sur laquelle est gravé un centimètre divisé en cent parties égales. Pour le microscope dont nous avons recommandé l'emploi, la plaque de verre est enchâssée dans un anneau de cuivre dont les dimensions permettent de l'introduire dans l'intérieur de l'oculaire, où il est soutenu par un diaphragme largement ouvert à son centre.

Lorsqu'on veut déterminer la valeur des divisions de ce micromètre, on opère de la façon suivante: le micromètre étant placé dans l'oculaire, on pose sur la platine le micromètre objectif de manière à en voir très-nettement les divisions. Alors on superpose les divisions du micromètre oculaire à celles du micromètre objectif, on remarque ensuite combien il y a de divisions du micromètre objectif correspondant exactement à une ou plusieurs divisions du micromètre oculaire, et on établit d'après cela la valeur de chaque division de ce dernier.

Ainsi je suppose qu'il faille quatre divisions du micromètre objectif pour remplir exactement une division du micromètre oculaire; or on sait que chaque division du micromètre objectif égale 1/100 de millimètre, donc dans le cas supposé une division du micromètre oculaire égalera 4/100 ou bien 1/25 de millimètre. Si, au contraire, une seule division du micromètre objectif remplit quatre divisions du micromètre oculaire, ces quatre divisions mesurant 1/100 de millimètre, une seule mesurera quatre fois moins, c'est-à-dire 1/400 de millimètre. Le calcul est, comme on le voit, très-simple à faire; on opère de même pour chaque grossissement, et on dresse une échelle micrométrique pour une quantité plus ou moins considérable de divisions ou de fractions de divisions. Voici, par exemple, un modèle de table calculé d'après les indications que je viens de donner:

OBJECTIFS.	OCULAIRES. No 1.		No 2.		No 3.		MICROMÈTRE.	
No 1	80	50	120	80	175	100	1/100	1/50
No 3	250	125	350	200	550	330	1/300	1/200
No 5	400	350	600	350	900	500	1/500	1/280
No 1, moins la lentille inférieure . . .	20	Tube fermé		T. F. . . .		T. F. . . .		T. F. . . .

Il est d'autres instruments qui ne sont pas absolument indispensables à l'anatomiste; cependant, comme dans certaines circonstances ils peuvent rendre des services, je crois devoir également en donner la description: je veux parler de l'appareil de polarisation, du goniomètre et du compresseur.

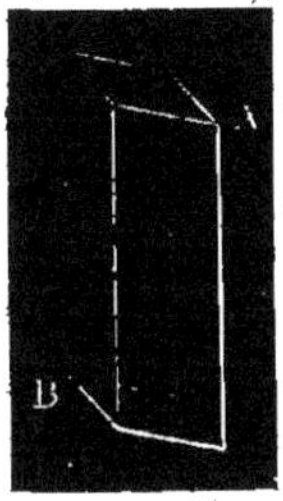

Fig. IV. Appareil de polarisation.

Appareil de polarisation. Pour étudier les objets dans la lumière polarisée, on place sous la préparation, c'est-à-dire on fixe à la platine du microscope un prisme de spath d'Islande (dit de *Nicole*). Ce prisme est taillé dans un rhomboèdre naturel de spath ou carbonate de chaux, matière qui jouit de la propriété de fournir deux images d'un même rayon de lumière. Pour obtenir un faisceau de lumière polarisée, on élimine l'un des deux rayons en sectionnant le rhomboèdre par un plan passant par les deux angles trièdres AB et en réunissant les deux parties ainsi obtenues par une couche de baume de Canada. Les considérations sur lesquelles on s'appuie pour expliquer comment l'un des deux rayons est réfléchi par la lame de baume de Canada sont du domaine des traités de physique, auxquels nous renvoyons. Qu'il nous suffise de savoir que par ce moyen le faisceau de lumière provenant du miroir est complétement polarisé.

Si on examine un cristal dans cette lumière, on n'aperçoit rien de particulier; mais si on place dans l'oculaire ou dans le corps du microscope une plaque de tourmaline ou un autre prisme de Nicole, de manière que leurs plans de polarisation soient croisés à 90 degrés, la lumière du

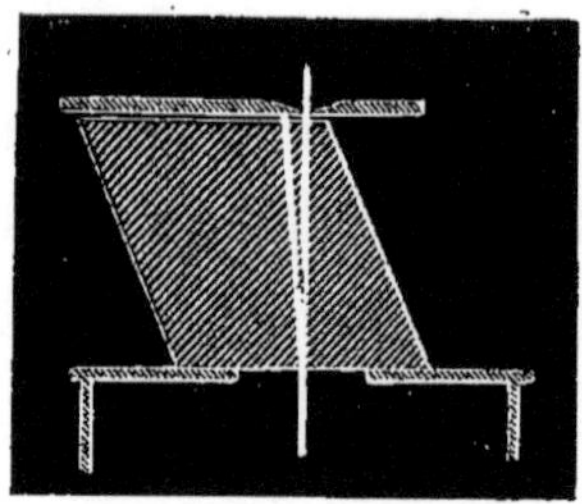
Fig. V. Rhombe de spath.

champ du microscope sera éteinte. Au lieu d'un prisme de Nicole ou d'une tourmaline, on peut employer un rhomboèdre de spath (fig. V) posé à plat sur l'oculaire et dans lequel on élimine simplement l'un des rayons, en couvrant la face supérieure d'un disque métallique percé d'un trou; ce moyen offre l'avantage de transformer instantanément l'observation ordinaire en observation dans la lumière polarisée, puisqu'il suffit de poser ce rhombe de spath sur l'oculaire. De plus, si on veut examiner l'objet dans les différents points de croisement des plans de polarisation, il n'y a qu'à tourner ce rhombe. On donne le nom d'*analyseur* à l'appareil supérieur, qu'il soit rhombe de spath, prisme de Nicole ou tourmaline.

Si, d'après l'idée de Biot, on interpose entre les deux appareils, soit au-dessus, soit au-dessous de l'objet, une lame de gypse (sulfate de chaux), les phénomènes produits par certains objets prennent un éclat remarquable. On peut distinguer certaines nuances mal définies dans la simple lumière polarisée. Ces lames de gypse donnent une teinte uniformément colorée au champ de la vision; cette teinte dépend de l'épaisseur de la lame; la teinte la plus propre à faire ressortir les détails délicats est le bleu violet.

Amici a depuis longtemps proposé d'ajouter au-dessus du prisme inférieur une lentille convergente très-forte, de manière à illuminer l'objet par un faisceau de lumière polarisée et convergente; cela permet de pousser les investigations avec des objectifs plus forts. On peut réunir les deux perfectionnements: lames de gypse et lentille convergente, et c'est jusqu'ici l'appareil le plus parfait que nous connaissions.

Le *goniomètre* est un instrument destiné à mesurer les angles des cristaux. Il se compose essentiellement: 1° d'un cercle divisé, fixé au milieu du corps du microscope dans une position horizontale; 2° d'un oculaire garni d'une division micrométrique semblable au micromètre ordinaire, c'est-à-dire formé de lignes parallèles également espacées; 3° d'un index ou alidade attaché à l'oculaire, de telle sorte que, quand celui-ci tournera, il entraînera l'index mis en contact avec le cercle divisé.

Si donc on veut mesurer l'angle d'un cristal, il faudra amener un côté de cet angle en contact avec une des lignes du micromètre oculaire; ce qui s'effectue en faisant tourner celui-ci. On lira et on notera sur le cercle divisé le point où s'est arrêté l'index; puis continuant à faire tourner l'oculaire jusqu'à ce que l'autre côté de l'angle vienne coïncider avec une ligne du micromètre, on n'aura qu'à lire sur le cercle divisé l'espace parcouru par l'index. Cet espace est l'angle cherché.

Les cristaux à mesurer doivent être placés autant que possible bien horizontalement, afin que les deux arêtes constituant un angle soient également au foyer.

Le *compresseur* se compose d'une plaque métallique percée d'un trou à son centre, garnie d'une lame de verre, destinée à recevoir les préparations. A l'une des extémités de la plaque est fixé un levier porteur d'un disque garni d'une autre petite lame de verre venant se présenter au-dessus de celle de la plaque fixe. Une vis de rappel, agissant sur l'extrémité externe du levier, opère une pression constante sur le disque supérieur. En plaçant un objet entre ces deux disques, on a ainsi le moyen de le comprimer et de l'écraser à toutes les épaisseurs nécessaires à l'observation.

Ce compresseur a été modifié par M. de Quatrefages, de telle sorte qu'il peut se retourner et présenter ainsi à l'observation les plans inférieurs d'un objet.

Préparations microscopiques. Les instruments les plus utiles pour les préparations microscopiques sont : des scalpels ordinaires, des pinces ordinaires et des pinces à mors très-fins; des ciseaux grands et petits, droits et courbes sur le plat; des aiguilles montées comme les aiguilles à cataracte et de différentes formes; des plaques de verre, des baguettes de verre pour prendre les réactifs.

On peut, avec des manches façonnés à la manière des aiguilles à crochet dont se servent les brodeuses, avoir des aiguilles mobiles de toutes les formes, qu'on fixe dans le manche au moyen d'une petite vis.

Le rasoir sert à pratiquer des coupes dans des tissus soit frais et mous, soit préalablement durcis par certains réactifs ou simplement desséchés. Il faut bien avouer que c'est encore le meilleur des instruments tranchants dont on puisse se servir. Le couteau à double tranchant de Valentin, qui théoriquement paraît devoir donner de bons résultats, ne peut servir pour faire des coupes très-minces, car lorsque les lames sont très-rapprochées l'une de l'autre, elles agissent comme un seul tranchant, et le but cherché est complétement manqué. Les autres instruments connus n'offrent aucun avantage sur le rasoir qui, du reste, suffit largement dans la majorité des cas; avec un peu d'habitude on pratique des coupes assez étendues et suffisamment minces pour les études micrographiques. J'ai vu, il est vrai, de très-belles coupes de moelle épinière, qu'on n'obtiendrait pas avec le rasoir, mais qu'on n'obtiendrait également pas avec les instruments qui sont connus; il est fâcheux que le procédé de section auquel je fais allusion soit tenu dans le plus grand secret.

Les plaques de verre sont de deux sortes : la grande plaque, la petite plaque ou plaque à couvrir. C'est sur la grande plaque que l'on place les préparations, et on les recouvre avec la petite plaque, afin que le verre de l'objectif ne plonge pas dans le liquide et pour que la monture en cuivre ne soit pas atteinte et détériorée par les vapeurs des acides qu'on mélange souvent avec l'eau distillée qui baigne l'objet soumis à l'examen microscopique. D'habitude on a des plaques à couvrir d'épaisseur variable, et l'on se sert des plus minces pour étudier avec les objectifs les plus forts dont le foyer est, comme nous le savons, très-court; on les emploie aussi pour recouvrir les préparations à conserver, afin qu'elles puissent être étudiées avec tous les grossissements possibles.

Réactifs. Les réactifs les plus usités sont :

L'acide acétique,

L'acide nitrique,

L'acide chlorhydrique,
L'acide sulfurique,
L'acide chromique,
L'ammoniaque liquide,
La potasse caustique,
La solution aqueuse d'iode,
La solution du carmin,
L'éther sulfurique,
Le chloroforme,
Le nitrate d'argent.

L'acide acétique est tout à fait indispensable dans les recherches micrographiques. Sa propriété essentielle est de faire pâlir, gonfler et, à la longue, de dissoudre certains éléments anatomiques, comme par exemple les fibres conjonctives, les fibres musculaires et les jeunes cellules. Or, comme on rencontre presque partout du tissu conjonctif et qu'il peut renfermer et cacher des éléments de toute nature, il est facile de comprendre qu'à chaque instant on sera forcé d'avoir recours à l'acide acétique, afin de démasquer ces éléments logés au milieu des faisceaux de fibres connectives. Quand on veut conserver ce liquide à l'état de pureté et en faciliter l'emploi, il faut percer un bouchon et y enfoncer un petit tube effilé dont la pointe soit dirigée en haut; alors, quand on veut quelques gouttes d'acide, il suffit de renverser le flacon; les gouttes sortent par le tube, et de cette façon le liquide reste toujours pur.

Les acides nitrique et chlorhydrique servent principalement à déceler la présence des sels calcaires dans les tissus.

L'acide chromique est tout aussi indispensable que l'acide acétique; mais il faut un peu d'habitude pour le manier convenablement. On emploie l'acide chromique pour faire durcir les tissus, afin de pouvoir pratiquer des coupes assez minces et étudier la structure du tissu. Il a l'immense avantage de ne pas altérer la forme des éléments anatomiques; il conserve parfaitement les cellules et même les globules sanguins, qui sont peut-être les éléments les plus délicats de l'organisme. Ainsi quand on plonge dans ce liquide un tissu très-vasculaire, les globules rouges qui sont dans les vaisseaux restent sur place comme enchâssés dans la fibrine du sang, et l'on distingue parfaitement ces canaux qui autrement seraient invisibles, et l'on peut très-bien en suivre la distribution.

L'acide chromique est encore le meilleur réactif pour faire durcir le tissu nerveux sans en altérer les éléments; il vaut mieux sous ce rapport que l'alcool. Il est également d'un précieux secours pour l'étude des glandes et en général pour tous les tissus délicats et ceux où prédomine l'élément cellulaire. Son mélange avec l'eau ne doit jamais donner une couleur foncée; c'est à la teinte jaune vin de Madère que l'on doit s'arrêter; si l'on va au delà, le tissu durcit trop; il devient friable, se brise sous le rasoir, et du reste les éléments anatomiques s'altèrent dans leur forme.

Dans les premiers temps qu'un tissu est soumis à l'action de l'acide chromique, il faut changer de liquide chaque jour trois ou quatre fois de suite; puis on peut laisser les choses sans changement pendant plusieurs jours et même plusieurs semaines. Il faut se garder de plonger dans le liquide des morceaux trop volumineux, car ils ne s'imprégneraient pas bien. La durée pendant laquelle le tissu à étudier doit plonger dans l'acide chromique, varie avec chaque espèce d'organe et avec l'état particulier du même organe. Mais d'habitude il suffit de quelques jours pour obtenir une consistance qui permette de faire des coupes aussi minces que possible.

L'ammoniaque liquide et la potasse caustique ont la propriété de pâlir, de gonfler et de détruire la plupart des éléments anatomiques; il n'y a que la fibre élastique et les cellules cornées qui résistent à l'action de ces agents énergiques. Aussi ne les emploie-t-on que dans les recherches expéditives et surtout dans le cas où l'on veut constater la présence de fibres élastiques dans les crachats d'un malade supposé atteint de phthisie pulmonaire en voie de ramollissement. Cependant il faut dire que l'ammoniaque maniée avec précaution peut rendre quelquefois les mêmes services que l'acide acétique.

La solution aqueuse d'iode sert à déceler la présence des corps amyloïdes du tissu nerveux et la dégénérescence amyloïde, qui a plus spécialement pour siége le système vasculaire sanguin et en particulier les capillaires et les petites artères. On baigne la préparation dans la solution étendue; quelquefois la réaction est instantanée; mais le plus souvent elle se fait attendre quelques minutes. Alors on voit le corps amyloïde se colorer en bleu violet sale; quant aux tissus atteints de dégénérescence amyloïde, ils prennent une teinte plus franchement rouge. Dans certaines circonstances encore indéterminées, la réaction s'opère très-difficilement ou même pas du tout; alors, pour la provoquer, on a recours à l'acide sulfurique, que l'on ajoute en très-petite quantité.

L'éther et le chloroforme servent à indiquer la présence des corps gras et à les dissoudre; le chloroforme est d'un emploi plus facile, parce qu'il s'évapore moins rapidement.

On emploie la solution de carmin pour colorer et rendre par cela même plus apparents certains éléments anatomiques et plus particulièrement l'élément cellulaire. On a eu surtout recours à ce liquide pour les préparations du tissu nerveux. Des coupes fraîches des parties grises des centres nerveux ou bien des lamelles de ce tissu durci par l'acide chromique ou l'alcool, plongées dans la solution de carmin pendant six, douze, vingt-quatre heures, s'imprègnent de la matière colorante et deviennent uniformément rouges. Si on les traite ensuite par l'acide acétique, la matière colorante se fixe principalement dans les cellules et les cylindres d'axe des fibres nerveuses. Les fibres musculaires lisses, les cellules plasmatiques et les cellules épithéliales en général offrent, sous ce rapport, la même réaction que les cellules nerveuses. On a avancé à tort que les noyaux seuls ont la propriété de fixer la couleur à l'exclusion des cellules; si les noyaux paraissent plus rouges, c'est que naturellement ils sont plus foncés; on observe dans ce cas le même effet produit par la peinture en teinte plate sur un dessin lithographique.

Depuis quelque temps on emploie en Allemagne le nitrate d'argent pour certaines recherches de structure. Cette substance a la propriété de colorer en brun la substance conjonctive du tissu et de respecter les cellules, dont elle ne fait que tracer les contours en passant dans les interstices qui les séparent. C'est au moyen de ce réactif que Recklinghausen, de Berlin, a cherché à établir que les capillaires lymphatiques sont revêtus d'un épithélium. Les quelques essais que j'ai faits avec cette substance m'ont prouvé qu'elle rendra de grands services entre des mains habiles (voir à ce sujet un article de M. Cornil, dans les *Archives générales de médecine*, février 1863, p. 214).

Enfin, je dirai que les injections destinées aux études microscopiques doivent être faites avec des matières très-pures. La couleur à l'huile des peintres, délayée dans de l'essence de térébenthine, m'a parfaitement réussi pour certains organes (foie, rein, intestins, muqueuse linguale). On peut également employer la colle de poisson, que l'on colore soit avec le carmin, soit avec le jaune de chrome ou bien encore avec l'encre de Chine. Du reste, les matières à injection sont très-variées, et si l'on veut avoir à ce sujet des détails précis, il faut consulter le livre de l'habile anatomiste de Vienne, Hyrtl, intitulé : *Handbuch der praktischen Zergliederungskunst*. Vienne 1860.

L'instrument qui me paraît encore être jusqu'à présent le plus commode pour les injections, est la seringue de nos amphithéâtres.

Préparations et conservations des pièces. Il faut avoir à sa disposition les substances suivantes :

Eau sucrée ;

Glycérine,
Baume de Canada,
Benzine,
Essence de térébenthine,
Solution de gomme arabique,
Bitume de Judée.

L'eau sucrée, de consistance sirupeuse, me paraît être un des meilleurs liquides conservateurs. Je possède des pièces qui sont plongées dans ce liquide depuis trois, quatre et même six ans, et qui n'ont subi aucune altération (ovaire, peau avec corpuscule du tact, glandes salivaires et sudoripares, muscles, cornée, poils etc.). Elle se fabrique avec de l'eau distillée à laquelle on ajoute quelques gouttes d'alcool afin de prévenir la formation des sporules. L'eau sucrée, faite tout simplement de cette façon, vaut mieux que le sirop blanc; celui-ci à l'inconvénient de rendre les pièces trop transparentes, et par cela même de faire disparaître les contours naturellement pâles de certains éléments. Le même inconvénient est à reprocher à la glycérine, à l'essence de térébenthine et au baume de Canada; aussi je n'emploie que l'eau sucrée pour la plupart des préparations.

Voici comment il faut procéder à la préparation des pièces qui doivent être conservées: la grande plaque de verre étant bien essuyée et parfaitement propre, on y dépose quelques gouttes d'eau sucrée bien limpide et bien pure, on place ensuite la pièce dans ce liquide et on la recouvre avec la petite plaque mince. Ceci fait, on mastique les deux plaques de verre de façon à ce que la pièce et l'eau dans laquelle elle plonge soient tout à fait à l'abri du contact de l'air extérieur. Il faut, pour que le mastic tienne bien, que le liquide ne dépasse jamais les bords de la petite plaque à couvrir; il est aussi très-souvent nécessaire de comprimer légèrement la préparation pendant que le mastic sèche, afin que plus tard elle reste fixée à la même place; la compression s'exécute au moyen de petits cylindres de plomb de 8 à 10 millimètres de largeur et de 2 centimètres de longueur. Quand on se sert de ces petits compresseurs, on doit les placer sur la plaque à couvrir avant de mastiquer celle-ci.

Un excellent mastic, et qu'on emploie habituellement, est le bitume de Judée dissous dans l'essence de térébenthine ou la benzine. La dissolution doit avoir une consistance crêmeuse. Le bitume se fond bien plus rapidement dans la benzine et sèche bien plus vite à l'air que lorsqu'on le traite par l'essence de térébenthine. Pour mastiquer la préparation, on prend le bitume avec un petit pinceau ou une petite baguette et on l'étale au pourtour de la plaque à couvrir et on laisse sécher en pleine air. Un cordon de bitume de 1 millimètre d'épaisseur et de 6 à 7 millimètres de largeur suffit pour souder solidement l'une à l'autre les deux plaques de verre.

Il arrive quelquefois que, malgré les plus grandes précautions de l'opérateur, le mastic se fendille, et qu'à travers les fissures imperceptibles l'air se fait jour et pénètre dans le liquide conservateur; alors celui-ci s'évapore insensiblement et la pièce se dessèche. Dans ce cas, lorsqu'on veut conserver la préparation, il la faut plonger dans l'eau pendant une huitaine de jours; le mastic se détache du verre et l'on prend la pièce, qu'on place ensuite sur une autre plaque. Mais quand on ne veut pas conserver la préparation, ou lorsque celle-ci est altérée, on peut la plonger pendant quelques heures dans la benzine qui dissout le bitume, et alors on n'a plus qu'à nettoyer les plaques de verre. J'ai remarqué que le bitume dissous dans l'essence de térébenthine ne se fendille presque jamais.

Quand on fait des préparations simplement destinées aux démonstrations d'un cours, et qui doivent être conservées seulement pendant quelques jours ou quelques semaines, on emploie la solution de gomme arabique pour souder les plaques de verre; alors il suffit de plonger celles-ci dans l'eau pendant quelques minutes pour les séparer, et il est plus facile de les nettoyer.

On agit de la même façon avec les préparations plongées dans la glycérine; mais il est facile de comprendre qu'on ne doit pas mastiquer les préparations traitées par l'essence de térébenthine, car celle-ci dissout le bitume de Judée. On n'emploie pas non plus le bitume pour les préparations emprisonnées dans le baume de Canada, car celui-ci, en se desséchant, soude très-solidement les deux plaques de verre l'une à l'autre. Cette substance peut du reste être parfaitement remplacée par l'eau sucrée. Elle n'est plus guère utile que pour les pièces injectées et desséchées, auxquelles elle donne une grande transparence. Il est fort difficile de faire des préparations très-pures avec le baume; il reste presque toujours des bulles d'air dans cette substance, et pour les en chasser on est obligé de les ramollir soit par une assez forte chaleur soit par l'essence de térébenthine.

Mais avant tout, il faut que le micrographe soit d'une propreté excessive dans toutes ses manipulations, sans cela pas de préparations convenables.

CHAPITRE PREMIER.

CELLULES ET ÉPITHÉLIUMS.

L'histologie a pour objet l'étude des éléments anatomiques au point de vue de la forme qu'ils revêtent et de l'agencement qu'ils offrent pour constituer les tissus.

L'analyse des éléments qui entrent dans la composition du corps humain permet de rettacher ceux-ci à l'un des quatre types suivants : 1° substance amorphe ; 2° cellule ; 3° fibre ; 4° substance cristalline.

La substance amorphe est liquide ou solide ; sous le premier aspect on la rencontre partout ; sous le second elle forme la substance fondamentale de certains tissus (cartilages, os etc.)

La cellule, dans le sens le plus large du mot, est une vésicule de forme et de volume très-variables, limitée à l'extérieur par une enveloppe membraneuse distincte et offrant un contenu de nature et d'aspect divers.

La fibre, variable aussi dans ses dimensions, est quelquefois homogène dans son entier, comme par exemple la fibre connective ; ou bien elle est constituée par un tube dont l'enveloppe se distingue parfaitement du contenu, telles sont les fibres musculaires et certaines fibres nerveuses.

A l'état physiologique, la substance cristalline n'a été constatée jusqu'à présent chez l'homme que dans l'oreille interne (otolithes) ; mais dans les produits pathologiques elle revêt des formes multiples et présente des caractères chimiques très-variés.

ARTICLE PREMIER. *Cellules.* La cellule étant l'organe doué de vie par excellence, l'organe formateur de tous les éléments histologiques, il est donc nécessaire d'en faire l'objet de notre première étude.

Structure de la cellule

Dans toute cellule arrivée à son évolution complète, on trouve: d'abord une enveloppe hyaline et tellement mince qu'elle se traduit à l'œil par une ligne très-déliée et pour ainsi dire incommensurable; puis un contenu habituellement granuleux et transparent, qui renferme lui-même une vésicule à contours généralement plus épais et plus foncés que ceux de la cellule, c'est le *noyau* ou *cytoblaste.* Enfin au milieu du contenu granuleux de celui-ci on aperçoit ordinairement une granulation plus volumineuse que les autres et qui représente le *nucléole* (pl. XIII, fig. III, 1, 2).

Lorsque, dans un élément globuleux ou cellule on ne rencontre pas les parties constitutives que nous venons d'indiquer, lorsque surtout le noyau a disparu, on doit conclure que ce corpuscule a déjà subi des transformations de structure qui portent atteinte à l'intégrité de ses fonctions et paraissent abolir en lui la faculté génératrice ou de reproduction; c'est ce que l'on constate, par exemple, dans les cellules superficielles de l'épiderme (pl. XXVIII, fig. II, 1).

Le contenu de la cellule, avons-nous dit, est habituellement finement granuleux, transparent et de consistance liquide. Quelquefois cependant les granulations transparentes sont remplacées, en totalité ou en partie, par des grains opaques et très-foncés (granulations pigmentaires), comme on le voit, par exemple, dans les cellules pigmentaires de la choroïde et de l'iris, dans l'épiderme du mamelon, des grandes et petites lèvres et du scrotum chez les personnes brunes, dans la plupart des cellules nerveuses et dans bon nombre de produits pathologiques (pl. XXVIII, fig. III, 1).

Il est des cellules dont le contenu est normalement parsemé de petites vésicules sphériques à contours foncés, très-nets, et douées d'un grand pouvoir réfringent. Ces petites perles sont constituées par ce que l'on appelle de la *graisse libre*. Les cellules hépatiques en contiennent des quantités variables, les globules de colostrum en sont remplis et il en est de même pour les cellules des glandes sébacées (pl. XX, fig. III, IV).

La présence de la graisse libre dans la cellule qui n'en contient pas normalement annonce sa décomposition prochaine, et indique, pour le moment, un arrêt ou bien une perversion de son fonctionnement physiologique. C'est ce qu'on remarque dans la cellule pulmonaire pendant le développement de la pneumonie, c'est aussi la lésion anatomique que présente l'épithélium rénal dans une des formes de la maladie de Bright.

Enfin on constate quelquefois la présence de cristaux dans l'intérieur de la cellule adipeuse (pl. I, fig. I).

Formes diverses de la cellule.

Quoique très-variable dans sa forme, la cellule peut cependant être ramenée à l'un des types suivants: 1° cellule sphérique; 2° cellule polyédrique; 3° cellule lamellaire; 4° cellule cylindrique ou conique; 5° cellule vibratile; 6° cellule fusiforme; 7° cellule étoilée ou rameuse.

Cellule sphérique.

Au premier type appartiennent l'ovule et les cellules qui en dérivent immédiatement, les cellules de nouvelle formation chez l'adulte et en général celles qui nagent dans les liquides.

Cellule polyédrique.

Le second type comprend: les cellules de la couche moyenne des épithéliums stratifiés; les cellules épithéliales des glandes en grappe et d'une partie des glandes en tube.

Cellule lamellaire.

Les cellules lamellaires se remarquent dans la couche superficielle de l'épiderme et des épithéliums de la bouche, de l'œsophage, du vagin, des petites lèvres, de la conjonctive; elles forment aussi l'épiderme des poils et les couches superficielles et solides de l'ongle. Les cellules épithéliales des vaisseaux et des séreuses revêtent également cette forme.

Cellule conique.

La couche profonde de presque tous les épithéliums stratifiés, l'épithélium de la muqueuse intestinale de l'abdomen et de presque toutes les glandes en tube qu'elle contient; et celui d'un grand nombre de canaux excréteurs du système glandulaire, sont constitués par des cellules cylindriques ou coniques.

Cellule vibratile.

Dans quelques organes (fosses nasales, sinus maxillaires, frontaux et sphénoïdaux, oreille moyenne, larynx trachée et arbre bronchique, utérus et oviducte), la partie libre des cellules épithéliales superficielles est revêtue d'un bourrelet mince et anhiste, lequel supporte un certain nombre d'appendices filiformes qui sont doués d'un mouvement propre et dirigé dans un sens déterminé. Cette espèce de cellules constituent le cinquième type ou cellules vibratiles.

Cellule fusiforme.

La cellule fusiforme se rencontre principalement dans les masses embryonnaires qui sont en voie de transformation fibreuse; le tissu cicatriciel dérive des cellules semblables; il existe tout un groupe de muscles dont l'élément contractile est une cellule fusiforme; enfin on rencontre des tumeurs presque exclusivement formées par cet élément et qui ont été désignées sous le nom de *tumeurs fibro-plastiques*.

Cellule étoilée.

Le dernier type comprend des cellules qui offrent des prolongements tubuleux ou filiformes en continuité avec leur enveloppe, telles sont les cellules de la face externe de la choroïde, les cellules osseuses; telles sont aussi la plupart des cellules des ganglions et des centres nerveux et des cellules plasmatiques du tissu conjonctif.

Noyau.

Le noyau est loin de reproduire les formes diverses que revêt la cellule, il est habituellement sphérique ou ovale; son volume, qui aussi varie très-peu, mesure en moyenne 1/100 de millimètre.

Nucléole.

Quant au nucléole, il se présente toujours sous la forme d'une très-petite vésicule sphérique et brillante comme une gouttelette de graisse; sa dimension moyenne est de 1/500 à 1/700 de millimètre.

Composition chimique.

Voici, d'après Frey[1], les notions que nous possédons sur la composition chimique des cellules.

L'enveloppe des cellules se compose de substance protéique, surtout dans les cellules jeunes; cette substance est élastique dans les cellules vieilles, cornées, osseuses et plasmatiques.

Les cellules vieilles sont insolubles dans l'eau, l'alcool, l'éther, l'acide acétique, les acides végétaux; difficilement solubles dans les acides minéraux étendus. Elles sont insolubles dans l'ammoniaque et difficilement solubles dans une solution concentrée de potasse ou de soude. La solution est précipitée par l'acide acétique même en excès.

L'eau bouillante les détruit difficilement, l'acide nitrique produit une coloration jaune qui devient orange par l'ammoniaque et rouge par le réactif de Millon. On n'obtient rien par l'acide chlorhydrique et un mélange de sucre et d'acide sulfurique.

Le contenu du noyau est une substance protéique soluble.

[1] *Histologie und Histochemie des Menschen*; Leipzig 1859.

Par l'alcool on obtient un précipité de petites granulations (cellules ganglionnaires, cellules de l'œuf).

L'enveloppe résiste le plus souvent à l'acide acétique et aux acides analogues ; sous ce rapport elle ressemble à la substance élastique, mais elle en diffère par sa solubilité dans les alcalis. J'ajouterai que le noyau plongé pendant six, douze ou vingt-quatre heures dans une solution étendue de carminate d'ammoniaque, et traité ensuite par l'acide acétique, a la propriété de fixer la matière colorante, propriété que ne paraît pas posséder la cellule, du moins à un degré aussi marqué.

Le nucléole est probablement graisseux, à en juger par son aspect physique.

La substance collagène ne se trouve jamais dans la cellule; le ferment s'y rencontre rarement; on en a constaté la présence dans les cellules de l'estomac (pepsine).

Formation de la cellule.

Toute cellule dérive d'une cellule préexistante: telle est l'idée qui me paraît fatalement ressortir de l'observation des faits relatifs au développement des tissus normaux et des produits pathologiques organisés. Voyons d'abord ce qui se passe à cet égard dans l'ovule fécondé, qui, on le sait, n'est autre qu'une cellule avec toutes ses parties constitutives (enveloppe extérieure, contenu granuleux, noyau et nucléole, pl. XXIV, fig. IV). Or, après la fécondation de cet organe, il s'opère dans son intérieur des changements qui ont été parfaitement observés et dont voici la description :

Le noyau ou vésicule germinative se divise en deux, et chacune de ces moitiés entraîne, en s'en revêtant, la partie correspondante du contenu granuleux ou vitellus. Ensuite chacune de ces sphères vitellines, munies d'un noyau, subit la même division dichotomique, et donne ainsi naissance à de nouvelles sphères qui, elles-mêmes, se multiplient d'une façon identique pendant un certain temps, et complètent enfin leur développement par l'organisation d'une membrane ou enveloppe à leur surface. Il arrive donc un moment où le contenu primitif de l'ovule est métamorphosé en une quantité considérable de jeunes cellules, qui, en se tassant à la périphérie, donnent naissance au blastoderme ou membrane embryonnaire.

Ce mode de génération, qui dans l'ovule caractérise le phénomène de la *segmentation du vitellus*, s'observe aussi dans l'intérieur d'autres cellules normales ou pathologiques, et a été désigné sous le nom de *endogénèse* ou *végétation endogène*.

Il est un autre mode de formation de cellules qui diffère du précédent, en ce que la division du noyau entraîne le même phénomène pour la cellule dans toute sa masse, enveloppe et contenu granuleux ; de sorte qu'il résulte de la cellule primitive, ainsi divisée, deux jeunes cellules tout à fait indépendantes l'une de l'autre, et qui à leur tour peuvent subir les mêmes métamorphoses. Ce mode de formation de cellules, connu sous le nom de *fissiparité*, s'observe peut-être plus fréquemment que l'endogénèse.

Le noyau, comme on le voit, semble être constamment le point de départ des métamorphoses qui s'opèrent dans l'intérieur de la cellule, quel que soit du reste le mode de développement qui en résulte. Un autre fait, qui me paraît également bien établi, c'est la stérilité de la cellule dépourvue de noyau ; aussi est-il légitime de regarder ce petit globule comme l'élément générateur de la cellule. Dans certains cas, le noyau peut lui-même se transformer en cellule, comme nous avons eu l'occasion de l'observer.

La théorie de la formation des cellules, telle que nous venons de l'exposer, est la seule qui nous semble exprimer la réalité des faits; cependant, comme d'autres idées touchant ce point fondamental d'histogénèse sont professées par des hommes éminents dans la science, je crois devoir les mettre sous les yeux du lecteur et les livrer à son appréciation.

Théorie du blastème.

La première théorie de la formation des cellules animales est due à Schwann, qui lui-même la copia sur celle que Schleiden avait émise relativement à la cellule végétale.

Schleiden admet dans les végétaux une substance génératrice amorphe qu'il appelle *cytoblastème*. Quand une cellule prend naissance dans cette masse blastématique, on voit d'abord un certain nombre de granulations qui se groupent et s'unissent pour constituer une sphère isolée représentant le cytoblaste ou noyau; puis, sur un point de la surface du noyau s'effectue un nouveau dépôt de granulations qui, sous forme d'ampoule, en augmentant de volume et en s'étalant, finit par l'envelopper complétement et par constituer la cellule.

Schwann s'empara, comme je viens de le dire, de la théorie de Schleiden et l'appliqua à la formation de la cellule animale.

Cette théorie, que l'on peut qualifier de théorie *de la formation spontanée* ou *du blastème*, nous paraît, on l'a déjà pu pressentir, une simple vue de l'esprit, et nous tâcherons de le prouver par ce qui se passe dans l'organisme animal.

Quant à la formation spontanée de la cellule végétale, elle est formellement rejetée par des botanistes éminents de notre époque.

« La production de cellules, dit Unger, ne peut se faire que de deux manières, ou par l'intervention de cellules déjà formées, ou sans elles. Si l'on veut nommer cette dernière espèce de production : *production* ou *formation de cellules, primitive* ou *originaire*, il faudra appeler la première espèce : *production secondaire.* Jusqu'ici on n'a pas encore pu observer la production primitive[1]. »

Schacht[2] exprime la même opinion quand il dit : « la formation d'une cellule végétale nouvelle a toujours lieu dans l'intérieur d'une cellule déjà formée, jamais (du moins d'après nos connaissances actuelles) entre des cellules déjà formées. »

L'opinion que viennent de formuler les deux savants botanistes, nous l'admettons d'une manière absolue pour la formation de la cellule animale. En effet, il est à noter que là où l'observateur peut assister au développement de cet élément anatomique, on ne rencontre pas cette substance génératrice amorphe, appelée *cytoblastème, blastème, plasma, lymphe plastique.* Nous savons déjà que c'est par endogénèse que le blastoderme se forme dans l'ovule. Il est également hors de doute que la cellule cartilagineuse de nouvelle formation ne dérive pas de la substance fondamentale amorphe de ce tissu, mais qu'elle tire son origine d'une cellule préexistante et par fissiparité. Le même phénomène se reproduit dans certains épithéliums (peau, intestins, quelques glandes etc.), dont la crue et la reproduction sont, pour ainsi dire, de tous les instants; et ici il n'est pas même permis de supposer la présence d'une blastème, car les cellules sont si intimement unies

[1] Unger, *Anatomie und Physiologie der Pflanzen*, p. 126 ; 1855.

[2] *Lehrbuch der Anatomie und Physiologie der Gewächse*, t. I ; p. 68 ; 1859.

les unes aux autres, qu'il n'existe pas le moindre espace intercellulaire où pourrait se développer un globule nouveau. Je pourrais multiplier encore les exemples, mais je me contenterai de citer un dernier fait du même ordre et facile à constater ; je veux parler de la formation du pus par végétation endogène ou prolifération des cellules plasmatiques dans le tissu conjonctif.

Toute cellule dérive donc d'une cellule préexistante, et le blastème amorphe ne peut donner naissance à aucun élément organisé. Quand dans une substance amorphe il se développe des éléments morphologiques, la génération équivoque ou spontanée n'est qu'apparente, car si on cherche bien on trouve toujours dans ce soi-disant plasma des formes cellulaires qui se rattachent aux tissus voisins.

Théorie de la substitution.

Enfin il est une autre théorie qui, dans ses points essentiels, se rapproche de celle du blastème et que M. Charles Robin a exposée sous le titre de *Théorie de la substitution* [1]. J'extrais du travail de l'auteur la partie relative au développement des éléments anatomiques chez les animaux.

1° « Dans l'œuf, les éléments des tissus transitoires ou cellules embryonnaires se forment par segmentation du vitellus, d'où résulte la naissance de l'embryon, et se terminent de la façon suivante :

a) « Les cellules de la couche superficielle du feuillet séreux, du blastoderme seulement, se métamorphosent à la manière des cellules végétales en éléments des produits (cellules de l'amnios, cellules épithéliales etc.).

b) « Toutes les autres cellules embryonnaires se terminent par dissolution.

[1] *Comptes rendus de la Société de biologie*, p. 189-190, 1849; et *Manuel de physiologie*, de Müller, annoté par Littré, t. II, p. 774; Paris 1851.

2° « Dans les tissus de l'être formé :

a) « Les éléments produits (épithéliums etc.) naissent à l'état de cellules, se forment de toutes pièces et se métamorphosent directement en corne, ongle et autres produits par une métamorphose analogue à celle des cellules embryonnaires correspondantes est comme toutes les cellules végétales.

b) « Les éléments des tissus fondamentaux (muscles, derme etc.), ou tissus proprements dits, naissent par formation de toutes pièces sans passer par l'état de cellules ni se métamorphoser. Ils naissent dans le blastème résultant de la dissolution des cellules embryonnaires ou dans celui que laissent exsuder les vaisseaux. Ce mode de formation de toutes pièces, par substitution aux cellules embryonnaires, est propre au règne animal. »

Telle est *la théorie de la substitution*, que nous ne pouvons accepter par les mêmes motifs qui nous ont fait rejeter celle de Schleiden et de Schwann.

ART. 2. *Épithéliums.* Les épithéliums sont des membranes très-minces et constituées exclusivement par l'élément cellulaire. On les rencontre sur toutes les surfaces libres que présente l'organisme ; ainsi toute la surface de la peau est revêtue d'un épithélium ou épiderme, et il en est de même pour les membranes muqueuses, séreuses, synoviales, glanduleuses, et enfin la tunique interne des vaisseaux sanguins et lymphatiques.

Espèces diverses des épithéliums.

Eu égard à la forme des éléments qui constituent les épithéliums, ceux-ci peuvent se ranger en trois groupes : 1° épithélium polyédrique ; 2° cylindrique ou conique ; 3° vibratile.

Quant à l'agencement des cellules épithéliales, celles-ci sont simplement étalées en une seule lame, ou bien elles forment des couches multiples superposées les unes aux autres ; à la première disposition correspond l'*épithélium simple*, à la seconde l'*épithélium stratifié*.

Les épithéliums naissent, se développent et se reproduisent de la même manière que les cellules dont ils se composent ; nous n'avons donc, à ce sujet, qu'à répéter ce que nous avons dit relativement à la formation de l'élément cellulaire en général.

Propriétés. On a trop négligé jusqu'à présent l'étude physiologique et pathologique de la cellule. Cependant il est facile de se rendre compte de l'importance de cet élément, en jetant un coup d'œil sur le rôle qu'il joue dans les tissus, organes et systèmes anatomiques, auxquels il appartient.

Dans le système nerveux, c'est aux cellules que viennent aboutir les fibres nerveuses ; et les expériences de la physiologie moderne prouvent qu'elles forment la partie essentielle des centres de perception, et que de plus elles tiennent sous leur dépendance l'excitation motrice.

Dans les glandes, ce sont les cellules épithéliales qui élaborent d'une façon particulière, pour chacun de ces organes, les matériaux apportés par le courant sanguin, ou bien qui se métamorphosent elles-mêmes en produits sécrétés ; et, dans ce dernier cas, le mécanisme de leur fonctionnement, comme on le verra plus tard, est assez compliqué.

L'épiderme, composé exclusivement de cellules, protége le derme et par cela même lui assure l'intégrité de ses fonctions si compliquées. L'épithélium des muqueuses remplit d'abord un rôle semblable à celui de l'épiderme ; mais on le voit aussi absorber et modifier certains produits, qui entrent ensuite dans le torrent circulatoire et servent ainsi à la nutrition (intestin grêle) ; ou bien encore établir une barrière infranchissable à des liquides qui agiraient comme des poisons s'ils étaient absorbés (épithélium vésical).

C'est aussi aux cellules épithéliales des membranes synoviales que l'on doit rapporter la formation de cet endroit onctueux, destiné à faciliter les mouvements des articulations et à lutter contre les effets des frottements et de la pression des cartilages les uns sur les autres. Enfin elles forment la surface lisse des séreuses, qui peuvent, de cette façon, glisser sur elles-mêmes sans subir de froissement, et la surface interne des vaisseaux, dont le poli ne laisse pas de prise aux globules sanguins qui roulent sur elle.

Tout un groupe de muscles ont pour élément contractile la cellule.

Dans le tissu conjonctif et ses dérivés, les cellules constituent souvent, par des prolongements canaliculés et anastomosés entre eux, un réseau étendu qui supplée quelquefois (cornée), et complète toujours le système vasculaire. C'est ainsi qu'elles jouent un rôle important dans la répartition des liquides organiques, et par cela même dans le développement et l'entretien des organes. On sait aujourd'hui que la plupart des produits pathologiques organisés ont pour point de départ l'élément cellulaire; au moins ce fait nous paraît bien démontré pour la formation du pus, du tubercule et des tumeurs cancéreuses de toute sorte, dans les mailles du tissu conjonctif.

Je n'ai pas besoin d'ajouter que les membranes épithéliales offrent, comme la structure de la cellule le prouve, une organisation assez compliquée, et jouissent d'une vitalité incontestable, quoique privées de nerfs et de vaisseaux; il n'est donc plus possible de les considérer comme des couches amorphes et inertes, placées en dehors des principes constituants de l'organisme et classées, d'après cette fausse idée, dans la catégorie des simples produits[1].

Altérations. Nous aurons trop souvent l'occasion d'étudier les altérations des cellules dans les tissus, et quelques organes en particulier, pour que nous nous en occupions à présent. Cependant nous dirons que les modifications pathologiques des cellules et des épithéliums se manifestent avec des caractères assez variables. Quelquefois il y a augmentation de volume de l'élément cellulaire sans autre changement dans sa structure, c'est l'hypertrophie simple; d'autres fois, l'augmentation de volume résulte d'une prolifération endogène et constitue l'hyperplasie. C'est toujours par l'une de ces deux formes, et surtout par la seconde, que débute l'inflammation; nous verrons aussi que l'hyperplasie cellulaire devient également le point de départ de tous les produits pathologiques organisés.

Il est d'autres altérations qui marchent en sens inverse des précédentes: ce sont les modifications ou métamorphoses régressives, rétrogrades, les atrophies en un mot, qui se traduisent par un dessèchement ou momification de la cellule, ou bien par infiltration graisseuse et fonte inévitable et prochaine de cet élément.

Préparations. Il y a plusieurs manières de préparer les épithéliums : lorsqu'on veut seulement étudier les éléments cellulaires dans leur structure intime, sans s'occuper de leur mode d'agencement, il suffit de râcler la surface des muqueuses ou autres membranes avec un scalpel ou une aiguille, et de placer la parcelle, ainsi détachée, dans une goutte d'eau entre deux plaques de verre. Mais pour avoir une idée

[1] Ducrotay de Blainville, *Cours de physiologie générale et comparée*, p. 119-122; 1833.

nette de la structure d'une membrane épithéliale, il faut en faire des sections très-minces, selon son épaisseur, et couper en même temps les couches sous-jacentes du tissu correspondant.

Ce résultat s'obtient par différents moyens : on peut employer la dessiccation des membranes recouvertes d'épithélium, en les étalant et en les fixant sur des plaques de liége, et en détachant ensuite des lamelles très-minces avec un rasoir. Ceci fait, on plonge la préparation dans une goutte d'eau très-légèrement acidulée par l'acide acétique ; quelques minutes suffisent pour que les lamelles reprennent, en s'imprégnant de liquide, la physionomie du tissu frais ; alors on les recouvre de la petite plaque de verre mince et on les place sous le microscope.

Tel est le procédé le plus simple, mais il ne peut s'appliquer à l'étude de tous les épithéliums. Il est nécessaire, pour les membranes épithéliales délicates, pour celle des fosses nasales par exemple, et en général pour celle des glandes, de faire préalablement durcir les tissus dans l'acide chromique. Mais il ne faut pas oublier qu'il est toujours indispensable de contrôler les résultats ainsi obtenus, par l'examen des tissus frais, dont on fait des sections aussi minces que possible avec un rasoir ou des ciseaux. Les cellules durcies par l'acide chromique, sauf une légère teinte jaunâtre qu'elles acquièrent, n'offrent pas de changement dans leur physionomie normale, et peuvent se conserver pendant des semaines et même des années. Je possède des préparations du foie, du testicule et de la muqueuse nasale, faites depuis deux ans d'après les indications que je viens de donner, et qui servent encore très-bien pour l'étude.

CHAPITRE II.

ÉLÉMENTS DU TISSU CONJONCTIF ET TISSU CONJONCTIF.

Les éléments essentiels du tissu conjonctif sont représentés par des fibres et des cellules. Les premiers sont de deux espèces, à savoir : les fibres connectives proprement dites et les fibres élastiques ; les secondes, peu volumineuses, habituellement étoilées, quelquefois ovales ou fusiformes, ont reçu le nom de *cellules plasmatiques* ou *corpuscules du tissu conjonctif* (Virchow[1]).

Fibre connective.

Les fibres connectives s'offrent sous l'aspect de linéaments tellement fins qu'il est impossible d'en mesurer l'épaisseur. Ordinairement réunies en faisceaux, elles marchent parallèlement les unes aux autres en décrivant de légères ondulations. Dans certains organes, les tendons par exemple, tous les faisceaux de fibres connectives sont parallèles entre eux (pl. I, fig. III et IV). Dans les aponévroses, le derme, les muqueuses, les synoviales et les séreuses ils se croisent en tous sens et constituent ainsi un feutrage plus ou moins condensé (pl. I, fig. II, 1). Il est facile de constater ces faits en examinant une très-mince lamelle détachée au hasard sur une aponévrose ou bien coupée sur un tendon en suivant la direction de son axe.

Fibre élastique.

Les fibres élastiques ont un volume plus considérable que les précédentes ; les plus petites mesurent 1/900 de millimètre de largeur, les moyennes 1/400 de millimètre, mais elles peuvent atteindre jusqu'à 1/100 de millimètre, comme on le voit par exemple dans la couche élastique de la tunique interne des petites veines (pl. XVI, fig. VI, 1). Leurs contours sont nettement indiqués par une seule ligne noire

[1] *La pathologie cellulaire*, traduit de l'allemand, p. 8 ; Paris 1861.

et épaisse, ou bien, et le plus habituellement, par deux lignes foncées parallèles, entre lesquelles on remarque une substance tout à fait anhiste et transparente. Ces fibres offrent en outre, lorsqu'elles ont une certaine longueur, des divisions nombreuses qui se dirigent en tous sens, et forment, en s'unissant les unes aux autres, un réseau fibreux plus ou moins serré. Ordinairement les principales branches d'un faisceau de fibres élastiques marchent parallèlement, c'est ce qu'on observe par exemple dans les ligaments jaunes, où elles sont dirigées verticalement (pl. II, fig. III, 1); mais les branches latérales secondaires décrivent des ondulations très-prononcées, et le plus souvent s'enroulent sur elles-mêmes à la façon de cheveux frisés (pl. II, fig. III, 2).

D'après cette description il n'est pas possible de confondre les fibres élastiques avec les fibres connectives; mais à l'aide de certains réactifs chimiques il est également facile d'établir des caractères distinctifs entre les deux espèces de fibres. Ainsi quand on traite, sous le microscope, les fibres connectives par l'acide acétique, elles deviennent tellement pâles qu'elles disparaissent à la vue et plus tard se dissolvent dans le liquide; cependant quand on neutralise à temps l'acide acétique par l'ammoniaque, les fibres réapparaissent. La potasse caustique les fait d'abord pâlir, puis amène leur destruction complète en les dissolvant. Ces mêmes réactifs n'ont aucune action sur les fibres élastiques: on emploie même la potasse caustique étendue pour préparer celles-ci à l'état de pureté.

Cellule plasmatique.

L'élément cellulaire du tissu conjonctif ou cellule plasmatique, corpuscule du tissu conjonctif, n'est bien connu que depuis peu; c'est Virchow qui, le premier, en a bien déterminé la nature, et qui surtout en a révélé l'importance au point de vue de la physiologie pathologique.

Les cellules plasmatiques se présentent sous forme de petits corps le plus habituellement étoilés, quelquefois fusiformes, à contours nettement dessinés et unis les uns aux autres par leurs prolongements, de manière à constituer un réseau analogue à celui qui existe entre les cellules osseuses (pl. I, fig. VI). Quelques granulations foncées forment par leur réunion le noyau de ces éléments. Dans les tendons, les cellules plasmatiques sont disposées en séries longitudinales entre les faisceaux des fibres connectives (pl. I, fig. V; pl. II, fig. I, 2). Dans le derme et les muqueuses elles sont disséminées d'une façon plus ou moins régulière. Lorsqu'on étudie ces éléments sur des tendons, il faut faire des coupes longitudinales et transversales. Au moyen des coupes longitudinales on voit bien la disposition des cellules en séries longitudinales, mais c'est à l'aide des coupes transversales que l'on constate aisément la forme étoilée de ces éléments. La forme stellaire et le réseau des cellules plasmatiques sont encore plus manifestes dans les fibro-cartilages de l'articulation du genou (pl. I, fig. VI).

La cornée est peut-être l'organe le plus favorable à l'étude de la cellule plasmatique; en effet toute la portion de la lame cornéale, comprise entre les deux couches épithéliales antérieure et postérieure, est constituée par une substance amorphe au milieu de laquelle on distingue une quantité considérable de cellules étoilées, placées régulièrement sur des lignes concentriques et parallèles aux surfaces de la membrane oculaire. Les prolongements canaliculés des cellules, nombreux et dirigés en tous sens, s'anastomosent et forment un réseau très-élégant. C'est lui qui remplace le réseau vasculaire et transporte le liquide nourricier dans les différentes couches de la cornée; mais il est probable aussi qu'il possède en outre la propriété de modifier la nature du liquide qu'il contient, propriété dont sont dépourvus les vaisseaux sanguins.

Les recherches faites jusqu'à ce jour, touchant la nature du corpuscule du tissu conjonctif, n'ont pas donné le même résultat. Il est des observateurs qui l'ont considéré comme un simple vide au milieu du tissu conjonctif, sans se préoccuper des phénomènes qui se passent dans ce vide supposé, phénomènes qui n'ont leurs analogues que dans les cellules. D'autres anatomistes, se fondant sur ce que l'acide acétique n'a pas d'action sur cet élément, le comparent à un noyau de cellule ; mais ils ne songent pas qu'il est un grand nombre de cellules sur lesquelles cet agent chimique n'a pas d'effet plus marqué. Du reste nous verrons bientôt comment on peut, en l'isolant des parties voisines, donner la preuve directe de l'existence du corpuscule en question; et, d'un autre côté, il nous sera facile d'en déterminer la nature cellulaire, en étudiant la génèse des produits morbides dans le tissu conjonctif.

Physiologiquement les cellules plasmatiques peuvent se métamorphoser en cellules cartilagineuses, comme on le voit dans certains tendons chez le vieillard (extrémité inférieure du tendon d'Achille, noyau cartilaginiforme du tendon du long péronier) et dans quelques fibro-cartilages. Cette métamorphose s'effectue par la disparition des prolongements rameux de la cellule et la formation d'une enveloppe extérieure représentant la capsule cartilagineuse (pl. II, fig. I, 2; fig. II, 2). Elles se transforment aussi directement en cellules osseuses dans le périoste en se revêtant de calcaire; c'est également aux dépens des mêmes cellules que les nouvelles couches osseuses se forment dans la périostite. L'opacité sénile de la cornée se révèle par l'apparition de la graisse libre dans l'intérieur des cellules plasmatiques. Enfin nous verrons bientôt que tous les produits pathologiques organisés, qui se développent dans les mailles du tissu conjonctif, ont pour point de départ les cellules plasmatiques.

Cellule adipeuse. On trouve encore dans le tissu conjonctif un autre élément cellulaire qui a une physionomie spéciale et dont la distribution est limitée à certaines régions; je veux parler de la cellule adipeuse. Elle se distingue par son volume considérable (1/40 de millimètre en moyenne), sa forme sphérique ou polyédrique, sa grande puissance de réfraction et surtout, par son contenu homogène, incolore, transparent et composé de graisse liquide; rarement elle possède un noyau (pl. I, fig. II, 3).

Tissu conjonctif. Le tissu conjonctif ou connectif résulte de l'union, en proportions variables, des éléments anatomiques que nous venons d'étudier et de leur mélange avec une quantité, variable aussi, de vaisseaux et de nerfs. Mais il faut remarquer que ces derniers éléments n'entrent qu'accessoirement dans la composition du tissu. Ainsi les vaisseaux que l'on rencontre dans certaines membranes ne sont là que par accident et dans un but tout autre que celui de la nutrition; c'est ce que l'on observe, par exemple, dans la muqueuse intestinale, où la richesse vasculaire est en rapport avec les fonctions de sécrétion et d'absorption. Il en est de même pour certaines régions de la peau (oreille, genou etc.), où de très-nombreux vaisseaux sont établis comme calorifères.

Vaisseaux.

Au milieu de la trame du tissu conjonctif, les phénomènes de nutrition sont très-lents. La simple diffusion du liquide nutritif, échappé des vaisseaux plus ou moins éloignés, suffit à l'entretien des éléments qui composent le tissu. On se convaincra de cette vérité, en examinant la structure des tendons et de la cornée. Il est peu d'organes aussi pauvres en vaisseaux que les premiers, et la seconde en est totalement dépourvue. Il faut donc que le liquide nourricier les pénètre par simple imbibition, ou bien leur arrive par le réseau des cellules plasmatiques.

Nerfs.

Les nerfs appartenant en propre au tissu conjonctif sont très-rares. Certaines membranes en contiennent, il est vrai, une quantité considérable; mais leur présence ne se rattache nullement à la sensibilité générale de la trame fibreuse qui les loge. L'étude comparative de la distribution nerveuse dans les tendons et certaines régions de la peau et de quelques muqueuses, confirme cette manière de voir. En un mot, là où il y a un grand nombre de filets nerveux, il y a une fonction spéciale de la membrane conjonctive. Les éléments essentiels du tissu que nous étudions n'ont donc que des rapports éloignés avec les vaisseaux et les nerfs; leur mélange n'est pas intime, et ils jouent à l'égard de ces derniers simplement le rôle de support.

Distribution.

Le tissu conjonctif se rencontre à peu près partout sous forme de faisceaux ou étalé en membrane. C'est lui qui rattache les parties d'organe et les organes les uns aux autres; on peut le considérer comme masse homogène, dans laquelle sont plongés et disséminés les autres tissus de l'organisme. A lui seul, il constitue les tendons, les ligaments, les aponévroses, le périoste, le périchondre, la dure-mère, la pie-mère et la première coque de l'œil. Étalé en membrane et revêtu d'épithélium, il forme la peau, les muqueuses, les synoviales, les séreuses, les parois des artères, des veines et des gros vaisseaux lymphatiques, la membrane fondamentale de la plupart des glandes et les parois de leurs canaux excréteurs.

Le tissu muqueux, c'est-à-dire le tissu constitué par une substance fondamentale, amorphe en partie et en partie fibrillaire, au milieu de laquelle sont disséminées des cellules étoilées en plus ou moins grand nombre, nous paraît être du tissu conjonctif à l'état embryonnaire (gélatine de Warthon, corps vitré).

Composition chimique.

Soumis à la coction dans l'eau bouillante, le tissu conjonctif se dissout et se transforme en gélatine ou colle; cette métamorphose s'opère plus rapidement si l'on ajoute à l'eau des alcalis ou des acides. On sait que, traité par le tanin, il se condense, devient imputrescible et se transforme en cuir.

Mais les fibres élastiques résistent à l'eau bouillante sous la pression atmosphérique ordinaire; il faut, pour les réduire en une masse brunâtre ayant l'odeur de la colle, les soumettre à une température de 160 degrés pendant trente heures.

J'ai déjà dit comment, sous le microscope, elles réagissent à l'égard de l'acide acétique et de la potasse caustique.

Les fibres élastiques, traitées par l'acide sulfurique étendu d'une certaine quantité d'eau, donnent de la leucine, mais pas de sucre de gélatine. Chauffées avec la potasse médiocrement concentrée, elles se transforment en une masse gélatineuse au bout de quelques jours[1].

Développement.

Les fibres connectives se développent aux dépens des cellules embryonnaires, qui s'allongent d'abord, se soudent bout à bout, puis offrent une division fibrillaire de

[1] Lehmann, *Précis de chimie physiologique animale*, traduction française par Drion, p. 262; 1855.

leur contenu; de sorte que chaque série de cellules ainsi soudées et fendillées donne naissance à un faisceau de fibres connectives. Pendant que le plus grand nombre des cellules primordiales se métamorphosent en fibres connectives, quelques-unes d'entre elles prennent une forme étoilée, s'unissent par leurs prolongements et produisent, après l'atrophie et la disparition de leur noyau, les fibres élastiques.

Ceux de ces petits corps étoilés qui s'arrêtent à ce premier état de transformation de la cellule embryonnaire et ne se métamorphosent pas en fibres élastiques, représentent les cellules plasmatiques.

Quant aux cellules adipeuses, leur formation résulte de l'infiltration graisseuse en même temps que de l'augmentation de volume des cellules embryonnaires ou bien des cellules plasmatiques. Il faut ajouter que le noyau des cellules disparaît presque toujours pendant la durée de la métamorphose graisseuse.

Selon Henle[1], les changements de forme que subissent les cellules embryonnaires pour arriver à l'état de fibres connectives, seraient plus compliquées. Cet observateur prétend que, pendant la transformation du contenu granuleux des cellules en fibrilles, auxquelles il donne le nom de *fibres de cellules*, les noyaux s'allongent, se divisent souvent en plusieurs branches, se soudent les uns aux autres et donnent ainsi naissance à une seconde espèce de fibres qu'il appelle *fibres de noyaux*. A en juger d'après la description et les dessins de l'auteur, ces fibres de noyaux ne sont autres que les fibres élastiques; mais jusqu'à présent, les faits observés à ce sujet ne paraissent pas favorables à la théorie que je viens de rapporter.

[1] *Anatomie générale*, traduit de l'allemand par Jourdan, t. I, p. 196; Paris 1843.

Le mode de développement des fibres conjonctives indiqué en premier lieu est le plus généralement admis; cependant nous avons pu en constater deux autres que nous croyons peu connus et qui méritent d'être décrits, parce qu'ils s'éloignent sensiblement du précédent. Un fibrôme de la dure-mère, d'aspect encéphaloïde, offre, dans ses parties les plus molles, des cellules ovales ou fusiformes ajustées bout à bout en séries longitudinales (pl. II, fig. IV, 2). Mais dans les parties plus dures de la tumeur, là où l'on constate à l'œil nu des traces de fibres, les cellules s'allongent et s'effilent de plus en plus, tandis que le corps de ces éléments s'amincit dans les mêmes proportions et que le noyau, comprimé sans relâche, s'étiole et finit par disparaître. Pendant ce temps, les cellules qui sont en contact par leurs extrémités, se soudent entre elles et achèvent ainsi leur transformation en fibres. Mais, chose essentielle à noter, c'est que le contenu ne se divise nullement, de sorte que chaque série de cellules soudées ne forme qu'une seule fibre et non un faisceau de fibrilles (pl. II, fig. IV, 3). Depuis l'observation de ce premier fait j'ai eu, à plusieurs reprises, l'occasion de constater les mêmes métamorphoses dans des fibrômes des méninges et de l'utérus.

L'autre mode de développement du tissu conjonctif, qu'il nous a été donné d'observer sur un fibrôme de l'utérus, se rapporte à la formation de la fibre par métamorphose de noyaux libres. Dans certains points de la tumeur on aperçoit un amas de noyaux ovales ou sphériques plongés dans une substance amorphe. Leurs contours sont très-nets et foncés; de fines granulations représentent le contenu et sont groupées quelquefois de manière à former un nucléole. Très-rarement il existe autour des noyaux un contour indiquant trace de cellule. Ils mesurent en moyenne 1/200 de millimètre (pl. II, fig. V). Dans d'autres points on remarque que ces noyaux s'allongent de plus en plus, en serpentant dans la substance amorphe qui les entoure, et qu'enfin ils se soudent par leurs extrémités pour former une fibre unique par chaque série longitudinale (pl. II, fig. VI; pl. III, fig. I). Pendant cette évolution du noyau, la substance ambiante ne change pas d'aspect, et ne se fendille pas pour produire des fibres à son tour. Elle se résorbe en partie et le reste sert de substance unissante.

Enfin certains observateurs prétendent que la substance amorphe peut se diviser et produire de cette manière des fibres connectives. C'est en vain, jusqu'à présent, que nous avons cherché à constater ce mode de formation spontanée de la fibre.

Altérations du tissu conjonctif. L'histoire des altérations du tissu conjonctif résume à peu près l'histologie pathologique générale, car ce tissu a le fatal privilége de donner naissance aux produits les plus variés. Altérations.

Avant d'aborder la description relative à la pathogénie du tissu conjonctif, il est bon, je crois, de faire observer que la variété et la richesse de ses productions anormales sont en raison de l'abondance des cellules plasmatiques.

En acceptant cette donnée, qui est vraie, on peut arriver à classer les différentes parties de l'organisme constituées par le tissu conjonctif en plusieurs groupes, dont la susceptibilité pathologique offre des différences notables. Au premier rang se placent la peau et les muqueuses; puis viennent les séreuses, les synoviales, les gaînes tendineuses, les bourses muqueuses et la substance conjonctive des glandes; enfin, dans une troisième catégorie se rangent les vaisseaux, les tendons et les aponévroses.

Les produits dont on a le plus souvent à constater la présence, sont ceux qui résultent de l'inflammation du tissu conjonctif; puis viennent le tubercule et les tumeurs de toute sorte, dites *cancéreuses*.

Inflammation. Examinons d'abord la génèse des produits inflammatoires, et afin qu'il n'y ait pas de malentendu au sujet du terme *inflammatoire*, nous prendrons comme type de cet état l'inflammation suppurative.

Pus. Dans l'inflammatiou du tissu conjonctif, les premiers changements appréciables portent sur les éléments cellulaires; l'hyperhémie n'est que secondaire, quelquefois même elle ne se manifeste pas[1]. Le phénomène capital est l'hypertrophie ou plutôt l'hyperplasie des cellules plasmatiques. Celles-ci, en augmentant de volume par suite de l'apparition de noyaux de nouvelle formation dans leur intérieur, rendent suffisamment compte de la tuméfaction de la partie irritée, sans qu'il soit besoin de recourir à la présence d'un plasma amorphe fourni par les vaisseaux du voisinage. Les noyaux s'hypertrophient eux-mêmes et distendent les parois des cellules-mères. Lorsque les cellules plasmatiques sont ramifiées, on remarque que leurs embranchements canaliculés se dilatent aussi en se remplissant des produits nouveaux, et établissent de larges communications entre les cellules malades. Quand celles-ci ne possèdent pas de ramifications, elles se rapprochent les unes des autres par le seul fait de leur hypertrophie, se soudent et finissent par se confondre. Quel que soit du reste leur mode de fusion, il en résulte toujours de vastes

[1] Consulter l'intéressant mémoire de M. Küss, intitulé: *De la vascularité et de l'inflammation*; Strasbourg 1846.

excavations remplies de noyaux de nouvelle formation.

Ceux-ci achèvent leur évolution, en revêtant de plus en plus les caractères des globules de pus, et forment, avec les détritus provenant de la liquéfaction des cellules plasmatiques, des collections qui restent emprisonnées dans les mailles du tissu conjonctif, ou bien viennent s'épancher à l'extérieur.

Le globule du pus qui se forme dans le tissu conjonctif est donc un noyau provenant de la prolifération des cellules plasmatiques, prolifération analogue à la segmentation du vitellus dans l'ovule. Il est des observateurs qui n'admettent pas absolument dans tous ses détails le mécanisme du développement que je viens de décrire. Pour eux la formation de nouveaux noyaux par la segmentation du contenu cellulaire a lieu d'abord comme je l'ai indiqué; mais la cellule primitive, au lieu de périr et de disparaître après avoir proliféré, se segmente elle-même en autant de parties qu'il y a de noyaux, et se comporte à leur égard de la même façon que la cellule cartilagineuse embryonnaire; en un mot, il y a fissiparité du noyau et de la cellule.

Pendant que de pareils changements s'opèrent dans l'intérieur des corpuscules plasmatiques, la masse fibreuse intercellulaire disparaît peu à peu, absorbée qu'elle est par les cellules qui en font pour ainsi dire leur pâture. Quant aux vaisseaux, ils ne servent qu'à fournir des matériaux en suffisante quantité pour favoriser le développement des produits nouveaux.

Quelquefois l'évolution du pus n'arrive pas jusqu'au terme dernier; alors la partie malade persiste à l'état d'induration; d'autres fois le pus éprouve une fonte complète par suite d'infiltration graisseuse et peut être résorbé; on voit aussi le liquide inter et intra-globulaire se résorber seul, tandis que les globules se ratatinent, se momifient pour ainsi dire, et constituent de petites masses tuberculiformes. Enfin, il arrive que les cellules plasmatiques, au lieu de donner du pus ou, après avoir fourni ce produit, créent des éléments qui prennent une autre direction dans leur évolution: ils se métamorphosent en cellules fusiformes, qui se soudent bout à bout les unes aux autres, s'allongent de plus en plus et finissent par produire des fibres, ou autrement dit, du tissu cicatriciel. On comprend qu'à la suite des métamorphoses que nous venons d'indiquer dans l'inflammation suppurative du tissu conjonctif, il se produise des déperditions de substance plus ou moins considérables, qui se traduiront par des poches remplies de pus dans l'intérieur des organes, et à leur surface par des ulcères plus ou moins profonds.

Pus fourni par les épithéliums.

En dehors des mailles du tissu conjonctif, le pus n'a que les membranes épithéliales pour origine. Ici le globule purulent est formé par le noyau de la cellule malade qui prolifère de la même façon que la cellule plasmatique, ou bien qui s'infiltre de sérosité au point de devenir hydropique. On remarque alors que le contenu granuleux de la cellule fait place à un liquide tout à fait limpide et que le noyau prend de plus en plus l'aspect du globule du pus. L'enveloppe cellulaire ne pouvant plus résister à la pression excentrique du liquide qui augmente toujours, se rompt, et son contenu, devenant libre, constitue la liqueur purulente. Ce mode de formation du pus est assez facile à saisir dans l'épithélium de la vessie atteinte de catarrhe.

Ainsi, que le pus se développe au milieu du tissu conjonctif, ou dans l'épaisseur des membranes épithéliales, c'est toujours un produit dérivé; jamais le globule purulent ne naît de toute pièce dans un blastème amorphe; du moins jusqu'à présent, aucun fait bien établi n'est venu donner la preuve de sa formation spontanée.

Le pus se compose, comme le sang, de deux parties distinctes : le sérum, les globules. Le sérum ne possède aucune qualité histologique; quant aux globules, ils se présentent sous forme de petites sphères quelquefois lisses, mais le plus habituellement mamelonnées à leur surface et mesurant en moyenne 1/100 de millimètre. De fines granulations, au milieu desquelles se trouvent une, deux et quelquefois trois vésicules un peu plus volumineuses, forment le contenu de cet élément qui, évidemment, a tout à fait la constitution d'un noyau, ce qui du reste devait être d'après son mode de formation. Quand on veut bien voir les nucléoles cachés ordinairement par les granulations, il faut employer l'acide acétique, qui donne de la transparence aux globules. Jusqu'à présent il a été impossible de trouver des caractères distinctifs entre les globules du pus et les globules blancs du sang.

Le liquide du pus présente une réaction légèrement alcaline et se coagule par la chaleur en une masse blanche très-dense. Le principe le plus important de ce sérum est l'albumine qui en forme 1, 2 à 3, 7 pour 100. Le globule offre la réaction des corps albuminoïdes. La matière grasse paraît appartenir à la fois aux globules et au sérum; elle s'élève jusqu'à 1 pour 100 du pus liquide.

Le pus renferme 14 à 16 pour 100 de principes solides; desséché, il contient 5 à 6 pour 100 de substance minérale. Dans le pus il y a beaucoup plus de sels solubles que dans le sérum du sang; on y trouve trois fois autant de chlorure de sodium que dans une quantité équivalente de sérum du sang.

Le pus est susceptible de subir au contact de l'air la fermentation acide, alcaline ou putride. La première se manifeste quand le pus est enfermé dans des flacons bien bouchés, à une température peu élevée; il perd sa réaction alcaline et acquiert des propriétés acides; il se forme alors des acides gras volatils et non volatils (acide butyrique, margarique). Le pus extrait des abcès éprouve, au bout de peu de temps, la fermentation alcaline sans passer par la fermentation acide. Il s'y développe une odeur d'ammoniaque et de sulfhydrate d'ammoniaque; les globules tombent en détritus granuleux et souvent apparaissent des vibrions (Lehmann).

Hypertrophie.

Hypertrophie du tissu conjonctif. Si nous étudions maintenant l'hypertrophie du tissu conjonctif, nous voyons encore que les modifications primordiales et essentielles ont pour point de départ les cellules plasmatiques. Le premier phénomène appréciable est la prolifération plus ou moins active de cet élément anatomique; ensuite on remarque assez souvent des changements du côté du système circulatoire, et quelquefois une augmentation du liquide qui baigne naturellement les parties, c'est-à-dire du liquide interstitiel (pl. XXXIV, fig. I). L'hyperhémie que l'on constate dans ce cas, comme dans l'inflammation suppurative, me paraît être la conséquence de l'hyperplasie cellulaire, et je crois devoir comparer l'enchaînement de ces phénomènes à ce qui se passe dans une glande en pleine activité. Que voit-on, en effet, dans le système vasculaire d'un organe de cette espèce? Aussitôt que la sécrétion s'opère, les vaisseaux se dilatent, et le sang trouvant les voies élargies arrive en plus grande quantité dans le parenchyme glandulaire, pour fournir les matériaux nécessaires à la fabrication des produits sécrétés. La dilatation des vaisseaux est purement passive; les notions que nous possédons sur le rôle des nerfs vaso-moteurs ne nous permettent pas le moindre doute à cet égard. L'apport plus considérable du sang dans la glande résulte donc non pas de la contraction, mais bien de la paralysie momentanée des vaisseaux; ce fait est parfaitement démontré. La prolifération des cellules plasmatiques n'est-elle pas identique, par exemple, à la végétation des cellules de la glande mammaire, dont la fonte ultérieure produit le lait? N'est-il donc pas légitime de conclure que, lorsque dans l'hpertrophie ou l'inflammation du tissu conjonctif il y a hyperhémie, ce phénomène est provoqué par les cellules plasmatiqües qui ont besoin d'une plus grande quantité de liquide dans le moment où elles prolifèrent? Du reste, plus tard, quand nous étudierons l'inflammation du cartilage, il sera plus facile de faire la part exacte de l'activité des cellules et de démontrer que, sans le secours du système vasculaire, ces éléments peuvent fournir tous les produits inflammatoires du tissu conjonctif.

Une chose qui frappe l'observateur, c'est qu'au point de vue des premières modifications que subit la cellule, il n'y a aucune différence apparente entre la cellule du tissu enflammé et celle du même tissu hyperthrophié. Nous verrons qu'il en est également de même pour la période initiale de toutes les tumeurs qui prennent naissance dans le tissu conjonctif.

L'hypertrophie du tissu conjonctif se termine de plusieurs manières: les cellules plasmatiques s'atrophient et disparaissent en partie; quelquefois elles offrent une évolution plus complète et se transforment en fibres; enfin elles peuvent encore, en prenant telle ou telle direction dans leurs métamorphoses, donner naissance aux éléments morphologiques les plus variés et constituer ainsi des tumeurs de toute nature.

Tubercule. *Tubercule du tissu conjonctif.* Une petite tumeur sphérique, grisâtre, transparente, parfaitement bien délimitée, telle est la forme spéciale sous laquelle le tubercule fait son apparition dans le tissu conjonctif. Dans la première période de son évolution, le tubercule n'est, à vrai dire, qu'une hypertrophie du tissu conjonctif. En effet, c'est par l'hyperplasie des cellules plasmatiques que commence son développement; mais ce qui le distingue de l'hypertrophie ordinaire et de l'inflammation du tissu conjonctif, c'est que dans ses manifestations morphologiques il ne va pas au delà de la forme nucléaire (pl. XXXIV, fig. II). Arrivé à ce degré dans son évolution, il entre dans une voie régressive et sa vitalité s'éteint. La graisse envahit les cellules en procédant du centre à la périphérie de la tumeur qui, de transparente qu'elle était d'abord, devient opaque et blanchâtre. Ces deux premières périodes correspondent à ce que l'on est convenu d'appeler le *tubercule cru.*

Si l'infiltration graisseuse continue pendant un certain temps sa marche envahissante, le tubercule cru se ramollit et fait place à une bouillie ou à un liquide plus ou moins épais, lactescent, composé principalement des globules de graisse libre, de débris du tissu dans lequel il siége et quelquefois de cristaux de cholestérine. D'autres fois l'infiltration graisseuse, étant moins active, n'entraîne pas la fonte du tubercule; il n'y a que la partie liquide qui soit résorbée, le reste se dessèche et ressemble à du pus concret. Enfin, il arrive aussi que des sels calcaires se mélangent à ces produits, les incrustent, les pétrifient en quelque sorte, et alors on a sous les yeux ce qui s'appelle le *tubercule crétacé.*

Le tubercule est pauvre en vaisseaux, et ceux qu'il reçoit ne tardent pas à s'oblitérer et à disparaître au milieu de ce tissu en voie de dépérissement.

Au point de vue de l'origine du tubercule et des premières modifications appréciables dans l'intérieur des cellules plasmatiques qui lui donne naissance, il est impossible, comme je l'ai déjà dit, de lui assigner des caractères différents de ceux de l'inflammation; aussi je crois qu'il doit être rangé dans les produits inflammatoires. Il n'a de spécial que sa forme extérieure.

Quel que soit l'organe où il prend naissance (membranes muqueuses, séreuses, tissu interstitiel des glandes etc.), le tubercule suit toujours dans son évolution la marche qui vient d'être décrite. Jusqu'à présent il a été impossible de trouver un élément cellulaire spécifique de ce produit pathologique.

Tumeurs cancéreuses. Il en est de la génèse des tumeurs dites *cancéreuses* comme de celle des produits que nous venons d'étudier. C'est toujours dans les cellules plasmatiques du tissu conjonctif que le cancer prend naissance; c'est toujours par l'hyperplasie de ces éléments qu'il fait sa première apparition, et la période initiale de son développement ne diffère en rien de la végétation cellulaire qui donne naissance au pus ou au tubercule. Cancer.

Ainsi le développement d'une tumeur cancéreuse se traduit d'abord par une hyperplasie des cellules plasmatiques du tissu conjonctif. Puis, après ces premières modifications qui rattachent le cancer aux produits inflammatoires, le contenu des cellules subit les métamorphoses les plus variées. Cependant, quelle que soit la forme de l'élément cellulaire qui entre dans la composition de ces tumeurs, il ne s'en trouve aucune qui n'ait son analogue dans l'organisme sain. Ce fait me paraît incontestable; aussi je ne puis admettre pour le cancer, pas plus que pour le tubercule, un élément cellulaire spécial formant un type à part.

On a invoqué, comme caractère spécifique de la tumeur cancéreuse, sa forme variée, irrégulière, biscornue pourrais-je dire, son volume tout aussi variable que sa forme, enfin la multiplicité assez fréquente de son élément nucléaire, qui serait en même temps plus volumineux que le noyau des cellules normales. Mais il suffit de jeter un coup d'œil sur les cellules épithéliales de certains organes, par exemple de l'uretère et de la vessie, pour y trouver presque toutes les formes qui ont été attribuées d'une manière spéciale à la cellule cancéreuse (pl. XXXIV, fig. III). On sait aussi que quelques tissus renferment des cellules multinucléaires à l'état normal: ainsi la moelle fœtale des os, et à l'état pathologique aussi par exemple l'épithélium du poumon atteint d'inflammation (pl. XXXIV, fig. IV). Il existe aussi des cellules régulières ou très-irrégulières de forme, qui contiennent du pigment et qui correspondent aux cellules du cancer mélanique; telles sont les cellules pigmentaires de la choroïde. Il n'y a, je le répète, aucun élément de formation pathologique qui ne se développe d'après les lois de l'histogénie physiologique et qui n'ait son analogue dans l'organisme sain.

Ce n'est donc pas dans la forme de la cellule qu'il faut chercher un caractère spécifique du cancer, car il n'existe pas. Une tumeur est cancéreuse, non pas parce que tel ou tel élément cellulaire entre dans sa composition, mais parce que, comme l'a fait très-judicieusement remarquer Virchow, son développement s'est opéré dans un temps ou dans un lieu insolite, c'est-à-dire par *hétérochronie* ou *hétérotopie*.

L'étude du développement de ce tissu ne permet pas d'affirmer que le cancer présente, dès sa naissance, l'élément cellulaire caractéristique ; on est forcé d'admettre, au contraire, qu'il est le résultat d'une déviation dans l'évolution du produit cellulaire, et, par conséquent, au point de vue anatomique et clinique, une véritable dégénérescence d'un tissu primitivement enflammé. Comme conséquence pratique il est de bonne chirurgie d'enlever toute tumeur qui résiste aux premières tentatives de la thérapeutique médicale, car la dégénérescence maligne est toujours menaçante.

Au point de vue anatomique on peut diviser les tumeurs cancéreuses en deux groupes : les cancers cellulaires et les cancers fibreux. Ceux-ci ont un caractère de malignité bien moins accusé que les premiers, car l'observation des faits tend à prouver que plus une tumeur est riche en cellules, plus sa végétation est active, et plus ses effets sur l'organisme sont désastreux.

Il faut aussi distinguer, je crois, eu égard à la malignité, les tumeurs qui naissent à la surface des organes, et qui ont pour point de départ les membranes épithéliales, de celles qui naissent dans les mailles du tissu conjonctif. Les premières, conservant presque toujours dans leur structure le type du tissu dans lequel elles se développent, représentent en réalité une hypertrophie et se comportent comme telle, c'est-à-dire qu'elles sont à peu près bénignes ; ce sont des cancroïdes. Les secondes au contraire sont malignes, elles constituent le véritable cancer.

Quand on sait quelle est l'activité de végétation des cellules plasmatiques qui dégénèrent en cancer, on n'est pas étonné de retrouver dans ces tumeurs les formes extérieures les plus variées.

Préparations.

Préparations. Lorsqu'on veut étudier la structure du tissu conjonctif, il faut faire des préparations de toute sorte. On pratique d'abord des coupes sur les tissus frais, soit avec des ciseaux fins, soit avec un rasoir. Il est nécessaire aussi de faire les mêmes coupes avec le rasoir sur le tissu desséché, que l'on plonge ensuite dans l'eau acidulée très-légèrement par l'acide acétique, ou mélangée avec l'ammoniaque, la potasse caustique, mais il faut que les proportions des alcalis soient extrêmement faibles. La potasse caustique n'est guère employée que pour isoler les fibres élastiques, sur lesquelles elle n'a pas d'action, tandis qu'elle détruit les fibres connectives.

Pour mettre à découvert le réseau des cellules plasmatiques, le moyen le plus simple est d'aciduler très-légèrement la préparation avec l'acide acétique. On emploie aussi la solution de carmin, dans laquelle on plonge la préparation pendant plusieurs heures et que l'on traite ensuite par l'acide acétique ; on obtient de cette façon un précipité de la matière colorante dans l'intérieur des cellules, tandis que la substance intercellulaire reste incolore. On peut encore isoler les cellules plasmatiques en traitant le tissu conjonctif par l'eau bouillante, qui ne respecte que les fibres élastiques et les cellules, et transforme le reste en gélatine. On obtient aussi le même résultat avec l'acide chromique et l'acide nitrique. Voici, d'après Fœrster, comment on doit employer ce dernier réactif pour isoler les cellules plasmatiques, les corpuscules osseux et les capsules cartilagineuses : on prend des tranches minces de tendons, de cartilages et d'os, et on les place dans l'acide nitrique concentré ou peu étendu, puis on ajoute un peu de glycérine pour empêcher la dessiccation. Pour le tissu conjonctif il arrive quelquefois que la substance fondamentale devient promptement transparente et que les corpuscules apparaissent d'une manière très-nette. D'autres fois ce résultat n'est obtenu qu'au bout de plusieurs heures ou le lendemain seulement, mais toujours la substance fondamentale finit par se réduire en une bouillie qu'on peut écarter par une pression modérée. Il faut agir avec précaution parce que les corpuscules et surtout leurs prolongements radiés se brisent facilement.

On traite de la même façon les produits pathologiques du tissu conjonctif, mais il ne faut pas oublier que l'acide chromique est d'un grand secours parce que, tout en faisant durcir les pièces, il n'attaque pas l'élément cellulaire. Pour avoir une idée de l'histogénèse des tumeurs, il faut pratiquer les coupes à la limite apparente du mal.

CHAPITRE III.

CARTILAGES. — OS. — DENTS.

ART. 1er. *Cartilages.* Des cellules possédant une physionomie spéciale et une substance fondamentale ou intercellulaire, de nature variable, forment par leur mélange le tissu cartilagineux.

Cellule cartilagineuse.

La cellule cartilagineuse est toujours la même, la substance fondamentale seule varie, comme je viens de le dire, dans sa constitution anatomique; elle est ou bien amorphe ou bien fibreuse; de là deux espèces de cartilages : le cartilage hyalin ou vrai, et le fibro-cartilage.

La cellule parfaitement développée, telle qu'on la trouve, par exemple, dans le centre d'un cartilage costal d'adulte, est ordinairement sphérique ou polyédrique et assez volumineuse (1/40 et 1/33 de millimètre). Elle se compose d'une enveloppe amorphe et d'un contenu granuleux transparent qui n'offrent rien de particulier, mais presque toujours le noyau est infiltré et rempli de grosses perles graisseuses, de sorte que le nucléole disparaît la plupart du temps à l'œil de l'observateur (pl. III, fig. II). Quelquefois même, la graisse envahit le contenu de la cellule à tel point, que celle-ci ressemble à une vésicule remplie par une goutte d'huile. Dans les cartilages de l'enfant et à la périphérie des cartilages de l'adulte, les cellules plus petites ont habituellement une forme allongée et renferment fort peu de graisse libre, surtout chez le fœtus (pl. III, fig. III).

Mais ce qui donne à la cellule cartilagineuse son caractère typique, c'est la présence d'une membrane anhiste ou *capsule* qui l'enveloppe de toutes parts, et qui semble se confondre par sa face externe avec la substance fondamentale. Il y a des observateurs qui rejettent l'existence de cette membrane; cependant je crois qu'il n'est plus possible aujourd'hui de soutenir une semblable idée, car on parvient, sans grandes difficultés et par un procédé qui sera indiqué plus loin, à la séparer de la substance fondamentale. Dans une partie ramollie d'un chondrôme j'ai vu des capsules, renfermant encore leurs cellules, nager librement dans le liquide et attester ainsi leur existence réelle. Quelquefois la capsule ne renferme qu'une seule cellule, comme on le voit surtout dans les couches superficielles des cartilages (pl. III, fig. III); le plus souvent elle en contient plusieurs, mais rarement au delà de cinq ou six (pl. III, fig. II). La cellule cartilagineuse est la seule de notre organisme qui, eu égard à sa structure, ressemble à la cellule végétale, dont la cellulose correspond à ce que nous avons désigné sous le nom de *capsule*.

Substance fondamentale.

La substance fondamentale du cartilage hyalin est constituée par une masse dure, élastique et sans la moindre structure apparente. Chez le vieillard, et assez souvent même chez l'adulte, elle s'infiltre de graisse libre et se fendille quelquefois, ce qui a fait croire à la formation spontanée de fibres dans une substance amorphe; mais en réalité ce sont de petites lamelles ou des linéaments granulés qui forment la striation, il n'y a pas de fibres. Les cartilages costaux offrent souvent cette modification de la substance fondamentale, modification qui correspond à une infiltration graisseuse et qui se traduit à l'œil nu par une tache couleur blanc mat ou jaune rougeâtre.

Tissu cartilagineux.

Le tissu cartilagineux se compose exclusivement des deux éléments que nous venons d'étudier. Dans le cartilage de l'adulte on ne rencontre ni nerfs ni vaisseaux. Ces derniers se montrent, il est vrai, dans quelques cartilages, mais c'est pendant la période embryonnaire et dans ceux qui se métamorphosent en substance osseuse, comme nous le verrons plus tard. Quant aux nerfs, jusqu'à présent, on n'en a signalé la présence que dans le cartilage de la cloison des fosses nasales du veau (Kölliker). Du reste, l'absence des vaisseaux et des nerfs dans les cartilages n'est pas douteuse, car la substance fondamentale est tellement simple de structure et tellement transparente, que ces organes, s'ils existaient, ne pourraient échapper à l'investigation de l'observateur le moins expérimenté. Ainsi, une substance fondamentale amorphe, creusée d'excavations revêtues d'une membrane capsulaire et renfermant des cellules, telle est, en quelques mots, la structure du cartilage hyalin.

Périchondre.

Les cartilages sont, pour la plupart, enveloppés par une membrane qu'on appelle *périchondre*. Des fibres connectives, mélangées avec des fibres élastiques fines, forment la trame de l'enveloppe, dans l'épaisseur de laquelle on trouve, en outre, de très-rares fibres nerveuses, des vaisseaux et des cellules plasmatiques. Ces dernières sont accumulées principalement dans les couches profondes du périchondre, et un fait digne de remarque, c'est que les plus voisines du cartilage sont tout à fait semblables aux cellules cartilagineuses (pl. III, fig. III, 2); de sorte qu'il n'y a pas de limite nettement dessinée entre le cartilage et son enveloppe. Ce fait permet de conclure que l'accroissement du cartilage peut s'opérer par métamorphose des cellules plasmatiques du périchondre; du reste, nous savons déjà que c'est là une des transformations normales des corpuscules du tissu conjonctif.

Rapports du cartilage et de l'os.

Le contact entre le cartilage et l'os est immédiat; on ne trouve pas de substance particulière qui leur soit interposée. Les deux surfaces en rapport sont couvertes d'aspérités et s'engrènent exactement.

Cartilage articulaire et synovial.

Pendant longtemps on a cru que la face libre du cartilage articulaire est recouverte par une portion de la synoviale. L'examen direct de la surface cartilagineuse démontre que celle-ci est à nu dans l'articulation; elle n'est pas même tapissée par l'épithélium de la synoviale. En effet, si l'on taille une petite lamelle au niveau de la ligne de jonction du cartilage articulaire et de la synoviale, et si on la soumet à l'examen microscopique, il est aisé de constater les faits suivants: d'abord on remarque que la membrane synoviale se compose de deux couches très-distinctes, l'une externe, fibreuse, l'autre interne, épithéliale. En examinant ensuite les rapports de la couche fibreuse avec le cartilage, on voit que les deux tissus cartilagineux et fibreux se fondent insensiblement l'un dans l'autre, comme cela a déjà été constaté, par exemple, entre les couches superficielles des cartilages costaux et leur périchondre. La couche épithéliale, peu épaisse, quoique stratifiée, tapisse exactement la membrane fibreuse et s'arrête avec elle au pourtour du cartilage. Il n'est pas possible de faire erreur à cet égard, car les cellules épithéliales de la synoviale ne ressemblent en rien à celles du cartilage. Il faut donc renoncer à décrire les synoviales comme des sacs membraneux sans ouverture et tapissant toute la surface des cavités articulaires. Ces membranes recouvrent tout simplement la face interne des capsules fibreuses, puis viennent rejoindre immédiatement, ou après avoir formé des culs-de-sac plus ou moins profonds, le pourtour des cartilages articulaires sans aller au delà. On trouve aussi une synoviale appliquée à la surface des ligaments ou tendons logés dans l'intérieur des articulations; mais il ne s'en est pas rencontré à la surface des fibro-cartilages interarticulaires. Ajoutons que les membranes synoviales sont assez riches en vaisseaux, surtout au niveau des franges, où l'on rencontre en outre des quantités variables de cellules adipeuses. Le mode de distribution des nerfs dans ces membranes est encore inconnu.

Dans les classes des cartilages hyalins viennent se ranger: le squelette cartilagineux de l'embyron, les cartilages costaux, articulaires, nasaux, thyroïde, cricoïde, aryténoïdes, trachéens et bronchiques. Distribution.

Le fibro-cartilage ne diffère du cartilage hyalin que par la substance fondamentale qui, au lieu d'être amorphe, est fibreuse. Mais cette seconde classe de cartilages doit être divisée en deux groupes distincts, en raison de la nature de la substance fibreuse, et aussi en raison du mélange, ou non, des cellules cartilagineuses avec les cellules Fibro-cartilage.

plasmatiques. Le premier groupe comprend les fibro-cartilages proprement dits ou réticulés; leur substance fondamentale est constituée par des fibres élastiques étroitement unies les unes aux autres et dirigées en tous sens; quant à l'élément cellulaire, il est exclusivement représenté par les cellules cartilagineuses. C'est ainsi que se révèle à nous la structure des cartilages de Wrisberg, de Santorini, de l'épiglotte et de la trompe d'Eustache (pl. III, fig. IV).

Dans le second groupe nous trouvons des fibro-cartilages dont la substance fondamentale est formée par un mélange de fibres élastiques et conjonctives, mais où ces dernières sont en bien plus grande quantité. Mais ce qui leur donne une physionomie particulière, ce qui même devrait les faire considérer comme du simple tissu fibreux, c'est que quelquefois la cellule cartilagineuse fait complétement défaut, qu'elle ne s'y développe que par accident et par métamorphose des cellules plasmatiques, qui sont le seul élément cellulaire constant. Ces organes ne méritent donc pas mieux le titre de *fibro-cartilage* que le tendon d'Achille du vieillard, où l'on trouve habituellement des cellules cartilagineuses emprisonnées dans des faisceaux de fibres conjonctives. Les disques intervertébraux et interarticulaires, les cartilages tarses composent ce dernier groupe (pl. I, fig. VI).

Composition chimique.

Lorsqu'on traite les cartilages hyalins par l'eau bouillante pendant vingt-quatre à quarante-huit heures, la substance fondamentale se dissout et se transforme en chondrine, tandis que les cellules résistent, ce qui indique que la nature chimique de celle-ci diffère de celle de la substance intercellulaire.

Les cartilages réticulés se comportent chimiquement

comme les fibres élastiques. Mais les fibro-cartilages du second groupe donnent de la gélatine par la cuisson.

L'analyse quantitative est encore à faire. La matière grasse varie de 2/100 à 5/100 et est contenue en presque totalité dans les cellules. L'eau varie entre 54/100 et 70/100. Les matières minérales forment 6/100 et se composent de phosphates de chaux et de magnésie, carbonates alcalins, chlorures de sodium et sulfates. Ces derniers sont en proportions remarquablement fortes (Lehmann).

Propriétés.

Les cartilages jouissent d'une assez grande élasticité et opposent une résistance considérable aux pressions produites par les pièces qui composent les articulations. Les phénomènes de vitalité sont peu accusés dans le tissu cartilagineux. Cependant ils sont loin d'être nuls, comme on pourra s'en convaincre plus tard par l'étude des produits pathologiques variés qui prennent naissance en lui.

Développement.

Le cartilage, ainsi que les autres tissus, dérive des cellules embryonnaires. Celles qui doivent se métamorphoser en cellules cartilagineuses sécrètent à leur surface une membrane enveloppante qui devient la capsule, pendant qu'il se dépose entre les éléments globuleux une substance unissante amorphe qui représente la substance fondamentale ou intercellulaire. Quant au développement du fibro-cartilage, une partie seulement des cellules embryonnaires se métamorphosent, ainsi qu'il vient d'être dit, tandis que les autres se transforment en fibres.

Dans les fibro-cartilages du second groupe, auxquels nous donnerions volontiers le nom de *fibro-cartilages accidentels*, et dans certains tendons (tendons d'Achille et du long péronier) chez les vieillards, on peut aisément constater que la cellule cartilagineuse se forme par métamorphose de la cellule plasmatique. On remarque d'abord une hypertrophie de la cellule plasmatique, qui se traduit à l'œil par l'augmentation du volume de cet élément, la délimitation plus nettement accusée du noyau et la disparition des prolongements ramifiés de l'enveloppe cellulaire. Puis, un peu plus tard, la métamorphose s'achève par la formation d'une capsule à l'extérieur de la cellule (pl. II, fig. I et II).

L'accroissement des cartilages se fait, d'une part, par multiplication des cellules déjà formées (fissiparité), et, d'autre part, par apposition de nouvelles couches à leur surface. Ces nouvelles couches, nous l'avons dit plus haut, se forment aux dépens des parties profondes du périchondre, et nous venons à l'instant d'en exposer le mécanisme. On n'a pas encore constaté la régénération du tissu cartilagineux.

Altérations. *Altérations du tissu cartilagineux.* Le tissu cartilagineux est le plus favorable pour l'étude de l'histogénèse des produits pathologiques. Ici tout est simple et nettement dessiné: d'une part, une substance fondamentale amorphe; d'autre part, des cellules d'une physionomie spéciale et rien de plus. Les vaisseaux et les nerfs n'ont pu envahir cette substance, ils sont tenus à distance et offrent tout au plus quelques points de contact par l'intermédiaire du tissu osseux ou du périchondre. Aussi toute modification de structure est-elle facile à saisir dans son origine et à suivre dans son évolution ultérieure.

Chez l'adulte et à l'état normal, les phénomènes vitaux sont peu accusés, la simple imbibition du liquide nutritif amené par les vaisseaux du dehors suffit pour la nutrition et l'entretien de ce tissu. On dirait une substance inerte et en conséquence inaltérable ou tout au moins incapable de donner des produits organisés; cependant il n'en est rien, car nous allons trouver dans le cartilage malade des métamorphoses identiques à celles que l'on constate dans les tissus les plus compliqués.

Examinons d'abord ce qui se passe dans un cartilage soudé à un os enflammé et soumis comme lui à la même influence morbide. Tandis que l'os présente des altérations que nous décrirons plus tard, le cartilage subit des modifications de structure qui sont toujours les mêmes pour la substance fondamentale et qui varient pour les éléments cellulaires. La substance fondamentale se ramollit et s'infiltre de graisse, mais ne donne jamais naissance à des produits organisés; ceux-ci ont toujours les cellules cartilagineuses pour origine. Tandis que la substance intercellulaire s'infiltre de graisse et se ramollit, les cellules s'hypertrophient d'abord et subissent aussi la dégénérescence graisseuse. Bientôt l'enveloppe cellulaire cède à la pression excentrique du contenu graisseux qui augmente sans cesse, elle crève, le contenu devient libre, et dans le lieu où se passent ces métamorphoses on voit une excavation à surface inégale, comme ulcérée et baignée par un liquide qui n'a du pus que l'apparence et qui résulte de la fonte graisseuse du cartilage. Dans ce cas, ainsi qu'on le voit, les métamorphoses sont peu compliquées, elles se traduisent pour ainsi dire dès leur apparition par une sorte de nécrose du tissu malade (pl. VII, fig. V, 2). Inflammation.

D'autres fois les changements qui surviennent sont plus compliqués, non pas du côté de la substance fondamentale, puisqu'elle ne subit qu'une seule modification, le ramollissement, mais dans l'intérieur des cellules cartilagineuses. D'abord on constate une prolifératiou ou hyperplasie de ces éléments, et, comme conséquence, un agrandissement des poches capsulaires qui peuvent rester isolées, ou bien qui s'unissent les unes aux autres, se confondent même, et forment ainsi de vastes excavations où se passent des phénomènes d'histogénèse assez variés. Tantôt on remarque que les noyaux de nouvelle formation se plissent et ont une tendance à se transformer en cellules osseuses; tantôt, au contraire, ils conservent leur forme sphérique, se mamelonnent à leur surface et prennent tout à fait la physionomie du globule de pus. Enfin on les voit aussi quelquefois s'allonger en fusceau et se transformer insensiblement en fibres.

Le plus souvent l'observateur ne découvre dans le cartilage malade qu'une seule des altérations que je viens de décrire; mais il peut les rencontrer toutes réunies dans le même point, comme un de nos dessins en donne la preuve (pl. VII, fig. IV; pl. VIII, fig. VI).

Voilà donc du pus, des fibres et des éléments ostéoïdes, c'est-à-dire des produits inflammatoires qui se développent dans un tissu privé tout à fait de nerfs et surtout de vaisseaux; que penser alors du rôle actif de ces derniers dans l'inflammation? n'est-il pas évident qu'on en a singulièrement exagéré l'importance? Pour les cartilages il n'y a pas de doute à établir à cet égard; mais n'est-il pas certain aussi, d'après ce qui se passe dans le tissu conjonctif, que dans les tissus pourvus de canaux sanguins, les phénomènes primordiaux de l'inflammation s'accomplissent en dehors du système vasculaire?

Il est encore un fait sur lequel on ne peut trop attirer l'attention de l'observateur, et qui infirme la théorie du blastème ou de la formation spontanée des produits morphologiques: c'est que pendant la durée des métamorphoses qui se passent dans l'épaisseur du cartilage, la substance intercellulaire est incapable d'engendrer le moindre élément organisé.

Une altération plus rare que les précédentes et que l'on rencontre seulement chez les goutteux, consiste dans l'apparition, au milieu de la substance cartilagineuse, d'une quantité plus ou moins abondante de petits cristaux brunâtres ayant la forme d'aiguillettes légèrement recourbées sur elles-mêmes. Ces cristaux, que les uns ont considérés comme de l'urate de soude et les autres comme de l'acide urique, paraissent avoir pour siége d'élection la substance fondamentale (pl. VIII, fig. 1).

Chondrômes.

Le tissu cartilagineux, en se développant d'une manière anormale, constitue les tumeurs cartilagineuses ou chondrômes. La structure de ces tumeurs se rattache aux deux espèces de cartilages normaux, c'est-à-dire que l'on trouve des chondrômes hyalins et des chondrômes fibreux. D'habitude les chondrômes se développent au voisinage des os, dans le périoste par exemple, ou bien dans leur intérieur; cependant on en rencontre aussi dans des régions plus ou moins éloignées du squelette.

Quant à la formation de la cellule cartilagineuse pathologique dans l'épaisseur du périoste ou dans les mailles du tissu conjonctif en général, je n'ai qu'à répéter ce que j'ai dit plus haut: dans ce cas, la cellule cartilagineuse dérive toujours de la cellule plasmatique qui s'hypertrophie d'abord, perd ses prolongements, puis sécrète à l'extérieur une enveloppe qui devient la capsule. Pendant que s'accomplissent ces métamorphoses du côté de la cellule plasmatique, la substance intercellulaire conserve la structure fibreuse, ou bien se transforme en matière amorphe; dans le premier cas on a le chondrôme fibreux; dans le second, le chondrôme hyalin (pl. VII, fig. I et II). Il est hors de doute que les chondrômes qui naissent dans l'intérieur des os, résultent de métamorphoses analogues du tissu conjonctif de la moelle osseuse; mais il est plus difficile d'en suivre le développement ici qu'ailleurs. On se demande si, dans certains cas, les cellules osseuses ne pourraient pas devenir cartilagineuses (pl. VII, fig. III).

Ces tumeurs, quoique formées par du tissu homéomorphe, c'est-à-dire semblable au cartilage normal, n'en sont cependant pas moins malignes. On les voit souvent se reproduire sur place avec une ténacité contre laquelle tous les moyens thérapeutiques échouent, et entraîner fatalement la mort du malade. Cependant, au point de vue de la gravité du mal, on peut dire que le chondrôme hyalin est l'espèce la plus dangereuse; il croît avec plus de rapidité, envahit plus profondément les tissus voisins et les détruit en vivant à leurs dépens. Cette végétation plus active du chondrôme hyalin tient sans doute à l'abondance relativement très-considérable de l'élément cellulaire, car quelquefois dans les tumeurs en question on trouve à peine des traces de substance fondamentale.

Préparations. Les préparations de cartilages sains ou malades sont d'une exécution extrêmement facile, car cette substance offre toutes les qualités physiques pour être divisée en tranches les plus minces. Des coupes faites en divers sens avec le rasoir suffisent donc pour l'étude de ce tissu à l'état normal ou pathologique.

Quand on veut isoler les capsules cartilagineuses, il faut employer le procédé que nous avons déjà indiqué pour les cellules plasmatiques, c'est-à-dire soumettre des lamelles de cartilage à l'action de l'acide nitrique pendant plusieurs heures; lorsqu'elles sont ramollies, on les comprime légèrement entre deux plaques de verre. La substance cartilagineuse se désagrége alors, les capsules deviennent libres et on les voit nager dans le liquide.

ART. 2. *Os*. La partie essentielle, caractéristique du tissu osseux a pour éléments constitutifs des cellules spéciales et une substance fondamentale ou intercellulaire. Celle-ci est représentée par une masse blanche, amorphe, opaque ou transparente selon son épaisseur plus ou moins considérable. Des sels calcaires et une substance organique collagène en constituent par leur mélange la composition chimique. Structure.

Les cellules osseuses (corpuscules osseux, ostéoplastes) rappellent par leur physionomie les cellules plasmatiques étoilées; ce sont de petits corps fusiformes légèrement aplatis dans un sens, et dont le grand diamètre mesure en moyenne 1/80 à 1/66 de millimètre. De leur pourtour se détachent des linéaments qui rayonnent en tous sens, se ramifient, s'anastomosent entre eux et avec ceux des cellules voisines. Au moyen d'un grossissement de 350 à 400, on voit distinctement que ces appendices filiformes des cellules osseuses sont des canalicules limités par deux lignes très-nettement accusées et parallèles; de plus leur mode de communication devient très-apparent (pl. III, fig. VI). Les trabécules les plus minces de la substance réticulée des os et le cément des dents ne présentent dans leur structure que les parties que nous venons d'indiquer, mais il n'en est pas de même pour la substance compacte et les trabécules osseuses d'une certaine épaisseur.

Si par exemple on place sous le microscope une coupe au travers d'un os long, on est frappé d'abord d'un certain ordre dans les dispositions des cellules. En effet, elles sont groupées d'une façon très-régulière et selon des lignes concentriques, autour d'une large ouverture circulaire représentant la section transversale d'un canal vasculaire ou canal de Havers; on rencontre aussi d'autres lignes concentriques de cellules dont la courbe, offrant un rayon plus long, embrasse plusieurs de ces conduits. La même coupe fait voir les nombreuses communications entre le canal vasculaire et les canalicules des cellules osseuses. Dans les os longs, les canaux de Havers marchent parallèlement à l'axe du corps de l'os et s'anastomosent entre eux de distance en distance par des branches transversales (pl. IV, fig. I, 1, 2, 3). Dans les os courts et les os plats ils ont aussi une direction déterminée et s'anastomosent de la même manière. Ces canaux, qui logent les vaisseaux nourriciers et un peu de tissu conjonctif péri-vasculaire, sillonnent en tous sens la substance fondamentale des os et s'ouvrent soit à leur surface, soit dans les cavités médullaires.

Au point de vue de la nutrition des os, il ne faut pas oublier les nombreuses communications que nous venons de constater entre les canaux de Havers et les canalicules osseux, communications qui permettent à ceux-ci de venir puiser le liquide échappé des vaisseaux, et de le transporter dans toutes les branches du réseau qu'ils constituent en commun avec les cellules osseuses.

La nature cellulaire du corpuscule osseux a été mise en doute, mais aujourd'hui on peut affirmer que c'est bien réellement une cellule, et nous verrons plus tard, lorsque nous nous occuperons des préparations du tissu osseux, par quel moyen on en détermine la qualité. Du reste les modifications pathologiques qu'ils subissent, ne laissent pas la moindre incertitude à cet égard.

En traitant une lamelle osseuse par l'acide chlorhydrique étendu, on remarque que la substance fondamentale se divise en couches concentriques très-distinctes, tandis que les canalicules osseux pâlissent et disparaissent en partie; jusqu'à présent on ne sait à quelle cause rapporter cette division lamelliforme (pl. IV, fig. II).

La substance osseuse telle que nous venons de l'étudier, forme, comme nous l'avons déjà dit, la partie essentielle du tissu osseux; il nous reste encore à étudier les autres parties constitutives de ce tissu.

L'os possède une enveloppe fibreuse ou périoste, dont la structure ressemble à celle du périchondre : c'est un feutrage de fibres connectives et élastiques, traversé par quelques nerfs et un grand nombre de vaisseaux, et parsemé de cellules plasmatiques qui jouent, comme nous le verrons, un rôle important dans la formation des os et leur accroissement (pl. IV, fig. VI). Périoste.

Les cavités médullaires sont en rapport immédiat avec la moelle osseuse; leur parois ne sont point tapissées par une membrane particulière, en un mot, il n'existe pas de membrane médullaire ou périoste interne. On a pris à tort pour cette membrane quelques rares faisceaux de fibres conjonctives, qui servent de support aux vaisseaux ainsi qu'aux cellules de la moelle; et toute théorie d'histogénèse ou de résorption osseuse, basée sur des transformations du périoste interne, est radicalement fausse. Cavités médullaires.

On rencontre la moelle dans les canaux et les cavités médullaires seulement; les canaux de Havers n'en contiennent pas normalement, et on n'en trouve pas non plus dans les canalicules osseux. Chez le fœtus la moelle est rosée et assez consistante; chez l'adulte elle ne présente ces caractères que dans les petites cavités de la substance Moelle osseuse.

spongieuse et dans les os courts et plats. Dans le canal médullaire des os longs et dans les grandes cavités de la substance réticulée, la moelle est au contraire jaunâtre et presque diffluente. De là deux espèces de moelle, qui diffèrent par leurs caractères physiques et aussi par leurs éléments anatomiques. La moelle rouge ou moelle fœtale est constituée par un amas de cellules sphériques, renfermant des granulations fines et un noyau relativement volumineux, quelques-unes d'entre elles sont multinucléaires et acquièrent un volume considérable, 1/20 à 1/15 de millimètre. Remarquons en passant que les cellules de la moelle rouge ne diffèrent en rien de certaines cellules qu'on a voulu donner comme caractéristiques des produits cancéreux. Un grand nombre de vaisseaux traversent la moelle rouge, soutenue, comme nous l'avons déjà dit, par des faisceaux délicats de fibres conjonctives.

Les cellules de la moelle jaune sont de simples vésicules remplies de graisse liquide, c'est-à-dire qu'elles ne sont autres que des vésicules adipeuses. Dans quelques unes d'entre elles on remarque encore le noyau, il y en a même qui se rapprochent davantage du type des cellules de la moelle rouge, de sorte que l'on peut passer d'une espèce à l'autre par une série de transitions, et constater que la cellule de la moelle rouge devient cellule de la moelle jaune, en subissant la métamorphose graisseuse. La moelle jaune paraît moins riche en vaisseaux que l'autre; chez le vieillard elle s'accroît aux dépens de la substance osseuse, qui se raréfie et augmente ainsi la fragilité des pièces du squelette.

Vaisseaux et nerfs.

Les artères viennent du périoste : les unes, les plus fines pénètrent dans la substance compacte des os, et offrent la même distribution que les canaux de Havers dans lesquels elles sont logées; les autres, plus volumineuses et connues sous le nom d'*artères nourricières*, s'engagent dans des canaux particuliers et arrivent ainsi dans les cavités médullaires, où elles fournissent spécialement à la moelle, tout en s'anastomosant avec les artères précédentes.. Habituellement les veines ont le même calibre et le même trajet que les artères correspondantes. D'autres fois elles présentent une distribution particulière et un volume considérable (veines du corps des vertèbres et du diploé de la voûte du crâne). Jusqu'à présent on n'a pas démontré l'existence de lymphatiques dans les os. Les nerfs, qui sont assez nombreux, accompagnent ordinairement les artères et fournissent des rameaux à la substance osseuse et à la moelle; avant de pénétrer dans les os ils abandonnent quelques filets au périoste. Leur mode de terminaison est encore à déterminer.

Composition chimique.

La substance osseuse se compose d'une masse organinique cartilaginiforme, donnant de la gélatine et alliée intimement à des sels calcaires. Quant à la membrane des cellules osseuses, elle est de nature albuminoïde et insoluble dans l'eau bouillante. On trouve aussi, dans l'épaisseur de la substance osseuse, de la graisse en quantité variable.

Les principes minéraux qui forment ordinairement plus de la moitié de la masse totale des os se composent : de phosphate de chaux 57 p. 100, carbonate de chaux 8; fluorure de calcium 1; phosphate de magnésie 1. Les cendres des os des animaux ne renferment que fort peu de sels solubles, tels que le chlorure de sodium, le carbonate de soude, qui d'ailleurs ne proviennent que des liquides qui pénètrent dans les os (Lehmann).

Développement.

Le développement des os s'opère de deux manières : par

transformation du squelette cartilagineux de l'embryon, et par métamorphose des couches profondes du périoste.

Pour étudier le premier mode de développement, il faut pratiquer avec un rasoir des coupes très-minces au niveau de la ligne de jonction de l'os et du cartilage. En examinant la substance cartilagineuse, on remarque d'abord que les cellules sont placées en séries parallèles et que toutes n'ont pas la même physionomie. Les unes, en effet, ne diffèrent pas des cellules cartilagineuses normales, tandis que les autres offrent déjà des changements de forme qui portent sur le noyau. Celui-ci, par son contour irrégulier et muni de prolongements nombreux, ressemble déjà à la cellule osseuse. Il est plongé dans une substance finement granulée et limitée par une ligne pâle, nullement plissée et qui représente l'enveloppe de la cellule cartilagineuse; en dehors de cette ligne on en rencontre une autre qui la circonscrit de très-près, et qui indique la capsule (pl. IV, fig. IV, 2, 3, 4). D'après ces données il faut donc admettre que le petit corps étoilé correspond bien au noyau de la cellule cartilagineuse.

Le développement de l'os s'achève par l'allongement des appendices filiformes et canaliculés des noyaux, leurs ramifications et leurs anastomoses avec les canalicules voisins; et en même temps par l'apport des sels calcaires qui imprègnent la substance fondamentale et le contenu des cellules cartilagineuses. La cellule ou plutôt son enveloppe ne disparaît pas immédiatement après la pétrification de son contenu; en traitant la substance osseuse nouvellement formée par l'acide chlorhydrique étendu, on la retrouve encore autour du corpuscule osseux et avec sa physionomie habituelle.

Certains observateurs prétendent que la cellule osseuse

dérive directement de la cellule cartilagineuse, et non pas de son noyau. D'après ces anatomistes, l'enveloppe cellulaire se plisse d'abord et offre ultérieurement les mêmes transformations que nous avons attribuées au noyau, tandis que celui-ci s'étiole et disparaît complétement. Malgré l'autorité des noms qui recommandent cette théorie, nous croyons cependant qu'il faut rapporter au noyau cartilagineux la formation du corpuscule osseux.

Les cellules cartilagineuses restées étrangères au travail métabolique que nous venons de décrire, sont chargées de donner le moelle fœtale. D'abord elles deviennent le siége d'une végétation endogène assez active, et par suite augmentent considérablement de volume ainsi que les capsules qui les contiennent (pl. IV, fig. V, 4). Celles-ci en prenant du développement, se rapprochent les unes des autres et finissent par se souder (pl. IV, fig. V, 5). Bientôt la faible cloison qui la sépare disparaît par résorption, de sorte que les capsules et leurs cellules, placées en séries longitudinales, communiquent ensemble, et il en résulte un canal médullaire rempli de cellules et de graisse libre dont le mélange constitue la moelle osseuse (pl. IV, fig. V, 6). Un fait qu'il ne faut pas perdre de vue, c'est que la substance fondamentale, pour faciliter le développement des cellules, s'infiltre de graisse et se ramollit d'après le même mécanisme que nous avons constaté dans le cartilage enflammé. Pendant son ossification, le cartilage est sillonné de vaisseaux qui lui viennent du périchondre. Ces canaux paraissent d'abord simplement creusés dans la substance cartilagineuse, mais avec un peu d'attention on remarque que les cellules environnantes s'allongent en fuseau et procèdent ainsi à la formation des parois vasculaires qui s'achèvent dans la suite.

Moelle fœtale.

Ossification du périoste.

Les phénomènes d'ossification sont moins compliqués dans le périoste que dans le cartilage. L'enveloppe fibreuse de l'os contient, comme nous l'avons déjà dit, un grand nombre de petits corps étoilés ou cellules plasmatiques. Lorsqu'au moyen de l'acide acétique étendu, on fait disparaître la fibre conjonctive ordinaire, on n'aperçoit plus qu'une trame fibro-globulaire qui donne presque l'image fidèle de la forme et de l'agencement des cellules osseuses (pl. V, fig. I, 3). Dans les couches profondes du périoste, là où s'opère l'ossification, on remarque que les cellules plasmatiques sont plus nombreuses et plus développées qu'ailleurs. La substance intercellulaire qui les unit est aussi plus foncée que dans les couches superficielles ; cette teinte un peu sombre est l'indice de la présence des sels calcaires (pl. IV, fig. VI, 2). De ce moment l'ossification est déjà opérée, car la cellule plasmatique étoilée n'a besoin, pour devenir cellule osseuse, que de se revêtir de calcaires. Cependant les choses ne paraissent pas se passer toujours d'une manière aussi simple; quelquefois, en effet, les cellules plasmatiques ne présentent pas une forme franchement stellaire, aussi, dans ce cas, les prolongements qui doivent constituer plus tard les canalicules osseux, apparaissent seulement à l'époque de l'incrustation des parois de la cellule (pl. V, fig. II).

Les recherches que nous avons faites sur la formation des os secondaires du crâne, nous permettent de la rattacher à l'ossification pure et simple du périoste (pl. V, fig. I). C'est aussi de la même manière que prennent naissance les nouvelles couches osseuses dans le cas de périostite.

C'est par l'ossification du périoste que les os croissent en épaisseur, tandis que c'est par l'ossification du cartilage épiphysaire qu'ils augmentent en longueur. Pendant que les nouvelles couches se forment à l'extérieur, les couches anciennes plus profondes subissent une résorption d'où résulte l'apparition des espaces médullaires. Ces modifications ne doivent nullement être rapportées à une propriété spéciale du périoste interne, puisqu'il n'existe pas, mais elles résultent d'un travail analogue à celui qui se passe dans certaine forme d'ostéite, c'est-à-dire d'une hypertrophie des cellules médullaires et d'une atrophie et fonte graisseuse de la substance osseuse.

Régénération de l'os.

La régénération de l'os, à la suite d'une fracture, d'une résection ou d'un évidement, a beaucoup d'analogie avec l'ossification par le périoste. La masse gélatiniforme qui existe entre les fragments d'un os brisé, ou dans une excavation produite artificiellement, ou bien encore dans les cavités médullaires, contient habituellement quelques fibrilles connectives, des globules sanguins en assez grande quantité et beaucoup de noyaux ovales qui deviennent cellules osseuses en se métamorphosant. Il est facile de suivre les diverses transformations des noyaux, en examinant une lamelle osseuse très-mince à laquelle adhère encore de la substance gélatiniforme. En effet voici ce qu'on observe : à une certaine distance de l'os les noyaux ovales ont des contours très-réguliers, mais au fur et à mesure qu'on se rapproche de la substance osseuse, on remarque qu'ils se déforment ; leur enveloppe se plisse et donne naissance à des prolongements linéaires qui rayonnent en tous sens ; en même temps les sels calcaires se déposent à leur surface, les incrustent, et la métamorphose osseuse est accomplie (pl. V, fig. III).

La reproduction du tissu osseux, dans le canal médullaire ou dans les aréoles de la substance réticulée, ne se fait donc, je le répète encore, ni aux dépens d'une membrane médullaire qui n'existe pas, ni aux dépens d'un prétendu cartilage dont la durée serait transitoire. Dans tous ces cas, la cellule osseuse, sans laquelle il n'y a pas de tissu osseux, dérive toujours d'un globule préexistant qui entre dans la composition du périoste ou de la substance qui remplit les espaces médullaires.

Altérations. Art. 3. *Altérations du tissu osseux.* Les principales altérations du tissu osseux que nous allons étudier successivement sont : le rachititisme, l'ostéomyélite et avec elle la carie et la nécrose, la périostite et enfin l'ostéomalacie.

Rachitisme. 1° *Rachitisme.* Le rachitisme étudié dans sa nature intime, n'est pas, à vrai dire, une maladie, une altération du tissu osseux, mais plutôt un vice de développement, qui résulte de la transformation incomplète du squelette cartilagineux embryonnaire et du périoste en substance osseuse.

Pour nous convaincre de ce fait, étudions d'abord la structure d'une de ces tumeurs nodulaires que l'on rencontre à la jonction des côtes et des cartilages costaux. Si l'on examine une lamelle détachée en cet endroit, on constate d'abord que la ligne de démarcation entre le cartilage et l'os, si nettement dessinée dans l'os normal, n'existe pas ici, et que cela tient à l'irrégularité de l'ossification du cartilage. On voit en effet des îlots considérables de cellules cartilagineuses qui, au lieu de subir la métamorphose osseuse, conservent au contraire leur structure normale et même s'hypertrophient ; tandis qu'à côté on trouve d'autres masses de cellules cartilagineuses qui s'imprégnent de substances calcaires et se transforment en corpuscules osseux.

Ainsi, au lieu de rencontrer les deux territoires osseux et cartilagineux, parfaitement distincts, on remarque un mélange des deux, mélange qui explique l'augmentation du volume de l'os, sa flexibilité plus grande et les déformations variées qui en sont la suite.

En faisant la même étude du côté du périoste, on constate des phénomènes analogues. Ainsi l'ossification, loin d'envahir régulièrement et couche par couche les parties profondes du périoste, ne saisit au contraire que des points isolés de cette membrane et les transforme en colonnettes osseuses, tandis que les portions interposées restent à l'état fibreux. Il en résulte que le périoste ne produit pas, comme d'habitude, une substance osseuse compacte et homogène, mais un tissu spongieux dont les mailles sont comblées par les parties fibreuses non ossifiées. Ici, comme dans le cas précédent, le mélange des tissus osseux et fibreux, mélange où ce dernier domine souvent, rend parfaitement compte du peu de solidité de l'os, de sa flexibilité et de ses déformations résultant de pressions extérieures ou de la pesanteur propre du corps, ou bien encore de la contraction musculaire (pl. VIII, fig. II et III).

Du côté de la moelle il y a hypertrophie de tous les éléments qui la composent, de là sa ressemblance avec la moelle fœtale.

Tant que l'os conserve sa mollesse, sa structure reste la même; mais s'il reprend la solidité des os normaux, phénomène qu'on a désigné sous le nom d'*éburnification*, c'est grâce à l'ossification des îlots cartilagineux ou fibreux inclus dans la substance osseuse dont nous avons parlé tout à l'heure.

Transformation incomplète du cartilage et du périoste en os, hypertrophie de la moelle, tels sont les phénomènes anormaux du développement du tissu osseux qui caractérisent le rachitisme.

Inflammation. 2° *Ostéomyélite et périostite.* Dans l'ostéomyélite un certain nombre d'altérations portent sur la substance osseuse, d'autres sur le tissu médullaire. Du côté de la substance osseuse, voici ce qui se passe habituellement : la masse intercellulaire amorphe se ramollit par suite d'infiltration graisseuse, phénomène qui se manifeste par l'apparition d'une quantité considérable de granulations volumineuses dont les contours foncés et nets et la puissance de réfraction révèlent la nature: ce sont des globules de graisse libres (pl. VII, fig. III, 1, fig. V, 1; pl. VIII, fig. IV, 2).

Pendant que la substance fondamentale se ramollit, d'après le mécanisme que je viens d'indiquer, la cellule osseuse s'hypertrophie, perd ses prolongements canaliculés, passe à la forme sphérique, présente souvent un noyau très-apparent, et s'infiltre de graisse aussi. Il est rare qu'elle offre une prolifération de noyaux purulents, c'est-à-dire qu'elle ne donne presque jamais de pus (pl. VII, fig. III, 1; pl. VIII, fig. IV, 2). Jusqu'à présent personne n'a vu la cellule osseuse se diviser et donner naissance à des cellules de même nature, c'est-à-dire que la substance osseuse ne peut créer l'os; toute hypertrophie, toute nouvelle formation du tissu osseux résultent de métamorphoses qui s'accomplissent ou dans la moelle, ou dans le périoste.

Du côté de la moelle apparaissent simultanément une prolifération active des éléments cellulaires et une hyperhémie plus moins considérable des vaisseaux qu'elle contient, en un mot, il y a bourgeonnement de ce tissu. Ces premiers changements en entraînent d'autres, qui ont pour résultat la formation de produits variés tels que l'hypertrophie permanente de la moelle, le cancer, le tubercule, le pus et la substance osseuse de nouvelle création; mais, le plus habituellement, c'est à ces deux dernières productions pathologiques qu'aboutit la myélite.

Les globules du pus résultent de la prolifération de noyaux dans l'intérieur des cellules médullaires, noyaux qui conservent leur forme et leur aspect primitifs, après leur mise en liberté par la rupture de l'enveloppe cellulaire; ils subissent plus tard l'infiltration graisseuse et disparaissent par la fonte générale de leurs parties constitutives. Ce sont là les phénomènes qui caractérisent la myélite suppurative ou destructive, mais dans la myélite qu'on pourrait qualifier de plastique ou organisatrice, la prolifération cellulaire à une autre fin. Les noyaux de nouvelle formation, devenus libres, se plissent et prennent de plus en plus la forme des cellules osseuses, puis la substance qui leur est interposée s'incruste de calcaires, et il en résulte de la substance osseuse de nouvelle formation.

Carie et nécrose.

On doit comprendre maintenant comment, dans l'ostéomyélite suppurative, un os subit une destruction plus ou moins complète par la combinaison de la fonte graisseuse, de la substance osseuse et par la fonte purulente de la moelle. Les altérations du tissu osseux que je viens de décrire, entraînent la carie et la nécrose; la carie, lorsque la progression du mal se fait avec une certaine régularité et envahit, pour ainsi dire, couche par couche le tissu osseux; la nécrose, lorsqu'au contraire l'inflammation se jette sur divers points à la fois. Dans ce dernier cas il arrive assez souvent qu'une portion d'os sain soit cernée de tous côtés par le processus morbide; ainsi isolée, celle-ci se nécrose par altération ou par défaut du liquide nutritif, et produit enfin ce que l'on a désigné sous le nom de *séquestre*.

Je n'ai pas besoin d'ajouter que la guérison s'opère par reproduction du tissu osseux; j'ai dit plus haut comment ce phénomène s'accomplit aux dépens de la moelle et du périoste séparément ou des deux à la fois.

L'inflammation du périoste peut être la cause ou l'effet de l'ostéomyélite; ces deux altérations peuvent aussi se développer simultanément. La périostite est dans ses manifestations aussi variée que la myélite, c'est-à-dire qu'elle est susceptible de donner tous les produits pathologiques du tissu conjonctif. Mais, ainsi que la moelle, le périoste suppure le plus souvent, ou bien il se transforme en tissu osseux. Quel que soit du reste le dernier terme de l'évolution inflammatoire, les modifications initiales sont les mêmes. Il y a d'abord hyperplasie des cellules plasmatiques du périoste, ce qui le ramène en quelque sorte à l'état embryonnaire. Ensuite les nouveaux produits cellulaires se comportent ou bien comme dans le périoste sain du fœtus, c'est-à-dire qu'ils se transforment en cellules osseuses, pendant que la substance intercellulaire s'incruste de calcaires; ou bien ils prennent de plus en plus la forme et la physionomie des globules du pus et caractérisent la périostite suppurative.

C'est par la métamorphose du périoste en tissu osseux que se forment les tumeurs dites *exostose* et *périostose*; quant à l'ostéo-sclérose, elle se produit aux dépens des éléments cellulaires de la moelle, et nous ne reviendrons pas sur le mécanisme de cette formation. Quelquefois la périostose se combine avec le chondrôme, et donne alors naissance à des tumeurs qui rentrent dans la catégorie des cancers.

Le tubercule et tous les produits hétéromorphes des os appartiennent à la moelle et au périoste, et s'y dévoloppent d'après le même mécanisme que dans le tissu conjonctif. Ostéomalacie.

3° *Ostéomalacie.* L'ostéomalacie est caractérisée par le ramollissement de la substance osseuse et en même temps par l'hypertrophie de la moelle.

Le ramollissement de la substance osseuse suit la même marche que dans la carie et la nécrose (pl. VIII, fig. IV, 2; fig. V). L'inflammation hypertrophique de la moelle commence aussi par la prolifération active des éléments cellulaires et par une hyperhémie assez considérable; mais l'hypertrophie de la moelle est plus prononcée que dans les deux derniers états pathologiques dont on vient de tracer le tableau. Dans l'intérieur même des canaux de Havers, les faisceaux si délicats du tissu conjonctif enveloppant les vaisseaux capillaires n'échappent pas à ce travail inflammatoire, et l'on voit très-distinctement des cellules de nouvelle formation constituer une espèce de gaîne au tube sanguin; on ne peut confondre ces éléments avec les globules sanguins, car ils sont plus volumineux et sphériques, ils possèdent un noyau très-apparent et sont tout à fait incolores; les globules sanguins colorés occupent le centre du canal (pl. VIII, fig. V). La moelle se transforme dans quelques-unes de ses parties en faisceaux de fibres conjonctives, elle donne aussi naissances à quelques cellules adipeuses, mais elle ne paraît pas fournir du pus (pl. VIII, fig. IV, 3). En suivant une marche toujours croissante dans son développement, elle se substitue à la substance osseuse, de sorte que l'os malade ne possède souvent qu'une simple coque externe très-mince et très-friable. Aussi se fracture-t-il avec la plus grande facilité à la suite d'un choc extérieur ou sous l'effort de la contraction musculaire; c'est ce que l'on constate habituellement, par exemple, dans les côtes.

Si l'on vient à examiner une partie fracturée, on y remarque presque toujours un travail de consolidation, mais la structure de cette espèce de cal démontre bientôt qu'on ne peut espérer une réparation complète du tissu malade. En effet, une partie de la moelle seulement se transforme en substance osseuse, tandis que l'autre partie conserve la structure fibro-cellulaire, et résiste à l'infiltration calcaire, de sorte que la partie fracturée de l'os ramolli ne diffère en rien de l'os rachitique qui se développe aux dépens du périoste (pl. VIII, fig. II).

D'après ce qui vient d'être dit, on voit que ce qui distingue l'ostéomalacie de la carie et de la nécrose, c'est la marche de l'hypertrophie de la moelle, qui envahit l'os sans produire de pus ni de séquestre, c'est aussi sa tendance à se transformer en tissu fibreux, et son impuissance presque radicale à se métamorphoser en tissu osseux.

Préparations. Pour préparer les pièces osseuses, il faut avoir une pierre de grès plane et unie, une pierre ponce plane et unie, et enfin une pierre fine à repasser les rasoirs. Voici comment on procède : au moyen de la scie on détache une lamelle osseuse aussi mince que possible, puis on la place entre la pierre ponce et le plateau de grès, sur lequel on a préalablement versé de l'eau. La pression suffit pour fixer la lamelle osseuse à la pierre ponce, que l'on fait glisser rapidement sur le grès. Il suffit de quelques minutes pour amincir l'os au degré nécessaire pour le rendre tout à fait transparent; alors on achève la préparation en frottant la pièce sur la pierre fine, afin de faire disparaître les rugosités qui sillonnent les deux faces de la lame osseuse et qui gêneraient l'observateur. Ceci fait, on peut conserver la pièce telle quelle, et la placer dans l'eau entre deux lames de verre, toutes les fois qu'on veut l'étudier; ou bien encore on peut la placer dans un liquide conservateur ou le baume de Canada. Il faut noter, qu'après un temps plus ou moins long, le liquide ou le baume s'infiltre dans les canalicules des cellules et les rend tellement pâles qu'ils deviennent invisibles. On peut encore ramollir la substance osseuse en la traitant par l'acide chlorhydrique, et faire la coupe avec le rasoir.

On prépare de la même manière les os altérés qui ont une certaine consistance, mais pour les os ramollis, le rasoir suffit. Quand on veut examiner l'agencement des éléments de la moelle, il est bon de plonger l'os pendant un ou deux jours dans l'acide chromique, qui raffermit les parties molles et permet d'en faire des coupes très-minces. Pour isoler les cellules osseuses, on procède de la même manière que pour les capsules cartilagineuses et les cellules plasmatiques.

ART. 4. *Dents.* La dent se compose d'une partie centrale qui forme presque toute la masse de l'organe, et d'une lame extérieure qui en limite les contours. La masse centrale ou ivoire est creusée d'une cavité variant de forme et de volume, et s'ouvrant à l'extérieur par un pertuis situé au sommet de la racine; cette cavité est destinée à loger la pulpe dentaire (pl. V, fig. IV, 1, 2). La partie de l'enveloppe extérieure qui revêt la couronne de la dent représente l'émail (pl. V, fig. IV, 4); celle qui correspond à la racine constitue le cément (pl. V, fig. IV, 3).

Ivoire.

Dans l'ivoire on trouve une substance fondamentale et des canaux. La substance fondamentale, amorphe et transparente lorsqu'elle est réduite en lamelle très-mince, est identique à la substance fondamentale de l'os, et les canaux qu'elle contient ressemblent beaucoup aux canalicules osseux. Ces canaux prennent naissance dans la cavité dentaire, et de là rayonnent à la surface de l'ivoire où ils s'arrêtent; il est rare qu'ils dépassent cette limite et qu'ils pénètrent dans l'épaisseur de l'enveloppe externe (pl. VI, fig. III, 2). A leur origine, les uns sont isolés, les autres naissent d'un tronc commun; enfin il en est quelques-uns qui sortent de petites excavations creusées dans les couches profondes de la substance fondamentale, lesquelles, du reste, sont en communication avec la cavité dentaire (pl. VI fig. I, 4).

A l'aide d'un grossissement de 350 à 400 on remarque que les canaux sont nettement limités par deux lignes fines, mais foncées, qu'ils sont légèrement ondulés et qu'ils marchent à peu près parallèlement les uns aux autres. On voit aussi très-bien leurs embranchements latéraux, qui rayonnent en tous sens et qui, en s'anastomosant entre eux, forment un vaste réseau sillonnant de part en part la substance fondamentale de l'ivoire (pl. VI, fig. I; fig. II, 1, 2). A leur origine ils sont plus larges qu'à leur terminaison et mesurent en moyenne 1/600 à 1/400 de millimètre. Quelquefois ils offrent sur leur trajet un petit renflement fusiforme (pl. VI, fig. I, 3), et d'habitude ils se terminent par des excavations irrégulières et circonscrivant de petits noyaux plus ou moins globuleux de la substance fondamentale (pl. VI, fig. I, 5). Il est à remarquer que ces espaces interglobulaires, comme on les a appelés, communiquent largement avec les cellules osseuses du cément, auxquelles, du reste, ils ressemblent beaucoup.

Émail. L'émail forme une couche dure, homogène, qui se moule sur la surface de la couronne dentaire, et se termine au niveau du collet de la dent par un bord très-mince qui paraît s'engager entre l'ivoire et le bord correspondant du cément. Il est exclusivement composé de prismes de cinq ou six pans, adossés les uns aux autres, sans substance intermédiaire appréciable (pl. VI, fig. IV). Examinés dans le sens de leur longueur, on voit qu'ils sont légèrement ondulés et dirigés perpendiculairement à la surface de l'ivoire qu'ils recouvrent; de plus, on remarque qu'ils sont ordinairement parralèles les uns autres, si ce n'est cependant au niveau des anfractuosités des molaires, où ils se réunissent en faisceaux qui marchent en divers sens et forment ainsi des tourbillons (pl. VI, fig. III, 3). Leur substance est tout à fait anhiste et quelquefois elle est comme striée transversalement. Pour certains observateurs il y aurait à la surface de l'émail une lamelle amorphe, qu'ils appellent la *cuticule de l'émail.*

Cément.

Le cément qui enveloppe la racine de la dent est de nature osseuse; une substance fondamentale amorphe et des cellules osseuses très-variables du volume et inégalement réparties en représentent la structure. Point de canaux de Havers, si ce n'est dans le cément qui s'est hypertrophié sous l'influence d'une cause pathologique. Le périoste de l'alvéole dentaire appartient au cément par sa couche interne; d'après Kölliker, cette membrane renferme un réseau très-riche de fibres nerveuses.

Gencive.

Les gencives, dont la consistance est plus considérable que celle de la muqueuse de la bouche, n'en diffèrent pas par leur structure; elles ne contiennent pas de glandes.

Pulpe dentaire.

La pulpe dentaire, logée dans la cavité dentaire, se rattache au périoste alvéolaire par un pédicule qui traverse l'orifice situé au sommet de la racine de la dent. Un tissu connectif vaguement fibrillaire et parsemé de cellules plasmatiques forme la substance fondamentale de cet organe, qui contient en outre une grande quantité de vaisseaux sanguins et beaucoup de filets nerveux dont le mode de terminaison est encore inconnu. Il est à noter que les cellules plasmatiques sont plus volumineuses et plus nombreuses dans les couches superficielles, où elles représentent en quelque sorte un épithélium stratifié. L'existence des vaisseaux lymphatiques est très-problématique. C'est la pulpe qui fournit les matériaux nutritifs à la dent, matériaux qui sont pompés par les canalicules de l'ivoire et qui sont entraînés du centre à la périphérie. C'est là le motif pour lequel la coloration par la garance se fait de dedans en dehors; c'est une simple question de circulation, et il en est de même pour les os.

Composition chimique.

La composition chimique de l'ivoire et du cément est la même que celle de l'os. La substance organique se transforme en gélatine par la coction; les principes minéraux de l'ivoire sont les mêmes que ceux des os; ils atteignent en moyenne 72 p. 100. Dans l'émail on trouve 2 à 6 p. 100 de matière organique qui, par sa réaction, se rattache à la nature cellulaire; il renferme 88 p. 100 de phosphate de chaux, 7 à 8 p. 100 de carbonate de chaux et une quantité relativement considérable de florure de calcium, 4 p. 100 (Lehmann).

Développement de la dent.

Dans le courant de la sixième semaine de la vie embryonnaire, le bord des mâchoires se creuse d'un sillon, et du fond de ce sillon naissent des petits bourgeons qui doivent former l'ivoire et que l'on a appelés *germes dentaires*. Bientôt entre les germes apparaissent des cloisons, qui vont d'une paroi à l'autre de la gouttière, de sorte que chacun de ces germes se trouve logé dans une espèce de capsule à la façon des papilles caliciformes de la langue. Plus tard, les bords de cette poche dentaire, en grandissant, surmontent le germe, convergent au centre de l'orifice, se touchent et finissent par se souder. De ce moment l'enveloppe du germe forme une poche close de toute part, que l'on a désignée sous le nom de *sac dentaire*.

Sac dentaire.

Les parois du sac se composent de deux couches, primitivement distinctes, et qui plus tard se confondent. La couche externe, qui deviendra dans la suite le périoste alvéolaire, est constituée par du tissu connectif très-vasculaire; la couche interne, plus délicate et de même nature que la précédente, serait affectée, d'après M. Magitot[1], au développement de l'émail.

Nous savons déjà que le germe dentaire prend naissance par une racine pédiculée dans le fond du sac; au point diamétralement opposé il se développe un autre germe analogue au précédent et qui est destiné, comme nous le verrons plus tard, à la formation de l'émail.

Développement de l'ivoire.

Le germe dentaire ou de l'ivoire, très-riche en vaisseaux sanguins, qui lui arrivent par son pédicule, renferme en outre une grande quantité de noyaux et de jeunes cellules ovales et quelques fibrilles conjonctives; les nerfs, qui apparaissent plus tard, accompagnent les vaisseaux. Enfin il est limité par un liséré amorphe (membrane préformative) que l'on a considéré à tort, ainsi que l'a démontré M. Magitot[1], comme une dépendance de la couche interne des parois du sac dentaire. Ce liseré appartient en réalité au germe et n'a, du reste, aucun rôle à remplir dans la formation de l'ivoire. Au-dessous du liseré se trouve une couche de cellules ovales très-régulièrement adossées les unes aux autres, et dont le grand diamètre est dirigé perpendiculairement à la surface du germe. L'extrémité périphérique de chaque cellule s'allonge en tube filiforme, qui grandit de plus en plus et donne de petites branches

[1] *Archiv. génér. de méd.*, 1858.

latérales ; il en résulte une grande quantité de canaux, qui marchent à peu près parallèlement les uns aux autres jusqu'à la limite du germe, et qui communiquent largement entre eux par leurs ramifications secondaires. C'est ainsi que les canaux de l'ivoire se développent aux dépens des cellules superficielles du germe, et, d'après Kölliker, chaque cellule, en s'étirant pour ainsi dire indéfiniment, formerait à elle seule un canal tout entier.

Pendant que les canaux dentaires se développent, il s'épanche entre eux une substance amorphe qui résulte, sans doute, de la sécrétion des cellules profondes du germe et qui devient la substance fondamentale de l'ivoire. Enfin le développement s'achève par la pétrification de la substance fondamentale. Ce qui reste du germe s'atrophie et constitue alors la pulpe dentaire.

Développement de l'émail.

Le germe de l'émail, arrivé à son complet développement, coiffe la base du germe de l'ivoire. Dans ses couches périphériques il est formé d'un tissu connectif riche en vaisseaux sanguins ; dans ses couches profondes il n'y a que des cellules étoilées, unies par une substance fondamentale amorphe. Enfin la couche immédiatement en contact avec le germe dentaire est constituée par une lame épithéliale dont les cellules, longues, étroites et prismatiques, ont une grande ressemblance avec les prismes adamantins. Aussi est-il plus que probable que l'émail provient directement de la pétrification de ces éléments.

Développement du cément.

C'est la partie inférieure des parois du sac dentaire qui donne naissance au cément, en présentant les mêmes métamorphoses que le périoste pendant son ossification.

Certains observateurs, remarquant que le tissu conjonctif peut se transformer dans des circonstances déterminées en tissu cartilagineux, osseux et dentaire, et que tous sont des tissus collagènes, les ont groupés avec raison dans une seule famille.

Altérations du tissu dentaire.

Les altérations du tissu dentaire portent sur l'émail et l'ivoire, ou bien sur le cément et le périoste alvéolaire. Celles qui attaquent le cément et son périoste se rattachent aux modifications pathologiques que nous avons étudiées dans le tissu osseux. Quant à celles de l'émail et de l'ivoire, elles se traduisent par une usure de ces substances ou par leur carie. Mais il ne faut pas confondre la carie de l'ivoire avec celle de la substance osseuse, car elle ne procède pas de la même façon. Dans la carie dentaire le ramollissement et par suite la destruction de l'organe ne résulte nullement d'une inflammation préalable, mais bien d'une sorte de macération purement mécanique. En étudiant la carie de l'émail et de l'ivoire, on se convainc une fois de plus que là où il n'y a pas d'élément cellulaire, il n'y a pas de produits pathologiques organisés; toute altération, dans ce cas, se traduit immédiatement par la mort du tissu malade.

On rencontre quelquefois des sporules dans l'intérieur des canalicules de l'ivoire, mais on ne peut les considérer comme la cause de l'altération; elles se développent au milieu de la matière qui séjourne dans les cavités des dents cariées, puis s'infiltrent dans les canalicules, où elles deviennent sans doute elles-mêmes une cause active de destruction du tissu dentaire.

Préparations.

Les préparations du tissu dentaire se font de la même manière que celles du tissu osseux; les procédés de conservation sont également les mêmes.

GHAPITRE IV.

ÉLÉMENTS CONTRACTILES ET TISSU MUSCULAIRE.

L'élément essentiel du tissu musculaire, c'est-à-dire l'élément contractile, se présente sous deux formes : la cellule, la fibre.

La cellule n'est qu'une forme transitoire, ou bien ne s'observe que dans les organes qui restent en quelque sorte à l'état embryonnaire. La fibre, sous deux aspects différents, va constituer les deux espèces de muscles que l'on connaît : les muscles striés ou rouges et les muscles lisses.

Fibre lisse.

Muscles lisses. Lorsqu'on observe une petite lamelle d'un organe franchement musculaire, l'intestin, la vessie par exemple, elle paraît composée de longs fuseaux pâles, munis d'un noyau allongé à contours nets, foncés, et entouré d'une substance très-finement granulée, presque amorphe. Cependant un examen plus attentif nous révèle bientôt la nature réelle de l'élément contractile; au lieu d'un fuseau, c'est une véritable fibre qui offre dans sa longueur une succession régulière d'étranglements et de renflements. Ces fibres, au lieu de marcher parallèlement les unes aux autres, se croisent sous des angles très-aigus, de sorte que leurs points d'intersection paraissent correspondre aux extrémités des fuseaux ou des fibres-cellules, comme on les a encore appelées.

Ce qui a sans doute encore induit en erreur, c'est que ces fibres se brisent facilement lorsqu'on cherche à les isoler, et comme la rupture a lieu presque toujours au niveau de la partie étranglée, qui s'effile par le fait de son élasticité, il en résulte que chaque fragment représente un fuseau. Mais si l'on fait une coupe perpendiculaire à la direction des fibres, on voit des polygones, dont le diamètre varie beauconp (1/200 à 1/80 de millimètre), mais ne descend jamais au point de représenter la section d'une extrémité de fuseau (pl. IX, fig. III).

La même coupe indique encore la manière dont les fibres se groupent pour constituer les faisceaux musculaires. Un certain nombre d'entre elles sont accolées les unes aux autres sans substance intermédiaire, et sont logées dans une gaîne de tissu conjonctif qui les sépare des groupes ou des faisceaux voisins (pl. IX, fig. III, 4). C'est dans l'épaisseur de ces cloisons que l'on rencontre les principales branches des vaisseaux nourriciers et les fibres nerveuses destinées au tissu musculaire.

Cellule contractile.

L'élément contractile fusiforme ne paraît exister que dans les organes qui normalement persistent, pour ainsi dire, à l'état embryonnaire; c'est ce que l'on voit par exemple dans les petites artères de 1/40 à 1/20 de millimètre. Dans ces vaisseaux, la tunique moyenne ou musculaire est sans alliage et forme une simple couche. Il est aisé de s'assurer que l'élément contractile dont elle se compose est un fuseau plus ou moins allongé, dans l'intérieur duquel on aperçoit un noyau plus large et moins long que celui de la fibre lisse (pl. XVI, fig. I, 2, 3). On rencontre en outre le fuseau contractile dans les villosités de l'intestin, dans le muscle du follicule pileux et peut-être aussi dans d'autres organes; il est difficile de dire si le dartos renferme des fuseaux ou des fibres lisses.

Distribution des muscles lisses

Le domaine des muscles lisses, borné d'abord aux organes bien évidemment contractiles, s'agrandit de jour en jour. Ainsi on a trouvé des éléments contractiles dans les villosités de la muqueuse intestinale, dans les conduits excréteurs de la plupart des glandes, dans les vaisseaux artériels, veineux et lymphatiques, dans les organes génitaux de la femme (utérus et ses annexes, vagin et corps caverneux de la vulve); dans les organes génitaux de l'homme (corps caverneux, prépuce, prostate, vésicules séminales etc.); dans la choroïde et l'iris; enfin dans la peau, où ils sont distribués d'une manière fort inégale. On les trouve annexés aux bulbes pileux et aux glandes sébacées; c'est à leur contraction qu'est dû le phénomène de la chair de poule. Certaines régions tégumentaires présentent un derme très-riche en fibres lisses; telle est, par exemple, la peau du prépuce; telle est aussi la peau du mamelon et quelquefois le derme entier de la mamelle chez la femme. C'est la contraction de ces muscles qui produit l'allongement et la rigidité du mamelon, phénomène comparé à tort à l'érection du corps caverneux.

Développement de la fibre lisse.

La fibre lisse provient de cellules embryonnaires qui s'allongent d'abord, puis se soudent bout à bout. Dans certains organes, le développement est moins complet; les métamorphoses de la cellule formatrice s'arrêtent à la première période, et il en résulte la cellule fusiforme contractile ou la fibre-cellule de Kölliker.

Plus tard on verra que la fibre musculaire striée, pendant son développement, passe d'abord par les deux états que je viens d'indiquer avant d'arriver à sa forme définitive; de sorte que, au point de vue de l'histogénèse, le tissu musculaire, dans son ensemble, peut être considéré comme représentant divers degrés de développement du même élément, dont la fibre striée est le dernier terme.

Muscles striés. La substance musculaire proprement

dite (fibre musculaire, faisceau primitif) est variable dans sa physionomie; elle n'offre de constant à l'œil de l'observateur qu'une enveloppe et un contenu strié (pl. IX, fig. IV et V).

Fibre striée.

La fibre musculaire est habituellement prismatique, rarement cylindrique; son enveloppe (myolemme, sarcolemme), dont l'existence est facile à constater, soit sans préparation préalable, soit au moyen de certains réactifs, est parfaitement anhiste. Sur la fibre vivante pas plus que sur la fibre morte, à l'état de contraction pas plus qu'à l'état de repos, elle ne présente de plis correspondant aux stries du contenu. Sa face interne offre, de distance en distance, des noyaux ovales, derniers vestiges de l'origine cellulaire de la fibre musculaire (pl. X, fig. I, 3). Dans ces derniers temps, l'existence du noyau a été niée, et on l'a considéré comme un simple vide. Je ne puis accepter cette opinion, car les changements morphologiques qui se passent dans son intérieur indiquent déjà suffisamment sa nature cellulaire; et puis il est facile de fournir la preuve directe de son existence en traitant la fibre musculaire par l'acide acétique ou la potasse caustique très-étendue. Dans ce cas on observe, entre autres phénomènes, que le contenu de la fibre se gonfle et sort de sa gaîne en entraînant à sa surface des corpuscules ovales, qui souvent deviennent tout à fait libres et nagent dans le liquide, corpuscules que l'on reconnaît avoir occupé ces soi-disant espaces vides. La facilité avec laquelle ils sont entraînés par le contenu prouve aussi qu'ils ne sont pas enchâssés dans le sarcolemme, mais simplement accolés à sa face interne. Le sarcolemme, par ses propriétés physiques et chimiques, se rattache à la substance élastique. La couleur de la fibre musculaire réside dans son contenu;

elle ne provient pas du sang; mais jusqu'à présent on ignore sa nature.

En examinant le contenu de la fibre musculaire, on aperçoit le plus souvent des stries transversales, parallèles entre elles et placées à égale distance les unes des autres. On rencontre moins fréquemment des fibres musculaires avec des stries longitudinales et, plus rarement encore, la même fibre offre à l'œil de l'observateur les deux espèces de stries (pl. X, fig. I, 4, 5).

Si l'on pousse plus loin l'analyse du contenu, en employant certains réactifs chimiques (acide chromique, alcool etc.), ou bien la cuisson, et quelquefois même sans l'aide de ces moyens artificiels, on voit distinctement qu'il se décompose en deux parties : l'une amorphe, l'autre granulée (pl. IX, fig. IV, 5). La première est très-variable dans sa quantité et sert de substance unissante à la seconde. Celle-ci est constituée par de petits granules (*Sarcous elements* de Bowman) à contours nets, légèrement aplatis dans le sens de la longueur ou de la largeur de la fibre musculaire, et mesurant en moyenne 1/500 de millimètre (pl. X, fig. I, 5). Eh bien, c'est dans l'agencement de ces corpuscules entre eux et avec la substance unissante amorphe qu'il faut chercher, je crois, l'explication de l'aspect variable de la fibre musculaire.

En effet, selon que ces granules élémentaires seront soudés plus intimement dans le sens longitudinal que dans le sens transversal, la fibre musculaire sera formée de fibrilles (pl. X, fig. I, 4, 5) ou bien de disques empilés les uns sur les autres. Cette dernière disposition sera bien plus frappante encore si, entre les couches de granules disposés en séries transversales, il se trouve une plus grande quantité de substance hyaline (pl. IX, fig. IV, 5).

En résumé, toute fibre musculaire striée se compose d'une enveloppe hyaline à simple contour avec des noyaux accolés à sa face interne, d'une substance amorphe et de granules dont l'agencement produit des stries transversales ou longitudinales.

Fibres du cœur et de la langue.

La fibre musculaire striée est indivise dans toute son étendue, et sa longueur est en rapport exact avec celle des faisceaux charnus correspondants; cependant j'ai vu une fibre se terminant en pointe au milieu du muscle sous-scapulaire du lapin; Virchow en rapporte également un exemple. Quant à l'indivisibilité de la fibre, jusqu'à présent on n'a rencontré que deux organes qui fassent exception à cette loi: ce sont le cœur et la langue. Les fibres du cœur sont ramifiées et offrent de très-fréquentes anastomoses dont les dispositions rappelle assez bien celle des colonnes charnues des ventricules, et explique en même temps la solidarité qui existe dans les mouvements de l'organe (pl. X, fig. III). Les fibres de la langue ne sont ramifiées que dans les couches sous-muqueuses, et ses ramifications ne paraissent pas s'anastomoser entre elles. Elles se terminent en pointe et aboutissent à de petits faisceaux de fibres connectives qui leur servent de tendons, du moins c'est l'opinion de la plupart des observateurs.

Les fibres musculaires (faisceaux primitifs) sont unies les unes aux autres par des lamelles délicates de tissu conjonctif (perimysium) et constituent des faisceaux secondaires. Ceux-ci, entourés de gaînes de même nature, mais plus épaisses, forment des faisceaux tertiaires; enfin le muscle en entier est enveloppé par une membrane plus résistante, qui représente la gaîne aponévrotique de l'organe. C'est dans l'épaisseur du perimysium que voyagent les nerfs et les vaisseaux nourriciers.

Terminaison de la fibre striée.

La fibre musculaire se termine par une extrémité mousse et s'applique sur son tendon sans avoir de rapport plus intime avec lui. Cependant Kölliker prétend que cette disposition, la plus commune sans doute, ne s'observe que quand la fibre tombe obliquement sur le tendon; mais lorsqu'elle se continue en ligne droite avec le faisceau tendineux correspondant, les deux espèces de fibres se confondent insensiblement sans ligne de démarcation à leur point de contact. Les recherches que j'ai pu faire à ce sujet ne me permettent pas d'accepter l'opinion de l'éminent micrographe. Sur le muscle paucier pectoral de la grenouille, qui est tellement mince qu'on peut en étudier la structure après l'avoir détaché du tronc pour toute préparation, il est facile de constater : d'abord que la direction des faisceaux tendineux et des fibres musculaires est la même, ensuite que celles-ci se terminent réellement par une extrémité mousse très-nettement dessinée (pl. X, fig. IV). D'un autre côté j'ai vu la fibre se terminer par une extrémité effilée et mal limitée dans le muscle sous-scapulaire d'un lapin, là où les fibres tombent obliquement sur l'aponévrose d'insection. Je me demande si ce mode de terminaison ne serait pas artificiel et ne résulterait pas du tiraillement inévitable et de la brisure de la fibre pendant la préparation (pl. X, fig. V).

Forme de la fibre striée pendant la contraction.

Je ne puis terminer l'histoire de la fibre musculaire sans rappeler que Weber a depuis longtemps démontré qu'elle ne se plisse pas pendant la contraction. Elle se raccourcit en augmentant d'épaisseur à la façon d'un cylindre de caoutchouc, qu'on laisse revenir sur lui-même après l'avoir préalablement allongé. Le plissement en zigzag ne s'observe que dans le cas où les extrémités de la fibre ne suivent pas le mouvement d'élongation de celle-ci pendant qu'elle revient à sa forme primitive. Rien de plus facile que de vérifier l'exactitude de l'assertion de Weber; on n'a qu'à examiner au microscope un muscle mince de grenouille pendant qu'on le soumet au galvanisme. La fibre striée, si différente de la fibre lisse par sa structure, en diffère encore par son mode de contraction. Le muscle strié se contracte très-rapidement, tandis que le muscle lisse se contracte très-lentement.

Les vaisseaux destinés aux muscles sont très-nombreux, leurs dernières ramifications forment un réseau à longues mailles, dont le plus grand diamètre est parallèle à la direction des fibres musculaires. Chaque fibre est comme plongée dans une gaîne vasculaire. Dans certains muscles on voit des vaisseaux lymphatiques accompagner les canaux sanguins; mais il n'est nullement prouvé qu'ils appartiennent au tissu musculaire. Vaisseaux.

Les nerfs qui se rendent dans les muscles striés émanent de l'axe cérébro-spinal et du grand sympathique; mais ceux que fournit ce dernier sont en petit nombre. Nerfs.

En pénétrant dans les muscles, les nerfs sont réunis en faisceaux et marchent à peu près perpendiculairement à la direction des fibres musculaires. Bientôt ils se divisent et se subdivisent en s'inclinant insensiblement dans la direction des fibres musculaires, de sorte que les dernières divisions leur sont parallèles ou à peu près (pl. XI). Dans leur parcours, les branches nerveuses se séparent quelquefois les unes des autres sans présenter d'anostomoses; d'autres fois elles s'unissent entre elles et forment soit des anses, soit des réseaux.

Quant aux rapports réels de la fibre nerveuse avec la fibre musculaire, voici ce que l'observation sur différents muscles de la grenouille nous a fourni. Dans les points où les petits faisceaux nerveux se séparent les uns des autres, la plupart des fibres primitives offrent un étranglement considérable, qui réduit leur diamètre au moins de moitié. De cet étranglement naissent habituellement deux branches, quelquefois trois, lesquelles un peu plus loin présentent des divisions analogues à la première. Enfin les fibres terminales s'effilent assez rapidement, n'offrent bientôt plus qu'un seul contour, deviennent très-minces et très-pâles et paraissent se confondre avec le sarcolemme.

Kühne, en se servant d'un objectif à immersion, et à l'aide de préparations que nous indiquerons plus loin, prétend être arrivé à des résultats positifs sur le mode de terminaison des nerfs dans la fibre musculaire. D'après cet observateur, la fibre nerveuse traverse le myolemme et pénètre dans l'intérieur de la fibre musculaire. Arrivée là, elle se divise en plusieurs ramuscules, qui les uns paraissent aboutir à des renflements fusiformes et s'y terminer comme dans les corpuscules de Pacini, et les autres se terminent par une extrémité pénicillée (pl. XII, fig. II). Kölliker[1], qui de son côté a fait également des recherches sur le même sujet, prétend que les nerfs ne pénètrent pas dans l'intérieur de la fibre musculaire et qu'ils n'ont de rapports intimes qu'avec le sarcolemme. Les renflements qu'il a rencontrés sur le trajet de la fibre nerveuse ne sont pas figurés de la même manière dans ses dessins que dans ceux de Kühne. C'est donc une étude qui demande de nouvelles recherches avant qu'on puisse établir une opinion définitive sur cette question. Je dois ajouter que Kölliker a employé habituellement comme réactif le suc gastrique artificiel.

[1] *Untersuchungen über die letzten Endigungen der Nerven*; Leipzig 1862.

Remak a découvert dans la cloison auriculo-ventriculaire du cœur de la grenouille des ganglions nerveux microscopiques, et leur a attribué, avec raison, la persistance des battements rhythmiques de l'organe, lorsqu'il est isolé du corps, et la continuation des battements dans la cloison, lorsque celle-ci est séparée des autres parties du cœur.

D'après les calculs de Reichert, qui a étudié avec soin la distribution nerveuse dans les muscles de la grenouille, il résulte que chaque fibre musculaire est en rapport avec plusieurs fibres nerveuses. Volkmann a cherché à établir le rapport qui existe entre le nombre des fibres larges et des fibres grêles qui pénètrent dans un muscle strié; il a trouvé que sur cent fibres il y a douze fibres grêles. On ne sait à peu près rien de la distribution des nerfs dans les muscles lisses.

Les tendons sont formés principalement de fibres connectives mélangées à quelques rares fibres élastiques et réunies en faisceaux parallèles. Entre les faisceaux on remarque des traînées longitudinales de cellules plasmatiques qui, dans certains tendons (partie inférieure du tendon d'Achille, noyaux cartilagineux du long péronier) se transforment presque toujours en cellules cartilagineuses et dans quelques cas rares en cellules osseuses. Une lamelle fibro-vasculaire enveloppe le tendon; mais les vaisseaux assez nombreux qu'elle contient ne paraissent pas pénétrer dans cet organe, à moins qu'il ne soit très-volumineux. Les tendons ne possèdent ni nerfs propres ni vaisseaux lymphatiques. Les phénomènes de nutrition sont presque nuls dans ces organes; la simple imbibition du liquide nourricier suffit à leur entretien. Leur mode de fonctionnement est des plus simples et purement méca- Tendons.

nique; ce sont des cordages inertes attachés à des leviers au service de la fibre contractile.

Composition chimique.

Composition chimique. La substance des muscles lisses se dissout dans l'acide chlorhydrique étendu, et lorsqu'on neutralise cette dissolution, il se produit un précipité floconneux qui se dissout facilement dans les alcalis et les acides étendus, mais qui est insoluble dans le carbonate et le nitrate de potasse. Ces réactions sont identiques à celles que présente le contenu granuleux de la fibre striée, c'est-à-dire la syntonine.

Le suc qui imprègne le tissu musculaire se distingue par sa réaction acide d'un sérum du sang et des transsudations des membranes séreuses. Il tient en dissolution des quantités variables d'albumine de caséine, de la graisse, une faible quantité de créatine, de créatinine et d'assez fortes proportions d'acide lactique; l'inosite n'existe que dans le liquide qui baigne les muscles du cœur. Les sels de potasse y prédominent sur les sels de soude.

La nature chimique des noyaux, des fibres et des cellules contractiles est encore inconnue.

Les réactions chimiques ne peuvent dénoter la présence du sarcolemme dans les muscles lisses. Le sarcolemme de la fibre striée est de nature élastique; il ne donne pas de gélatine, celle-ci provient du tissu conjonctif qui entre dans la composition du tissu musculaire.

Les proportions de l'eau sont de 80/100 (Lehmann).

Développement.

Des diverses théories émises sur le développement du tissu musculaire, nous n'exposerons que celle qui nous a paru la plus conforme aux faits bien observés.

Le tissu musculaire provient, comme les autres tissus, des cellules primordiales de l'embryon, cellules qui d'abord sont les mêmes partout, mais qui plus tard subissent des métamorphoses spéciales pour former tel ou tel élément histologique. Les cellules embryonnaires destinées à former les muscles s'allongent d'abord, vont à la rencontre les unes des autres, se touchent bientôt par leurs extrémités effilées et finissent par se souder. Ensuite les cloisons des lignes de jonction disparaissent, et il en résulte des rubans étranglés au niveau de la fusion des cellules et renflés au niveau des noyaux (pl. IX, fig. VI, 1, 2, 3). A cette époque le diamètre varie de 1/500 à 1/200 de millimètre. Pendant ces premières métamorphoses, le contenu des cellules primitivement hyalines devient granuleux, et les granulations, d'aspect graisseux la plupart, se disposent assez régulièrement, soit en séries transversales, soit en séries longitudinales (pl. IX, fig. VI, 4, 5, 6).

Plus tard, la fibre musculaire croît en épaisseur, devient cylindrique et les différents traits de sa physionomie s'accusent de plus en plus; on remarque en outre la division fibrillaire du contenu, et l'apparition d'un grand nombre de noyaux qui naissent par multiplication endogène.

Si à cette époque on examine l'extrémité d'une fibre musculaire, on voit que les métamorphoses précédemment décrites, s'opèrent de la périphérie au centre, très-rarement dans le sens contraire. Enfin les fibrilles se multiplient de plus en plus pendant que les noyaux de nouvelle formation sont résorbés en grande partie, et la fibre musculaire apparaît avec les caractères qu'elle conservera plus tard.

Fusion des cellules primordiales qui forment par leur union un tube ou myolemme, métamorphose du contenu en granules élémentaires, et de là en fibrilles ou en disques, tel est, en quelques mots, le résumé de la théorie qui nous paraît justifiée par l'observation des faits.

Pendant la première période de la formation et de l'accroissement des fibres musculaires, elles sont entourées d'une très-grande quantité d'éléments globuleux, les uns ovales, les autres ronds et plus petits. Le plus grand nombre de ces globules sont destinés à former le tissu conjonctif et les autres éléments qui entrent dans la composition du muscle, les autres disparaissent après avoir servi, sans doute, à l'accroissement des éléments persistants.

Les fibres du cœur se forment d'après les mêmes lois; seulement au lieu de fusion et de métamorphoses ultérieures de cellules simples, les mêmes phénomènes se passent dans les cellules étoilées. J'ai pu constater ce mode de développement sur le cœur d'un embryon de lapin.

Les fibres musculaires, arrivées à leur développement complet, paraissent persister indéfiniment dans cet état, et les métamorphoses qui surviennent dans leur intimité sont très-rares.

Le tendon étant composé de tissu conjonctif se développe d'après les mêmes lois que nous avons indiquées plus haut relativement à la formation de ce tissu.

Altérations.

Altérations du tissu musculaire. Elles portent les unes sur le parenchyme musclaire, c'est-à-dire la fibre contractile, les autres sur le tissu conjonctif interstitiel.

Dégénérescence graisseuse.

Une des altérations les plus fréquentes du parenchyme est la dégénérescence graisseuse. Il ne faut pas confondre le muscle gras avec le muscle atteint de dégénérescence graisseuse: le premier est sain, tandis que le second est malade.

Dans le muscle gras, la fibre contractile conserve sa structure normale et ses fonctions physiologiques; il n'y a que le tissu conjonctif qui s'est chargé de graisse, et s'est transformé en tissu adipeux. Le muscle gras représente la viande grasse de nos boucheries. Cependant il peut arriver que la masse du tissu adipeux, développé outre mesure, comprime les fibres contractiles, les gêne dans leurs mouvements et en provoque la dégénérescence graisseuse.

Dans la dégénérescence graisseuse, au contraire, c'est la fibre contractile qui est atteinte. Ici l'infiltration graisseuse suit la même marche que dans les tissus où nous l'avons déjà observée (cartilages, os). A l'intérieur de la fibre on remarque d'abord quelques gouttelettes de graisse libre, disséminées d'une façon plus ou moins régulière; mais les stries sont encore visibles. Plus tard la graisse devient plus ou moins abondante, et finit par se substituer complétement au contenu primitif. Cette transformation du contenu de la fibre amène, comme dans l'os par exemple, la nécrose du parenchyme musculaire et en abolit par cela même les fonctions physiologiques (pl. XII, fig. III, 1, 2, 3). Cette altération s'observe dans les muscles condamnés à l'inaction par une cause directe, ou bien qui perdent leur contractilité par suite de la destruction des nerfs moteurs correspondants. Nous avons observé un fait déjà signalé par Virchow: c'est l'infiltration graisseuse d'un certain nombre de fibres musculaires superficielles du cœur en contact avec le péricarde enflammé (pl. XII, fig. III, 4). Nous avons vu aussi dans un moignon de la cuisse, un mois après l'amputation, les fibres musculaires, coupées par l'opérateur, s'atrophier et disparaître par une sorte de liquéfaction du contenu, sans infiltration graisseuse préalable.

Dans la fibre musculaire il n'y a que le noyau appliqué sur la face interne du sarcolemme qui soit capable de produire des éléments organisés. C'est ce qu'on observe quelquefois dans les muscles atteints d'inflammation suppurative ou bien envahis par une tumeur de mauvaise nature. Mais ce fait est surtout évident dans les fibres qui logent le trichina spiralis : le sarcolemme est comme tapissé et quelquefois rempli par les noyaux de nouvelle formation.

Les produits inflammatoires et cancéreux de toute sorte ont pour point de départ les cellules plasmatiques du tissu interstitiel, et par conséquent rentrent dans l'histoire du tissu conjonctif proprement dit.

La fibre striée ne paraît pas se régénérer ; lorsqu'on fait subir une perte de substance à un muscle, la réparation a lieu par formation de tissu conjonctif ou autrement dit tissu cicatriciel.

Préparations.

Préparations. Il faut examiner la fibre musculaire d'abord fraîche, soit en détachant avec des ciseaux ou autrement une lamelle très-mince de la masse charnue, soit en plaçant sous le microscope un muscle entier, mais très-petit, lamelliforme, comme il s'en trouve chez certains animaux et notamment chez la grenouille. On isole facilement la fibre contractile en plongeant le muscle pendant quelque temps dans l'eau bouillante ; le tissu conjonctif se transforme en gélatine, la fibre musculaire durcit, et la moindre traction suffit pour la séparer de la gangue où elle plonge. On peut également sécher une lamelle musculaire pour faire des coupes transversales des fibres et étudier leur agencement en faisceaux. Mais pour que la fibre conserve bien sa structure, il faut que la dessiccation s'opère à une douce chaleur. Les coupes se pratiquent avec un rasoir, et sont placées ensuite dans l'eau très-légèrement acidulée, afin qu'elles reprennent leurs dimensions ordinaires.

On exécute les mêmes opérations pour étudier la structure des tendons, la disposition des cellules plasmatiques et leur métamorphose en cellules cartilagineuses. (Prendre la partie inférieure du tendon d'Achille et le noyau fibro-cartilagineux du long péronier.)

Pour observer la contraction musculaire, il faut recouvrir une grande plaque de verre de deux lames d'étain ou de plomb, en laissant entre elles un espace de 3 à 4 millimètres correspondant au milieu de la plaque. On peut également se servir d'un morceau de glace dont on enlève la partie centrale du tain dans une étendue de 3 à 4 millimètres. On détache ensuite un muscle très-mince d'une grenouille et on fixe à chacune de ses extrémités un fil supportant un poids de 1 à 2 grammes; cette précaution est nécessaire afin que le muscle soit légèrement tendu. Enfin on place le muscle sur la plaque de verre, de façon que les deux extrémités reposent sur le métal et que la portion moyenne corresponde à la partie transparente du verre. Ceci fait le plus rapidement possible, on place un réophore sur chaque plaque de métal, et le muscle se contracte aussitôt. Un grossissement de 80 à 120 suffit pour constater que, pendant sa contraction, la fibre striée ne se plisse pas en zigzag, mais reste toujours rectiligne; elle ne fait que diminuer en longueur et augmenter en largeur.

Voici un des procédés indiqués par Kühne pour l'étude de la terminaison des nerfs moteurs. Couvrir le fond d'un bocal avec des cristaux de chromate de potasse; les humecter à peine d'eau distillée et verser dans le vase un volume quatre fois plus considérable d'acide nitrique pur. Le mélange une fois bien remué, on enterre le muscle au moyen d'une baguette de verre sous les cristaux du sel non dissous. Le muscle se rétracte aussitôt fortement et ne tarde pas à brunir. Il est nécessaire de le maintenir au fond du vase par le poids des cristaux; sans cela il surnage et les transformations se font inégalement dans différents points. Une demi-heure après, on le retire avec une baguette de verre; on le place dans un tube à réaction, où l'on verse de l'eau, et on secoue fortement après avoir bouché le tube. Si le muscle ne se dissocie pas, on le replonge dans le mélange et on essaie de cinq en cinq minutes jusqu'à ce que les fibres se séparent dans l'eau.

Il faut toujours préparer le mélange à nouveau; on doit éviter d'ajouter trop d'eau au chromate de potasse. On reconnaît un vice dans la préparation quand le muscle, au lieu de brunir, devient jaune paille. Les fibres musculaires ainsi isolées sont examinées avec l'objectif à immersion.

Pour étudier les altérations qui siégent dans le muscle, il est bon d'employer, outre les moyens que je viens d'indiquer, l'acide chromique, qui durcit le tissu sans l'altérer, et permet de faire des coupes assez minces pour les placer sous le microscope.

CHAPITRE V.

ÉLÉMENTS NERVEUX ET TISSU NERVEUX.

L'analyse des éléments nerveux les ramène à deux formes: la fibre, la cellule.

Fibre nerveuse.

La fibre nerveuse offre des variantes dans les détails de sa structure; tantôt elle est constituée par un tube d'un certain calibre avec enveloppe et contenu parfaitement distincts; tantôt, au contraire, contenant et contenu se confondent, et il en résulte une simple fibre homogène.

L'enveloppe du tube nerveux jouit d'une certaine élasticité et paraît tout à fait anhiste; cependant Virchow prétend que, lorsqu'on peut l'isoler de son contenu ou bien lorsque celui-ci disparaît par atrophie, on constate l'existence de petits noyaux dans son épaisseur. Immédiatement en dedans de l'enveloppe se trouve une substance molle, d'un blanc laiteux, amorphe et de nature albumino-graisseuse : c'est la moelle nerveuse ou gaîne médullaire, qui donne à la fibre sa couleur spéciale. Sur les fibres fraîches, cette moelle est homogène et forme un tube régulier; mais peu de temps après la mort elle se désagrége et se présente sous forme de grumeaux, sur lesquels vient se mouler l'enveloppe externe, ce qui donne à la fibre nerveuse un aspect variqueux (pl. XII, fig. IV). Enfin l'axe du tube est occupé par un cylindre de substance amorphe de nature albumineuse, plus compacte, plus solide que la moelle, et que l'on a désignée sous le nom de *cylindre de l'axe* (pl. XII, fig. IV, 7). Il est extrêmement difficile d'apercevoir le cylindre de l'axe sur des nerfs frais; quelquefois cependant il se présente sous forme de saillie linéaire à l'extrémité brisée du tube nerveux. Pour le rendre plus évident, on traite les nerfs par divers réactifs, parmi lesquels l'acide chromique me paraît le plus efficace. Un moyen encore plus simple pour arriver au même but, c'est d'opérer une coupe transversale d'un nerf préalablement durci; alors on voit, sur un certain nombre de fibres, très-distinctement le cylindre de l'axe entouré de sa gaîne médullaire. Dans les nerfs, pour ainsi dire vivants, ceux par exemple d'un muscle très-mince encore susceptible de se contracter, on ne distingue qu'une enveloppe et un contenu homogène; le cylindre central n'est pas apparent; ce qui fait supposer qu'il est un produit artificiel.

En résumé, dans le tube nerveux que nous venons de décrire, on remarque : d'abord à l'extérieur deux lignes parallèles représentant l'enveloppe nerveuse; puis, en dedans de celles-ci, deux autres lignes parallèles indiquant les limites de la moelle; enfin, plus en dedans, encore deux autres lignes parallèles formant les contours du cylindre de l'axe lorsqu'il est accessible à l'œil de l'observateur (pl. XII, fig. IV, 5, 6, 7). La largeur de ces tubes mesure en moyenne 1/100 de millimètre.

Il est d'autres fibres plus petites que les précédentes, dans lesquelles on ne découvre, de chaque côté, que deux lignes superposées, dont l'une correspond à l'enveloppe et l'autre au contenu. Les fibres les plus fines (1/700 à 1/900 de millimètre) paraissent sous forme de cylindres pleins, limités par deux lignes seulement, et il est impossible d'y trouver une enveloppe et un contenu distincts l'un de l'autre. On a conclu de ces faits : que les fibres à double contour sont dépourvues de moelle et n'offrent que l'enveloppe et le cylindre de l'axe, tandis que celui-ci forme à lui seul les fibres les plus fines. Une couleur grisâtre et transparente distingue ces fibres de celles qui renferment de la moelle.

Modes divers de terminaison.

Leur mode de terminaison, qui a fait l'objet de recherches multipliées de la part des micrographes, n'est établi d'une manière définitive que pour certains tissus et appareils. Ce qui est démontré maintenant, c'est que, dans les ganglions et les centres nerveux encéphalo-rachidiens, les fibres aboutissent à des cellules nerveuses. Il est également hors de doute que, dans les muscles et certaines régions des muqueuses et de la peau, les fibres se terminent par des extrémités libres, après s'être divisées (muscles), et quelquefois après s'être anastomosées (muqueuses, peau).

Les expériences de M. Cl. Bernard, sur la sensibilité récusante, tendent à établir qu'un grand nombre de fibres sensitives se terminent en anse ou tout au moins en formant un réseau. Nous verrons plus tard que, dans l'œil et l'oreille interne, les filets nerveux aboutissent à des cellules analogues à celles des centres nerveux. Enfin, dans certains endroits de la peau et particulièrement dans les régions palmaire et plantaire, on rencontre pour les nerfs deux modes spéciaux de terminaison, que nous allons décrire immédiatement et qui se rattachent aux corpuscules de Pacini et de Meissner.

Corpuscule de Pacini.

Le corpuscule de Pacini ou de Vater est un petit grain ellipsoïde, dont une des extrémités s'unit par un pédicule délicat aux nerfs collatéraux des doigts ou des orteils. Il se compose d'une cavité renfermant le filet nerveux, et d'une coque extérieure. Cette dernière est une sorte de tissu conjonctif, analogue à celui de la cornée; en effet, on y trouve une quantité variable de lamelles amorphes appliquées concentriquement les unes sur les autres et, entre elles, un grand nombre d'éléments plasmatiques disposés d'une façon très-régulière (pl. XIV, fig. II, 2). Les lamelles les plus superficielles se confondent au niveau du pédicule avec le périnerve. La cavité centrale est remplie d'une substance granuleuse très-fine, au milieu de laquelle on peut distinguer quelquefois les contours de cellules extrêmement pâles. Enfin l'axe de l'excavation est occupé par une fibre nerveuse extrêmement pâle aussi et par cela même fort difficile à découvrir. En la suivant en haut, on remarque qu'elle se termine par un léger renflement, tandis qu'en bas elle se place au centre du pédicule et descend avec lui jusqu'à la branche nerveuse correspondante (pl. XIV, fig. II, 3, 4). Quelques auteurs ont figuré une division en deux ou trois rameaux de la fibre contenue dans la cavité du corpuscule; Virchow dit que dans les corpuscules du mésentère, cette fibre nerveuse se termine souvent en spirale. Je dois ajouter que j'ai toujours vu, autour du corpuscule des nerfs collatéraux du pied et de la main, une enveloppe fibreuse très-riche en vaisseaux, qui remplissent sans doute le rôle de caléfacteurs.

Nous avons dit que le corpuscule de Pacini se rencontre sur les nerfs collatéraux palmaires ou plantaires, mais il existe encore ailleurs. Ainsi, d'après Kölliker, on le rencontre sur les nerfs cutanés du bras et de l'avant-bras, du dos du pied et de la main, sur les branches terminales du nerf honteux interne, sur les nerfs intercostaux et sacrés, sur le grand plexus du sympathique qui enveloppe l'aorte abdominale. On l'a encore trouvé à la racine du mésentère et le long de la grande courbure de l'estomac. D'après la distribution de cet organe il est peu probable qu'il remplisse un rôle dans la fonction du toucher.

Corpuscule de Meissner.

Le corpuscule de Meissner ou du tact est un petit organe microscopique qui occupe le centre de certaines papilles dermiques. Lorsqu'on veut l'étudier, il faut pratiquer des coupes très-minces de la peau de la pulpe des doigts ou des orteils, et le traiter par l'acide acétique étendu. Sa forme est ellipsoïde, comme celle du corpuscule de Pacini (pl. XXVIII, fig. II, 6). Une substance vaguement fibrillaire, parsemée de cellules plasmatiques disposées en séries transversales, représente la partie fondamentale de cet organe (fig. II, 9). A l'extrémité inférieure du corpuscule on aperçoit un ou deux filets nerveux qui montent en décrivant des sinuosités et en disparaissant de distance en distance dans les sillons creusés à la surface de l'organe. Arrivé au terme de son trajet, le nerf se confond-il avec le corpuscule? se termine-t-il par une anse ou une extrémité libre? C'est ce qu'on ignore jusqu'à présent.

Kölliker a trouvé des corpuscules du tact dans les papilles du bord rouge des lèvres, dans les papilles fongiformes de la pointe de la langue, dans le mamelon, le gland et le clitoris; mais c'est dans la peau de la troisième phalange des doigts et des orteils que l'on en rencontre en plus grande quantité. Krause a signalé la présence de ce corpuscule dans la muqueuse de la conjonctive, et d'après ses dessins, leur forme est sphérique au lieu d'être olivaire.

Cellule nerveuse.

Les cellules nerveuses ou globules nerveux sont très-variables dans leur forme et leur volume. Quelle que soit leur configuration, elles offrent tous les éléments d'une cellule parfaite; ainsi elles ont une enveloppe habituellement fort mince et même tellement mince que son existence a été mise en doute. Leur contenu est pâle et très-finement granulé, et la plupart du temps on y rencontre des amas plus ou moins considérables de pigment (pl. XIII, fig. III, 8). Le noyau, sphérique, a des contours plus foncés et plus nets que ceux de l'enveloppe cellulaire, et au milieu des granulations qu'il contient on distingue le nucléole sous forme d'une vésicule assez brillante. Dans les ganglions, un certain nombre de cellules, outre leur enveloppe propre, en possèdent une autre beaucoup plus épaisse, composée d'une substance amorphe ou finement fribillaire et parsemée de petits noyaux ovales (pl. XIII, fig. III, 3). Cette enveloppe nous semble appartenir au tissu conjonctif qui forme la trame des ganglions nerveux.

Forme des cellules.

Eu égard à leur forme, les cellules nerveuses ont été divisées en apolaires, unipolaires, bipolaires et multipolaires. La forme première paraît être de plus en plus un produit artificiel résultant de la rupture des pôles ou prolongements pendant les préparations; en tout cas, si elles existent, elles n'ont que des rapports de contact avec les éléments nerveux voisins. Mais les autres se continuent par leurs prolongements avec des fibres nerveuses, ou bien s'anastomosent entre elles, comme il est facile de le constater dans certaines parties du système nerveux, par exemple dans la substance grise du cervelet.

Dans ces derniers temps, Jacubowitsch a fait des recherches très-intéressantes sur la forme des cellules nerveuses, et a cru pouvoir, à ce point de vue, les classer en trois catégories correspondant chacune à un rôle physiologique spécial. Selon cet anatomiste, il y a des cellules qui se distinguent des autres par leur volume ralativement très-considérable et par la multiplicité très-grande de leurs ramifications, ce sont les *cellules motrices.* Puis viennent des cellules beaucoup moins volumineuses et possédant moins de prolongements; elles composent le groupe des *cellules sensitives.* Enfin il appelle *cellules symphatiques* celles qui ont le plus petit nombre de prolongements et qui se rapprochent le plus de la forme sphérique. Malgré l'autorité du nom que je viens de citer, je crois qu'on ne peut accepter sans réserves des idées aussi radicales sur la structure des cellules nerveuses; les données micrométriques relativement à leur volume sont trop variables, le nombre de leurs ramifications n'est pas assez nettement déterminé, pour qu'il soit permis de tirer des conclusions positives sur l'espèce anatomique, et partant sur le rôle physiologique de ces éléments nerveux.

Distribution. C'est dans la substance grise du centre nerveux cérébro-spinal et dans les ganglions des nerfs encéphalo-rachidiens, et du grand sympathique, que l'on rencontre des cellules nerveuses mélangées à d'autres éléments. On en trouve encore sur le trajet des nerfs dans l'intimité des organes, où elles forment des ganglions microscopiques. Enfin nous avons dit que le globule nerveux correspond au mode de terminaison des fibres nerveuses dans la rétine et dans l'oreille interne.

Structure des nerfs.

Les troncs et les rameaux nerveux sont composés d'une quantité variable de fibres nerveuses, qui se groupent en petit nombre pour former des faisceaux primitifs, lesquels, en s'unissant entre eux, constituent des faisceaux secondaires. Les faisceaux primitifs sont limités par une enveloppe délicate de tissu conjonctif vaguement fibrillaire, et parsemé de cellules plasmatiques; on l'a désignée sous le nom de *névrilemme*, en la comparant au myolemme des muscles striés (Ch. Robin). Les faisceaux secondaires sont entourés par une gaîne beaucoup plus épaisse de tissu conjonctif ordinaire, que l'on appelle la *périnerve*. Dans les troncs nerveux on trouve des fibres de toutes dimensions; cependant les grosses fibres sont plus nombreuses dans les racines antérieures et dans les nerfs moteurs, tandis que les fibres fines sont plus abondantes dans les racines postérieures, les nerfs sensitifs et les branches du grand sympathique. Ces dernières contiennent en outre une certaine quantité de fibres plates, pâles, amorphes ou à peine fibrillaires et munies de petits noyaux ovales très-apparents; ce sont les fibres de Remak (pl. XII, fig. V). On n'est pas encore d'accord sur la nature de ces fibres; sont-ce de véritables fibres nerveuses, comme le veut Remak, ou bien une forme de tissu conjonctif comme l'admettent un certain nombre d'observateurs, et entre autres Kölliker? Nous nous rattachons à cette dernière opinion, et nous considérons la fibre de Remak comme une dépendance du tissu conjonctif nucléolé qui forme la gangue des ganglions nerveux (pl. XIII, fig. V). Les fibres nerveuses ne peuvent être considérées comme telles qu'autant qu'elles sont représentées au moins par le cylindre de l'axe; en conséquence toute fibre de Remak qui ne contient pas ce cylindre doit être éliminée des éléments nouveaux.

Les nerfs ne sont pas très-riches en vaisseaux : ceux-ci forment un réseau à larges mailles, dont les rameaux n'arrivent que sur le névrilemme; ils n'enveloppent jamais chaque fibre primitive isolément (Kölliker).

Ganglions nerveux.

Un mélange de fibres conjonctives très-délicates avec des noyaux ovales et un grand nombre de vaisseaux représente la trame des ganglions, dans laquelle sont logées les cellules nerveuses (pl. XIII, fig. V). Ce sont les débris de cette gangue connective, qui, entraînés quelquefois avec les cellules, leur forment une enveloppe externe et nucléée (pl. XIII, fig. III, 3). Nous avons déjà dit que les fibres de Remak, privées du cylindre de l'axe, sont de même nature que ce tissu; en effet, leurs éléments constitutifs sont identiques quant à la forme, et ils se comportent de la même façon avec les réactifs chimiques.

On admet généralement que les ganglions nerveux renferment des cellules de toutes formes. Dans les ganglions spinaux ce sont les cellules bipolaires qui prédominent et elles sont de deux espèces. Les unes, les plus nombreuses, offrent deux pôles diamétralement opposés, dont l'un se continue avec une fibre de la moelle épinière, et l'autre avec une fibre nerveuse périphérique (pl. XIII, fig. I). Les autres cellules bipolaires ont leurs prolongements dirigés dans le même sens et toujours du côté de la périphérie. Enfin les cellules unipolaires se continuent toujours aussi avec une fibre périphérique. Dans les ganglions sympathiques, la plupart des cellules multipolaires paraissent avoir, d'après Leydig, autant de prolongements qu'il y a de branches aboutissant à ces ganglions (pl. XII, fig. VI).

L'étude des rapports entre les cellules et les fibres nerveuses dans l'épaisseur des ganglions, est hérissée de difficultés; mais lorsqu'on veut chercher à établir quel est l'agencement et la distribution des éléments nerveux dans les autres encéphalo-rachidiens, on rencontre des obstacles presque insurmontables. Aussi, malgré toutes les recherches des plus habiles micrographes à ce sujet, on en est encore réduit à émettre des hypothèses.

On sait que la moelle épinière est constituée par une masse de substance grise, entourée de toute part par la substance blanche. Celle-ci se compose presque exclusivement de fibres nerveuses mêlées à quelques vaisseaux et à du tissu conjonctif rare et délicat. A l'aide de coupes longitudinales et transversales on remarque que les fibres nerveuses sont dirigées, les unes parallèlement et les autres perpendiculairement à l'axe de la moelle. Les premières forment la masse de la substance blanche et se trouvent partout, tandis que les secondes ne s'observent qu'à l'entrée des racines spinales. Un fait à noter, c'est que la plupart des fibres de la moelle sont de la moyenne et de la petite espèce. Substance grise.

La substance grise se présente sous forme d'un prisme quadrangulaire à faces évidées. Au centre de ce prisme existe un canal qui quelquefois s'oblitère chez l'adulte et qui est plus large aux deux extrémités de la moelle que dans sa partie moyenne. Un noyau plus ou moins épais de tissu conjonctif, riche en cellules plasmatiques et contenant quelques corps amyloïdes, en forme les parois, lesquelles sont tapissées à l'intérieur par une couche épithéliale cylindrique et vibratile. Virchow, Kölliker et Leydig Moelle épinière.

ont particulièrement fixé l'attention des observateurs sur cette masse de tissu conjonctif comprise dans la substance grise de la moelle, et il est très-probable que les cellules plasmatiques qu'elle contient deviennent le point de départ des produits pathologiques qui se développent dans la moelle épinière.

Rapports des cellules avec les fibres nerveuses.

Le reste de la substance grise est formé d'un mélange de vaisseaux, de fibres nerveuses et de cellules nerveuses étoilées dont les plus volumineuses correspondent au sommet des cornes antérieures. Chez l'homme on n'a pas encore pu déterminer d'une manière exacte les connexions des cellules nerveuses étoilées. Mais il n'en est pas de même pour certains animaux; ainsi, d'après les recherches de Owsjanikow, chez les poissons, et particulièrement chez la lamproie, chaque cellule offre cinq prolongements, qui se comportent de la manière suivante : le prolongement interne part d'une cellule, s'engage dans la commissure blanche de la moelle, puis arrive dans le faisceau médullaire opposé, où il s'unit à une autre cellule (pl. XIII, fig. II, 7). C'est cette fibre qui établit un trait d'union entre les deux masses latérales des cellules nerveuses. Le prolongement antérieur se continue avec les racines antérieures, le postérieur avec les racines postérieures, enfin les prolongements supérieur et inférieur avec les fibres longitudinales de la moelle (pl. XIII, fig. II, 3, 4, 5, 6). Maintenant reste à établir si les choses se passent de la même façon chez les mammifères et chez l'homme.

Encéphale.

Les données que nous possédons sur la structure du tissu nerveux sont plus incomplètes encore pour l'encéphale que pour la moelle épinière. Dans la masse encéphalique il y a, comme dans la moelle, une substance blanche composée exclusivement de fibres nerveuses avec quelques vaisseaux, et une substance grise, où l'on observe l'élément cellulaire mélangé avec des fibres nerveuses et un grand nombre de capillaires sanguins. Outre les cellules multipolaires, qui s'anastomosent entre elles et qui en même temps s'unissent aux fibres nerveuses, il existe un très-grand nombre de noyaux et de petites cellules étoilées, principalement dans la substance grise du cerveau et du cervelet. Quelle est la nature de ces éléments? Sont-ils destinés à se métamorphoser en cellules nerveuses, ou bien sont-ils les analogues des éléments cellulaires du tissu conjonctif? Cette dernière opinion paraît assez vraisemblable.

Quant à la distribution des fibres nerveuses dans l'encéphale, il est probable qu'elles vont d'une masse grise à l'autre et leur servent de commissure; mais rien de positif n'est établi à cet égard.

Épithélium des ventricules.

Les ventricules de l'encéphale et l'aqueduc de Sylvius, qui font suite au canal médullaire, sont revêtus comme lui d'une lamelle fort mince de tissu conjonctif très-délicat, dont la face profonde, mal limitée, se confond avec le tissu conjonctif interstitiel du cerveau, et dont la face superficielle est revêtue d'un épithélium simple. Pour les uns, cette membrane épithéliale serait vibratile dans toute son étendue, tandis que pour les autres elle ne serait réellement vibratile que dans le quatrième ventricule; cette dernière opinion est soutenue par Leydig, qui a fait ses recherches sur le cerveau d'un supplicié (*Gazette hebd.*, 1854, p. 637). Jusqu'à présent j'ai cherché en vain les cils vibratiles dans cette membrane.

Corpuscules amylacés.

En dehors des éléments connectifs que l'on rencontre dans les couches sous-épithéliales, on trouve encore des corpuscules arrondis disséminés d'une façon assez régulière. Ils sont formés de couches concentriques amorphes et offrent souvent un point central plus foncé; la plupart sont isolés; cependant quelques-uns sont geminés. Virchow, qui le premier a attiré l'attention sur ces éléments, les a comparés aux grains d'amidon végétal et les a fait connaître sous le nom de *corpuscules amylacés*[1]. Traités par la solution aqueuse d'iode, ils prennent une teinte légèrement violacée, qui s'accuse davantage et devient plus foncée si l'on ajoute à l'iode quelques atomes d'acide sulfurique (pl. XIV, fig. III).

Enveloppe des centres nerveux.

Les enveloppes des centres nerveux encéphalo-rachidiens appartiennent au tissu conjonctif; elles possèdent peu de vaisseaux sanguins en propre et encore moins de nerfs; elles ne contiennent pas de lymphatiques. La face externe du feuillet viscéral de l'arachnoïde est tapissée d'une couche épithéliale pavimenteuse, qui gagne ensuite la face interne de la dure-mère et constitue à elle seule le feuillet pariétal de la séreuse. Les corpuscules de Pacchioni, qui sont situés le long du bord convexe de la face du cerveau, sont composés d'un tissu conjonctif très-dense, qui renferme quelquefois des corpuscules amyloïdes et des concrétions calcaires. La pie-mère n'est bien limitée comme membrane qu'à la moelle épinière et dans certaines régions de l'encéphale, mais du côté de la face supérieure des hémisphères il y a fusion complète entre la séreuse et la pie-mère. C'est la pie-mère qui fournit par sa face profonde des gaînes aux vaisseaux pénétrant dans l'encéphale; il en résulte que le système vasculaire est comme plongé dans une atmosphère de tissu conjonctif délicat, riche en éléments globulaires, et qui devient la source de la plupart des produits pathologiques organisés que l'on observe dans les centres nerveux.

[1] Virchow, *La pathologie cellulaire*, traduit de l'allemand par P. Picard; Paris 1861.

D'après Lehmann, la matière nerveuse contient une substance albuminoïde à l'état soluble. Quant au cylindre de l'axe, ce chimiste se demande s'il préexiste dans la fibre, ou s'il est le résultat de la coagulation d'une matière analogue à la syntonine. La substance nerveuse renferme également des matières grasses: ainsi on y trouve de l'oléine et de l'acide oléique, de l'acide margarique et de la cholestérine; enfin on y rencontre encore la cérébrine, dont la nature n'est pas parfaitement connue. Composition chimique.

Les principes minéraux sont: le phosphate de potasse et de soude, l'acide phosphorique et le chlorure de sodium. Les cendres de la substance cérébrale grise sont alcalines, celles de la substance blanche sont acides (Lehmann).

Les fibres nerveuses se développent sur place et dérivent, comme les autres éléments morphologiques, des cellules embryonnaires. Celles-ci se soudent bout à bout pour former des tubes, pendant que leur contenu se métamorphose en moelle nerveuse et en cylindre de l'axe. Il résulte des recherches de Kölliker, faites sur les germes des têtards, que le développement des extrémités périphériques des fibres nerveuses se fait aux dépens des cellules étoilées, ce qui donne la clef de la formation des anses et des divisions nerveuses. Quant au développement des cellules nerveuses, il s'opère par simple changement de forme et de volume des cellules primordiales. Développement.

Les fibres nerveuses coupées se régénèrent, mais on n'est pas d'accord sur la manière dont les phénomènes se passent. D'un côté on prétend que l'extrémité périphérique coupée disparaît et qu'elle est remplacée par une fibre de nouvelle formation; d'un autre côté on dit que la moelle seule est altérée et que la régénération s'opère par la formation d'une nouvelle moelle dans l'ancien tube nerveux. Régénération.

Dans les quelques cas que j'ai pu observer, il m'a semblé qu'après la section des fibres nerveuses, l'altération portait sur le contenu de la fibre, qui devient graisseuse, et que l'enveloppe restait intacte, de sorte que la régénération doit réellement se faire par la formation d'une nouvelle moelle[1].

Altérations. *Altérations du tissu nerveux.* Les altérations du tissu nerveux, en tant qu'elles portent exclusivement sur les éléments nerveux, sont peu variées; on peut dire que les cellules et les fibres nerveuses ne subissent guère que l'atrophie ou nécrose, altération qui se traduit par l'infiltration graisseuse et la fonte ultérieure de ces éléments. Quant aux autres modifications pathologiques, elles ont pour point de départ le tissu conjonctif ou les vaisseaux qui appartiennent soit aux centres nerveux, soit à leurs ramifications. Mais quelle que soit l'espèce d'altération du tissu conjonctif, elle amène fatalement la destruction des éléments nerveux au milieu desquels elle s'est développée.

Un des produits pathologiques le plus fréquemment observé dans les centres nerveux est ce que l'on appelle vulgairement et à tort le *tubercule du cerveau.* Cette tumeur ne ressemble au tubercule du tissu conjonctif, à celui des méninges par exemple, ni par sa structure ni par son évolution; sa nature est plutôt cancéreuse, et ses éléments constitutifs sont ordinairement des cellules fusiformes à divers degrés de développement. En un mot, la plupart du temps ces soi-disant tubercules ne sont autres que des tumeurs fibro-plastiques. De ce que ces tumeurs, arrivées à une certaine période de leur évolution, subissent

[1] Voir les travaux de MM. J. M. Philipeaux et Vulpian et de M. Schiff, *Comptes rendus des séances* et *Mémoires de la Société de biologie*, 3e série, t. I, année 1859, p. 177 et 179; Paris 1860.

la métamorphose graisseuse, il ne s'ensuit pas qu'elles soient de véritables tubercules. On sait que les éléments morphologiques qui ne fonctionnent plus, dont la nutrition est altérée, ou qui arrivent au terme ultime de leur développement, passent par la même transformation avant de périr. Autant vaudrait dire alors que tous les produits pathologiques deviennent tuberculeux, car tous sont susceptibles de se nécroser par suite d'infiltration graisseuse.

Dans les centres nerveux, et plus particulièrement dans la substance grise des circonvolutions cérébrales, on observe quelquefois une induration qui se rapproche presque de la consistance du cartilage et qui est due à l'hypertrophie du tissu conjonctif. Cette altération, que j'ai eu occasion de constater sur un cerveau d'idiote, se révèle par une prolifération très-active de petits noyaux ovales dans une substance fondamentale très-finement granulée, presque amorphe et très-dense. Les noyaux ne paraissent pas subir de changements de forme, et pendant que ce tissu nouveau se développe, les fibres et les cellules nerveuses disparaissent par infiltration graisseuse.

Les tumeurs dures situées dans l'épaisseur des nerfs, et connues sous le nom de *nevromes*, sont dues à l'hypertrophie du tissu conjonctif constituant le périnerve.

L'inflammation suppurative du tissu conjonctif a pour effet immédiat le ramollissement, puis consécutivement la destruction de la substance nerveuse. L'inflammation des petits vaisseaux conduit aux mêmes résultats. Les parois vasculaires enflammées perdent leur élasticité et se rompent sous la pression excentrique du courant sanguin; alors le sang, s'épanchant dans la substance nerveuse, brise les fibres et les cellules, dont la destruction s'achève par infiltration et fonte graisseuses.

Dégénérescence amyloïde.

Il est une autre altération du centre nerveux spinal que Virchow a désignée sous le nom d'*atrophie grise*[1] et qui résulte d'une véritable dégénérescence amyloïde de cet organe. Dans un cas que j'ai pu observer dernièrement, la moelle, ramollie, avait diminué sensiblement de volume. Dans toute sa longueur on remarque un cordon grisâtre gélatiniforme et demi-transparent, qui occupe tout le noyau gris central de la moelle et tout l'espace compris entre les deux cornes grises postérieures. Cette substance contient quelques rares cellules nerveuses, petites, infiltrées de graisse et en voie de destruction; elle renferme aussi quelques fibres très-molles et qui s'étalent comme une goutte de graisse sous la faible pression de la petite plaque de verre. En dehors de ces éléments nerveux, qui forment la plus minime partie de la masse totale du cordon gris, on trouve un tissu granuleux et fibroïde qui contient une quantité considérable de petits corps sphériques ou ovales dont la structure et les réactions chimiques qu'ils offrent avec l'iode et l'acide sulfurique ne laissent aucun doute sur leur nature : ce sont des corps amyloïdes tels que nous les avons décrits plus haut.

Préparations.

Préparations. On étudie les fibres nerveuses en prenant d'abord un filet nerveux aussi grêle que possible, que l'on place ensuite entre les deux plaques de verre; il est nécessaire d'ajouter à l'eau une goutte d'acide acétique étendu, qui rend le tissu conjonctif interstitiel tout à fait transparent et permet de voir très-nettement les contours des fibres nerveuses. On peut encore se servir, pour cette étude, d'organes riches en nerfs minces et transparents, comme la cornée, ou bien certains muscles, tels qu'en présente, par exemple, la grenouille.

[1] *Pathologie cellulaire*, p. 235.

Ces préparations extemporanées, très-faciles à exécuter, suffisent la plupart du temps pour reconnaître la nature des éléments nerveux, mais il faut encore en faire d'autres pour compléter l'étude du tissu nerveux. Ainsi on durcit les nerfs par divers moyens, puis on pratique des coupes en tous sens ou bien on éraille les fibres; les coupes transversales sont nécessaires pour se rendre compte de l'aspect de la gaîne médullaire et du cylindre de l'axe. Le réactif qui donne les meilleurs résultats est l'acide chromique. Kölliker conseille, pour étudier la distribution des nerfs dans les muscles, de traiter ceux-ci par le suc gastrique artificiel.

Pour l'étude des centres nerveux encéphalo-rachidiens ou les ganglions, on emploie également l'acide chromique, puis on fait des coupes excessivement minces avec le rasoir. On soumet ces coupes telles quelles à l'examen microscopique, ou on les plonge préalablement dans une solution ammoniacale de carmin pendant douze, vingt-quatre heures et même davantage. Par ce moyen, les cellules et leurs prolongements s'imbibent de la matière colorante et deviennent plus visibles; il est bon, avant de placer les pièces sous le microscope, de les laver dans l'eau distillée et de les plonger dans la glycérine, ou bien d'ajouter une goutte d'acide acétique pour les rendre plus transparentes.

D'après les indications de Jacubowitsch, on recouvre d'une légère couche de solution ammoniacale de carmin la portion de matière nerveuse que l'on veut étudier et qui a été préalablement plongé pendant quelque temps dans une solution de chromate de potasse; si la pièce contient des cellules nerveuses, celles-ci se colorent en rouge et deviennent très-visibles.

Les corpuscules amyloïdes se font facilement reconnaître par leur structure particulière; du reste, si l'on a quelques doutes sur leur nature, on les traite par la solution aqueuse d'iode; puis, quelques minutes après, on ajoute une quantité aussi minime que possible d'acide sulfurique, et on ne tarde pas à constater la réaction caractéristique, c'est-à-dire la coloration bleuâtre ou violacée.

CHAPITRE VI.

VAISSEAUX: ARTÈRES, VEINES, CAPILLAIRES ET LYMPHATIQUES.

Les vaisseaux sont de deux espèces : les vaisseaux sanguins, les lymphatiques. Les premiers se divisent en artères, capillaires et veines; les seconds, en lymphatiques proprement dits et chylifères.

La structure des artères, des veines, des gros lymphatiques et des chylifères est à peu près la même; il y a aussi presque identité pour celle des capillaires et des petits lymphatiques.

Chacun des tissus que nous avons étudiés jusqu'à présent possède un élément spécial, typique. Il n'en est pas de même pour les vaisseaux; aucun élément anatomique de forme déterminée ne leur appartient exclusivement; mais ce qui les distingue des autres tissus, c'est l'agencement particulier des diverses parties dont ils sont composés.

Artères. ART. 1er. *Artères.* Lorsqu'on examine au microscope une lamelle comprenant toute l'épaisseur d'une paroi artérielle coupée en travers ou en long, on remarque trois zones très-distinctes et superposées, lesquelles correspondent aux trois tuniques dont se composent les vaisseaux (pl. XIV, fig. IV). La première zone, qui est la plus mince et uniformément foncée dans toute son épaisseur, correspond à la tunique interne (fig. IV, 1). La deuxième zone, plus transparente et beaucoup plus épaisse que les précédentes, correspond à la tunique moyenne (fig. IV, 2). Enfin la troisième zone, au moins aussi épaisse que la seconde, plus foncée dans ses couches profondes que dans ses couches superficielles, représente la tunique externe.

Quand on emploie un grossissement de 300 à 400, il est aisé de déterminer la nature et la distribution des éléments qui composent chacune de ces tuniques. Voici les données fournies par l'analyse microscopique : la tunique interne a pour limite une couche épithéliale qui, examinée en place, paraît être composée de noyaux ovales englobés dans une substance amorphe; il est presque impossible de distinguer les contours des cellules à cause de leur pâleur (pl. XIV, fig. V). Mais en éraillant cette membrane, on en détache quelques cellules qui, devenues libres, se présentent sous forme de fuseaux fortement renflés au niveau du noyau et qui, sous ce rapport, ont beaucoup d'analogie avec certaines cellules de la rate (pl. XIV, fig. VI).

Tunique interne.

Au-dessous de cette couche épithéliale, qui est baignée par le sang, il existe une autre lamelle que l'on désigne sous le nom de *membrane fenêtrée.* C'est un feuillet amorphe, de nature élastique, très-fragile, percé de nombreuses ouvertures variables dans leurs formes et leurs dimensions et contenant une certaine quantité de fibres élastiques, qui sont dirigées perpendiculairement à l'axe du vaisseau. Dans les gros troncs artériels, les trous de cette membrane sont plus larges et les fibres élastiques plus nombreuses; dans les petits rameaux, les trous sont plus étroits et plus nombreux, tandis que les fibres élastiques sont plus grêles et plus rares (pl. XIV, fig. VII, 1, 2, 3).

Des fibres élastiques fines et dirigées dans le sens de la longueur du vaisseau forment les couches les plus profondes de la tunique interne. Cette troisième membrane est plus épaisse que les deux précédentes, surtout dans les artères d'un certain calibre (pl. XV, fig. I, 1 ; fig. V, 1). J'ai cherché en vain dans l'épaisseur de sa trame la présence de cellules plasmatiques, fait important à noter au point de vue des altérations des vaisseaux artériels.

Tunique moyenne.

Dans la structure de la tunique moyenne il entre des fibres élastiques et des fibres musculaires lisses. Les premières sont distribuées d'une manière uniforme, mais ne paraissent pas avoir une direction déterminée, ainsi qu'on peut s'en convaincre en examinant comparativement des coupes longitudinales et transversales (pl. XV, fig. I, 5; fig. V, 5). Le réseau qu'elles forment est d'autant plus serré qu'il appartient à une artère d'un plus fort calibre, et c'est dans ses mailles que logent les fibres musculaires. Pour découvrir celles-ci, il est bon de traiter la préparation par l'acide acétique étendu. Sur les coupes transversales des artères on aperçoit à peine les contours des fibres, qui sont très-pâles; mais on distingue parfaitement les noyaux en forme de bâtonnets et dirigés perpendiculairement à l'axe des vaisseaux (pl. XV, fig. I, 3). Sur les coupes longitudinales on voit beaucoup mieux les contours des fibres musculaires, qui forment des polygones plus ou moins réguliers et au centre desquels se trouve habituellement le noyau (pl. XV, fig. V, 2, 3, 4). Il est à noter que la distribution des fibres musculaires est d'une parfaite régularité dans toute l'épaisseur de la tunique moyenne et que les cellules plasmatiques y sont extrêmement rares.

Un feutrage des fibres connectives et élastiques représente la structure de la tunique externe. Les fibres élastiques sont plus condensées dans la profondeur qu'à la superficie, et la plupart sont dirigées parallèlement à l'axe du vaisseau (pl. XV, fig. II, 2, 3; fig. VI, 2; fig. VII, 1, 2). Cette tunique contient aussi des cellules plasmatiques, qui sont d'autant plus nombreuses que l'artère est plus petite. Tunique externe.

En résumant la structure d'une artère d'un certain calibre, on voit que la fibre élastique forme la charpente de toutes les tuniques; mais que dans chacune d'entre elles elle s'associe à un élément particulier et caractéristique. Pour la tunique interne, c'est la cellule épithéliale; pour la tunique moyenne, c'est la fibre musculaire; enfin pour la tunique externe, c'est la fibre connective. Au fur et à mesure que l'on se rapproche des petites branches artérielles, on voit que la fibre élastique tend à disparaître, surtout dans la tunique moyenne, qui alors est formée de fibres musculaires sans mélange (pl. XV, fig. III).

L'examen comparatif de la structure de la tunique moyenne dans les divers segments du système artériel fait voir l'inégale répartition des fibres élastiques et des fibres musculaires. Au milieu de l'arbre artériel, le mélange de ces deux éléments est à peu près égal; mais aux deux extrémités il n'en est pas de même: l'un des deux éléments se substitue à l'autre et compose pour ainsi dire à lui seul la tunique moyenne. En effet, dans l'aorte thoracique il est difficile de trouver quelques fibres musculaires, tandis que dans les artérioles c'est la fibre élastique qui devient extrêmement rare.

Ces variantes dans la structure de la tunique moyenne coïncident avec la différence d'action des grosses et des petites artères sur le courant sanguin. Les grosses artères représentent par leur élasticité le réservoir à air des pompes à jet continu et fonctionnent de la même manière. Elles luttent contre la pression excentrique des ondées sanguines et corrigent l'effet des contractions rhythmiques du cœur en établissant un courant continu.

On comprend que les petites artères, dont la tunique moyenne est exclusivement musculaire, n'agissent pas de la même façon; car il faudrait supposer, de la part de leurs parois, une contraction rapide et rhythmique alternant avec la systole du cœur. Or l'observation directe ne révèle pas de mouvements pulsatils dans ces vaisseaux et, d'un autre côté, la nature physiologique des fibres musculaires lisses est en opposition avec une contraction rapide. Ces petites artères, en se contractant, ont pour effet d'entraver la circulation dans certains points, afin de rejeter une plus grande quantité de sang dans d'autres parties, selon le besoin du moment. C'est un phénomène que l'on peut constater, par exemple, dans l'appareil artériel de l'intestin grêle pendant la digestion. Ainsi, le tissu élastique des artères se rattache à la régularisation du courant sanguin, tandis que le tissu musculaire a sous sa dépendance la répartition de la masse sanguine.

Petites artères. Les derniers rameaux de l'arbre vasculaire que nous étudions, ceux qui mesurent par exemple 1/20 à 1/30 millimètre, présentent encore les trois tuniques; mais chacune d'entre elles ne forme qu'une simple lamelle et ne renferme qu'un seul élément anatomique. Ainsi, la tunique externe est formée par une couche très-mince de fibres conjonctives mêlées à quelques cellules plasmatiques (pl. XVI, fig. I, 1). La tunique moyenne offre seulement des fuseaux assez courts qui indiquent que, dans ces petits vaisseaux, le tissu contractile persiste à l'état embryonnaire (fig. I, 2, 3). Quant à la tunique interne, elle se réduit à la membrane épithéliale (fig. I, 4).

Valvules artérielles.

L'artère pulmonaire et l'aorte, à leur sortie du cœur, sont munies, comme on le sait, de valvules semi-lunaires qui paraissent être une dépendance de la tunique interne de ces vaisseaux; cependant elles sont un peu plus compliquées dans leur structure. Chaque valvulve se compose de deux lames, l'une interne regardant l'axe de l'orifice, l'autre externe dirigée du côté des parois artérielles. La lame interne, une fois plus mince que l'externe, assez foncée, dense, renferme des fibres élastiques longitudinales semblables à celles de la tunique interne des artères. En dehors de cette zone il s'en trouve une autre plus large et plus transparente, composée de fibres élastiques et connectives, formant de larges mailles, au milieu desquelles on voit une assez grande quantité de cellules plasmatiques (pl. XVI, fig. II et III). Les deux faces sont tapissées par une épithélium pavimenteux. Les valvules des artères ressemblent donc à la tunique interne de ces vaisseaux par leur lame interne seulement, et par la structure de leur lame externe elles ont de l'analogie avec la tunique externe des vaisseaux sanguins. En résumé, cet organe est une paroi artérielle à laquelle la tunique moyenne fait défaut. La zone interne se continue en bas avec l'endocarde, et la zone externe avec le tissu fibreux interstitiel du parenchyme du cœur (fig. II).

Endocarde.

L'endocarde est constitué presque exclusivement par des fibres élastiques. Celles-ci sont très-fines et très-condensées dans les couches superficielles; elles deviennent plus larges et forment, avec les fibres conjonctives, un feutrage plus lâche dans les couches profondes, où l'on rencontre quelques rares cellules plasmatiques. Le revêtement épithélial est représenté par une simple couche pavimenteuse.

Valvules auriculo-ventriculaires. Les valvules auriculo-ventriculaires ont une structure analogue à celle des valvules artérielles; seulement elles sont un peu plus riches en fibres connectives et en cellules plasmatiques.

Péricarde. Le péricarde présente la structure des séreuses; on trouve comme substance fondamentale un réseau de fibres élastiques et connectives, puis un semis de cellules plasmatiques, des vaisseaux, des nerfs en assez petit nombre, des vaisseaux lymphatiques, et enfin un revêtement épithélial simple et pavimenteux.

Veines. Art. 2. *Veines.* Les veines sont construites d'après le même type que les artères et possèdent, comme celles-ci, trois tuniques. La couche épithéliale de la tunique interne a absolument la même physionomie que celle des artères. Sur presque toutes les veines que j'ai examinées, j'ai aussi trouvé une membrane fenêtrée dont les ouvertures fort nombreuses sont circonscrites par un réseau de fibres élastiques très-larges (pl. XVI, fig. VI, 1, 2). Au-dessous se trouve une troisième couche de fibres élastiques fines, qui forment un réseau plus lâche que dans la région correspondante de la tunique interne des artères et dont les plus profondes pénètrent dans la tunique moyenne, de sorte que la limite entre les deux premières tuniques n'est pas aussi nettement établie que dans les artères (pl. XVII, fig. I, 1, 2). Il m'a semblé que la tunique interne des veines d'un certain calibre contient quelques cellules plasmatiques.

(Marginal note beside "trois tuniques": Tunique interne.)

La tunique moyenne est constituée par un mélange de fibres élastiques et musculaires, mais elles ne sont pas uniformément réparties (pl. XVII, fig. I, 5). Leur direction est transversale; cependant on en trouve quelquefois dans les couches externes, qui sont dirigées parallèlement à l'axe du vaisseau (pl. XVII, fig. I, 7). Cette distribution inégale des fibres musculaires ne pourrait-elle pas rendre compte de la faiblesse relative de telle ou telle partie des parois veineuses, et par conséquent de leur tendance à devenir variqueuses? Tunique moyenne.

La tunique externe ressemble en tout point à celle des artères; cependant il faut noter que, sur certains vaisseaux, principalement sur ceux qui appartiennent au système de la veine porte, on a trouvé des fibres musculaires placées dans les couches profondes et dirigées dans le sens longitudinal. La présence de ces fibres et leur direction expliquent comment les veines correspondantes diminuent de longueur pendant qu'elles sont soumises à l'excitation galvanique. Tunique externe.

Les veines de très-petit diamètre possèdent encore leurs trois tuniques : l'interne est formée par une simple couche épithéliale; quelquefois cependant elle possède, en outre, une membrane fenêtrée à mailles étroites (pl. XVII, fig. III, 6). Les deux autres tuniques ressemblent tout à fait celles des artères du même calibre (pl. XVII, fig. III, 1, 3). Petites veines.

Les valvules des veines sont une dépendance de leur tunique interne. Une simple lamelle épithéliale pavimenteuse en forme la couche superficielle (pl. XVI, fig. V, 1). La couche profonde est constituée par des faisceaux de fibres connectives ondulées et parallèles (fig. V, 2) et par un réseau de fibres élastiques fines mêlées à des cellules plasmatiques. Pour découvrir ces dernières, il faut em- Valvules.

ployer l'acide acétique étendu, qui fait disparaître les fibres connectives.

Vasa vasorum. Les *vasa vasorum* se composent d'artérioles et de veinules. D'après Kölliker, on en trouve même sur les vaisseaux de très-petit calibre (1 millimètre et au-dessous). Ils sont principalement destinés à la tunique externe; dans la tunique moyenne on en rencontre beaucoup moins. Cet auteur n'en a pas découvert dans l'épaisseur de la tunique interne.

Nerfs. Les nerfs qui fournissent aux parois des vaisseaux sont assez nombreux et paraissent principalement destinés à la tunique moyenne ou musculaire. C'est du moins ce qui semble être démontré par les expériences physiologiques sur les nerfs vaso-moteurs. On ignore encore quel est leur mode de terminaison.

Capillaires. Art. 3. *Capillaires.* Les capillaires, qui établissent la communication entre les artères et les veines, ont une structure extrêmement simple. Ce sont des tubes de substance amorphe, dans lesquels sont enchâssés des noyaux ovales. Plus les capillaires sont volumineux, plus les parois sont épaisses et les noyaux nombreux; très-rarement on remarque quelques fibres connectives qui se surajoutent à la tunique amorphe. Les plus déliés ont des parois tellement minces que souvent elles se traduisent par une seule ligne (pl. XVI, fig. IV). La transition des artères et des veines aux capillaires se fait d'une manière insensible par la disparition successive des divers éléments morphologiques qui constituent les trois tuniques vasculaires. Ce n'est pas par leur volume, mais par leur structure que les capillaires se distinguent des artères et des veines; *ils sont absolument privés de l'élément contractile.* Au point de vue physiologique ils se distinguent également de ces vaisseaux par l'absence absolue de la contractilité de leurs parois, qui ne jouissent que de l'élasticité.

Lymphatiques.

ART. 4. *Vaisseaux lymphatiques.* D'après ce qui vient d'être dit touchant l'organisation des artères et des veines, quelques mots suffiront pour la description de la structure des vaisseaux lymphatiques.

Tunique interne.

Leur tunique interne, extrêmement mince, est représentée par une simple couche épithéliale, reposant sur quelques fibres élastiques fines; encore paraît-elle réduite quelquefois à son feuillet épithélial.

Tunique moyenne et externe.

La moyenne est presque exclusivement composée de fibres musculaires transversales; les fibres élastiques y sont très-rares (pl. XVII, fig. IV, 1). Enfin, la tunique externe diffère de celle des artères et des veines en ce qu'elle possède dans ses couches profondes un très-grand nombre de fibres musculaires à direction longitudinale (pl. XVII, fig. IV, 4, 5). L'élément contractile entre également dans la structure des valvules qui, pour le reste, ressemblent aux valvules veineuses (pl. XVIII, fig. II).

Capillaires.

Les capillaires lymphatiques sont composés, comme les capillaires sanguins, d'un tube de substance amorphe, dans lequel sont enclavés des noyaux ovales. Mais ce qui leur donne une physionomie particulière, ce sont des prolongements filiformes, qu'ils offrent de distance en distance dans le cours de leur trajet et à leurs extrémités libres (Kölliker). Selon certains observateurs et entre autres Teichmann, ces prolongements seraient en communication avec les cellules plasmatiques du tissu conjonctif, de sorte que le réseau formé par ces cellules appartiendrait au système lymphatique. Selon Recklinghausen, les capillaires lymphatiques n'auraient qu'une seule tunique constituée par des cellules épithéliales. Quant au siége des origines des lymphatiques, abstraction faite des chylifères, il se trouve, selon M. Küss, sous les couches épithéliales à l'activité desquelles leurs fonctions semblent étroitement liées.

Ganglions lymphatiques.

Aux vaisseaux lymphatiques sont annexées des organes connus sous le nom de *ganglions* ou *glandes lymphatiques.* Leur forme et leur volume sont variables; cependant ils ressemblent plus ou moins à une fève. Sur un point de la surface légèrement mamelonnée des ganglions, on voit pénétrer dans leur intérieur un canal qui a reçu le nom de *vaisseau lymphatique afférent;* sur un autre point, habituellement assez fortement déprimé et qu'on appelle le *hile*, sortent plusieurs canaux connus sous le nom de *vaisseaux lymphatiques efférents;* c'est aussi par le hile qu'arrivent les nerfs et la plupart des vaisseaux sanguins destinés à cet organe.

Malgré les nombreuses recherches qui ont été faites dans ces derniers temps sur la structure des ganglions lymphatiques, on est loin de posséder des données bien exactes à ce sujet.

Lorsqu'on pratique une coupe emportant toute l'épaisseur d'un ganglion lymphatique, on remarque qu'il se compose de trois parties distinctes : 1° une enveloppe fibreuse; 2° une substance corticale granulée; 3° une substance médullaire striée. De la face interne de l'enveloppe fibreuse se détachent de nombreuses trabécules dirigées en tout sens et circonscrivant des espaces qu'on a désignés sous le nom d'*alvéoles.* Celles-ci communiquent largement entre elles et deviennent de plus en plus étroites au fur et à mesure qu'elles se rapprochent du centre de la glande. L'ensemble formé par les trabécules et les espaces qu'elles circonscrivent représente la substance corticale ou autrement dit le parenchyme de la glande.

Dans l'épaisseur des trabécules on rencontre du tissu conjonctif, quelques fibres musculaires lisses (His) et quelques rares vaisseaux sanguins.

Le tissu qui compose les alvéoles ou follicules se divise en deux parties distinctes, l'une centrale, l'autre périphérique. La partie périphérique, c'est-à-dire celle qui avoisine les trabécules, est représentée par des canaux lymphatiques (sinus lymphatiques de His[1]), accolés à ces colonnettes fibreuses et maintenus dans leur position par un réseau de cellules plasmatiques qui les entourent. La partie centrale est formée par une sorte de tissu spongieux unissant les trabécules les unes aux autres et renfermant dans ses mailles les globules lymphatiques. Ce sont des fibres élastiques qui forment le squelette de ce tissu, au milieu duquel se trouvent un grand nombre de vaisseaux capillaires qui, comme on le voit, sont en contact immédiat avec les éléments globuleux du ganglion. Les recherches faites relativement aux rapports des mailles remplies de globules avec les parties voisines, tendent à établir que ces espaces communiquent avec les vaisseaux lympathiques accolés aux trabécules. On peut donc considérer les alvéoles comme étant la partie du ganglion lymphatique où s'élabore le produit essentiel de cet organe.

La substance médullaire, qui est enveloppée par la substance corticale et qui en même temps touche le hile, est formée essentiellement par un réseau de vaisseaux lymphatiques qui communiquent, d'une part, avec les sinus lymphatiques et, d'une autre part, avec les lymphatiques efférents. On rencontre encore dans la substance médul-

[1] *Untersuchungen über den Bau der Lymphdrüsen*, von W. His; Leipzig 1861.

laire la plupart des vaisseaux sanguins de la glande et une quantité variable de cellules adipeuses.

Les artères qui pénètrent dans les ganglions lymphatiques y arrivent presque toutes par le hile. Elles fournissent quelques rares branches aux trabécules fibreuses, mais elles en donnent au contraire un très-grand nombre à la substance spongieuse qui constitue les alvéoles, précisément là où se passe le travail sécrétoire de la glande.

Les veines suivent le même trajet que les artères. Les nerfs pénètrent dans la glande en accompagnant les vaisseaux. On ignore jusqu'à présent leur mode de terminaison.

La structure des ganglions lymphatiques peut donc se résumer de la façon suivante: le vaisseau afférent, arrivé dans l'épaisseur de l'enveloppe fibreuse commune, se divise en un grand nombre de branches qui s'accolent aux trabécules, se jettent ensuite dans le réseau des canaux de la substance médullaire, réseau auquel succèdent les vaisseaux lymphatiques efférents. Ces différentes parties représentent ce que l'on peut appeler *le système des canaux lymphatiques du ganglion.* D'un autre côté il y a le système des alvéoles que l'on peut considérer comme des diverticulums des canaux lymphatiques, où les globules lymphatiques se développent et d'où ils sortent pour tomber dans les sinus qui correspondent aux canaux excréteurs des autres glandes.

Développement des vaisseaux.

Les vaisseaux se développent sur place. Leur première apparition se fait sous forme de petites colonnes de cellules qui se détachent du fond commun constituant le feuillet vasculaire de l'embryon. Une partie des cellules qui occupent l'axe de ces colonnes se liquéfie, tandis que l'autre partie se change en globules sanguins. Les cellules qui sont situées en dehors de l'axe subissent des métamorphoses diverses et finissent par constituer les trois tuniques vasculaires que l'on connaît.

Le développement des capillaires s'opère de la façon suivante: des cellules ovales se soudent bout à bout, puis les cloisons qui les unissent se résorbent et disparaissent, de sorte que chaque série de cellules se transforme ainsi en un petit canal dont les parois amorphes offrent de distance en distance des noyaux tels qu'on les voit sur les capillaires de l'adulte. Les anastomoses s'établissent au moyen de petits prolongements canaliculés qui naissent des parois des troncs, et qui, en marchant en divers sens, s'unissent les uns aux autres. Kölliker a aussi constaté qu'un certain nombre de cellules étoilées s'unissent par leurs prolongements aux canaux déjà formés et concourent de cette manière à la formation du réseau capillaire. Les prolongements, en augmentant de diamètre, deviennent de véritables vaisseaux capillaires, et le corps de la cellule correspond au confluent des branches vasculaires. Le même auteur prétend qu'un grand nombre de gros vaisseaux dérivent d'anciens capillaires, autour desquels les cellules qui les enveloppent se transforment en tuniques vasculaires.

Art. 4. *Sang et lymphe.* Au point de vue histologique, le sang et la lymphe ont une composition fort simple. Les éléments organisés du sang sont de deux espèces: les globules rouges et les globules blancs. Les globules rouges ont la forme d'une lentille biconcave et mesurent en moyenne 1/166 à 1/150 de millimètre et 1/1000 à 1/700 d'épaisseur. Leur enveloppe est tellement mince qu'elle paraît se confondre avec le contenu; celui-ci est constitué par une substance amorphe, assez consistante et colorée en jaune rougeâtre par une certaine quantité d'hématine.

Sang.

Globules rouges.

Exposés à l'air, ces globules s'altèrent rapidement dans leur forme et offrent habituellement des dentelures à leur surface ou bien se plient sur eux-mêmes. Le contenu se décompose aussi, devient granuleux et reste distinct de l'enveloppe (pl. XVIII, fig. VI). A côté des globules rouges normaux on en trouve quelquefois d'autres beaucoup plus petits et sphériques, ce sont les globulins. Représentent-ils des débris des globules rouges ordinaires ou bien sont-ils des globules avortés dans leur développement? On l'ignore encore. La masse des globules rouges forme, d'après Schmidt, la moitié de la masse totale du sang.

Globules blancs. Les globules blancs diffèrent des précédents par leur forme et leur volume. Ce sont des corpuscules sphériques, mamelonnés à leur surface et mesurant en moyenne 1/100 à 1/80 de millimètre (pl. XVIII, fig. VI, 5). Leur contenu, granulé et transparent, renferme quelquefois un noyau qui remplit presque le globule, mais le plus souvent ce sont de petites vésicules brillantes qui deviennent plus apparentes sous l'influence de l'acide acétique. Malgré toutes les recherches que l'on a faites jusqu'à ce jour pour établir une différence entre les globules blancs et les globules du pus, on n'est arrivé à aucun résultat positif à cet égard. Le rapport des globules blancs aux globules rouges, établi par Moleschott, est de 1 : 357. Dans certains cas de leucémie il s'est élevé jusqu'à : : 2 : 3 et même 1 : 2 (Virchow[1]).

Plasma. Les globules rouges et blancs représentent la partie solide du sang ou le cruor. La partie liquide ou liquor ou plasma se décompose après sa sortie des vaisseaux; une portion reste à l'état liquide et constitue le sérum, l'autre se prend en une masse assez consistante, élastique, et

[1] *Pathologie cellulaire;* Paris 1861.

forme le caillot. Dans le sérum on rencontre une petite quantité de globules rouges et blancs qui nagent au milieu d'un liquide incolore. Le caillot qui emprisonne les éléments globuleux du sang se compose d'une substance d'aspect très-finement granuleux et fibrillaire, mais nullement organisée, c'est la fibrine.

Lymphe.

La lymphe, comme le sang, se compose aussi d'une partie solide et d'une partie liquide. Les éléments solides de la lymphe sont des globules qui ressemblent tout à fait aux globules de la substance corticale des ganglions lymphatiques et aux globules blancs du sang. Ces corpuscules, qui mesurent en moyenne 1/140 à 1/80 de millimètre, se trouvent en quantité considérable dans les vaisseaux qui sortent des ganglions, tandis qu'ils sont en très-petit nombre dans les lymphatiques afférents ou radiculaires. On rencontre en outre, dans les chylifères, une quantité variable de granulations sphériques de nature graisseuse et qui proviennent des aliments; elles sont très-rares dans les lymphatiques proprement dits.

Le liquide lymphatique extrait des vaisseaux se coagule aussi et forme un caillot dont la composition est identique au caillot sanguin. Pour que la lymphe se coagule, il faut absolument qu'elle soit en contact avec l'air extérieur, elle diffère donc sous ce rapport de la fibrine du sang; aussi Virchow prétend que la lymphe ne contient pas de véritable fibrine; il compare cette substance à l'exsudat de certaines pleurésies et l'appelle *fibrogène*.

Formation des globules sanguins.

La formation des globules sanguins dans l'embryon s'opère, avons-nous dit, par métamorphose des cellules primordiales qui occupent l'axe des vaisseaux en voie de développement. Si la plupart des observateurs sont d'accord sur ce premier point, il n'en est pas de même lorsqu'il s'agit d'expliquer les changements successifs que subit la cellule embryonnaire pour arriver à l'état de globule parfait. Pour le plus grand nombre, la cellule qui doit donner le globule sanguin ne se distingue pas d'abord des autres cellules embryonnaires, mais bientôt elles se chargent d'hématine pendant qu'elles s'aplatissent un peu et que le noyau tend à disparaître. « Je crois, dit Bischoff, que la cellule ronde s'aplatit d'abord, puis qu'elle se contracte et qu'elle forme ainsi le corpuscule sanguin permanent[1]. » Leur multiplication s'opère par scission. Cette opinion, qui fait dériver le globule rouge directement de la cellule embryonnaire, tandis que le noyau serait résorbé, ne me paraît pas être l'expression réelle des phénomènes qui se passent chez les mammifères. Sur des embryons de lapins j'ai pu constater un mode de formation des globules sanguins tout à fait différent du précédent. En effet j'ai parfaitement vu, en examinant du sang extrait du cœur et des vaisseaux, que c'est bien le noyau qui devient globule sanguin, tandis que la cellule se désagrége et disparaît. Il ne peut y avoir aucun doute à ce sujet, car le noyau, qui se distingue parfaitement de la cellule, est la seule partie qui soit colorée en rouge et qui offre en même temps et la forme et les dimensions du globule rouge. Du reste il est également facile de constater que la cellule se gonfle et devient, pour ainsi dire, œdémateuse par la liquéfaction de son contenu granuleux, et qu'enfin elle se détruit pour laisser échapper le noyau ou autrement dit le globule rouge. Sur le même animal j'ai pu suivre aussi la formation du globule blanc et voir qu'il provient également du noyau de la cellule embryonnaire, qui quelquefois

[1] *Traité du développement de l'homme et des mammifères*, traduit par Jourdan, p. 289; 1843.

offre, au préalable, une végétation nucléaire assez active.

Chez l'adulte, le développement des globules rouges paraît se faire aux dépens des globules lymphatiques qui, d'après Kölliker, s'aplatissent et se chargent de matière colorante, pendant que le noyau se résorbe.

Altérations des vaisseaux sanguins. En étudiant l'inflammation du tissu conjonctif, nous avons fait remarquer que l'altération caractéristique de cet état anormal porte sur la cellule plasmatique, qui prolifère d'abord et donne ensuite naissance à des produits morphologiques variables dont le plus constant est le globule de pus. Or on doit se rappeler que les parois des vaisseaux sont formées par deux tissus seulement : le tissu musculaire, qui habituellement est limité à la tunique moyenne, et le tissu conjonctif, que l'on rencontre partout. Quant à ce dernier, il ne faut pas oublier qu'il présente, dans certaines régions, des caractères de structure importants à étudier pour la question dont nous nous occupons. Dans la tunique interne des artères, le tissu conjonctif est pour ainsi dire réduit à l'élément fibreux élastique; les cellules plasmatiques y font complétement défaut. Dans la tunique moyenne, c'est encore la fibre élastique qui domine, et la cellule plasmatique est extrêmement rare; il arrive même souvent qu'on ne peut en trouver des traces sur une grande étendue de cette membrane. Il n'y a que la tunique externe où cet élément se rencontre en quantité variable; cependant on peut dire que les cellules plasmatiques sont plus abondantes dans les petites artères que dans les grandes.

Altérations

Les veines m'ont paru, sous ce rapport, offrir les mêmes caractères que les artères; cependant leurs valvules renferment toujours quelques éléments globuleux. Quant aux capillaires, on sait qu'à part leurs noyaux, les parois de ces canaux ne renferment aucun élément morphologique; elles sont tout à fait anhistes.

Inflammation. *Artérite.* Toutes les fois que nous avons pu examiner une artère atteinte de ce que l'on est convenu d'appeler *inflammation de la tunique interne* ou *artérite*, nous n'avons jamais rencontré les caractères de structure particuliers à cet état pathologique. D'abord il est un fait bien établi à présent, c'est que la rougeur qu'on remarque quelquefois à la face interne de ces vaisseaux est simplement le résultat de l'imbibition de la matière colorante du sang; par conséquent c'est un phénomène purement passif. D'un autre côté, on ne trouve aucune trace d'inflammation dans les cas d'épaississement de la tunique interne; nous verrons même plus tard que l'augmentation d'épaisseur n'existe en réalité presque jamais, mais qu'elle est due à une couche de fibrine qui vient se déposer sur la lame épithéliale; quand on la rencontre, on constate bientôt qu'elle résulte d'une infiltration graisseuse passive de la paroi.

Lorsque des artères rompues ou coupées plongent dans un foyer purulent, on observe assez souvent que la tunique interne est rouge et qu'elle offre des érosions sur sa face libre. Dans ce cas on est tenté de croire à une inflammation ulcérative; mais l'examen microscopique vient lever les doutes sur l'origine réelle de la perte de substance. Ce n'est pas une fonte purulente qui produit l'usure de la couche interne de la tunique artérielle, mais bien une sorte de macération passive; et ce qui le prouve, c'est qu'on ne peut constater aucun produit morphologique de nouvelle formation. On voit seulement les fibres devenir granuleuses, se mortifier pour ainsi dire, se désagréger ensuite, et laisser un vide à la place qu'elles occupaient.

L'inflammation artérielle, lorsqu'elle existe, débute par la tunique externe, précisément là où on rencontre les éléments cellulaires en quantité variable, et les métamorphoses qui s'opèrent dans l'épaisseur de cette tunique se rattachent, comme cela se devine, à l'inflammation du tissu conjonctif. La tunique interne jouit, à cet égard, de la plus grande immunité, et depuis longtemps la pratique chirurgicale avait démontré ce fait dans la ligature des artères. Il est de règle, comme on sait, de rompre les tuniques interne et moyenne avec le fil et de laisser la tunique externe seule intacte. On ne se contente plus de mettre en contact avec elle-même la face interne de ces vaisseaux, parce qu'alors l'oblitération de l'artère ne s'établit pas solidement. La raison de ce phénomène est très-simple : là où il n'y a pas de prolifération de cellules et, par suite, formation de tissu fibreux de cicatrice, il ne peut s'établir d'adhérences solides. Or la tunique interne ne possède pas d'éléments cellulaires, la tunique moyenne n'en possède pas non plus ou très-peu ; il n'y a donc qu'un moyen d'obtenir le résultat cherché, c'est de mettre la tunique externe, riche en cellules plasmatiques, en contact avec elle-même, et c'est justement ce qui arrive à la suite d'une ligature faite avec un fil de soie fin.

Les petites artères de l'encéphale sont les plus favorables à l'étude de l'inflammation ; on peut suivre assez facilement les métamorphoses que subissent les cellules plasmatiques, métamorphoses qui parfois sont très-actives et à la suite desquelles la paroi externe est comme infiltrée de pus (pl. XVIII, fig. IV).

Dans certaines circonstances, l'inflammation paraît se traduire immédiatement par l'infiltration graisseuse des éléments cellulaires, infiltration qui se propage ensuite dans le reste des parois et les rend très-fragiles. Aussi la rupture du vaisseau et les épanchements de sang sont-ils souvent la conséquence de cette altération, qui est plutôt une nécrose qu'une véritable inflammation du tissu conjonctif (pl. XVIII, fig. III).

Les quelques recherches que nous avons faites touchant l'inflammation de la tunique interne des veines, nous ont conduit aux mêmes résultats que pour les artères. Ainsi nous avons examiné des parties de la tunique interne auxquelles adhéraient des caillots formés spontanément; nous avons également étudié la structure des valvules veineuses, saisies pour ainsi dire par des coagulums, et nous n'avons trouvé, pour toute altération, que la disparition de la couche épithéliale.

On peut conclure de ces faits que l'inflammation des vaisseaux ne doit être admise que pour la tunique externe. La tunique interne ne s'enflamme réellement pas; les modifications pathologiques qu'elle offre sont purement passives et se traduisent ordinairement par la fonte moléculaire de ses éléments. Les petits vaisseaux ont une susceptibilité inflammatoire plus grande que les vaisseaux de gros calibre, et leur destruction, toutes choses égales d'ailleurs, paraît plus rapide.

Il est à peine besoin d'ajouter que les produits pathologiques organisés, autres que ceux fournis par l'inflammation (cancer etc.), quelque rares qu'ils soient du reste, ont également pour point de départ les cellules plasmatiques de la tunique externe.

Athérome. *Athérome.* Il est une autre altération que l'on rencontre très-fréquemment dans l'épaisseur des parois artérielles et qui consiste dans la dégénérescence graisseuse de ces canaux; je veux parler de la lésion athéromateuse. L'athérome, dans son évolution, procède de deux façons différentes : tantôt il a pour point de départ un dépôt de substance étrangère sur la tunique interne, tantôt il prend naissance dans l'épaisseur même des parois vasculaires. Dans le premier cas, l'athérome se développe de la façon suivante : une petite quantité de fibrine se sépare, on ignore sous quelle influence, de la masse sanguine et se dépose en une lamelle plus ou moins épaisse sur un point de la paroi interne des artères. La transparence et la surface lisse du dépôt ont fait que pendant longtemps il a échappé à l'œil de l'observateur, qui le confondait avec la tunique interne elle-même; erreur d'autant mieux permise, qu'à l'œil nu il est impossible d'établir une différence entre ces deux lamelles. Les caractères physiques et chimiques du dépôt ne permettent pas de douter de sa nature fibrineuse; c'est même de la fibrine très-pure, car elle ne contient pas le moindre globule sanguin dans son épaisseur. Quant à la place que cette lame occupe, il est facile de constater qu'elle repose sur la face libre de la tunique interne; car on aperçoit immédiatement au-dessous d'elle la membrane fenêtrée dans les artères d'un certain calibre, et la tunique moyenne dans les petites artères, où la tunique interne est simplement représentée par le revêtement épithélial (pl. XVIII, fig. V, 3). Cette couche épithéliale disparaît de suite par compression, et rien n'indique qu'elle joue un rôle dans le développement de la lésion que nous étudions, car on remarquerait au début soit une hyperplasie des cellules, soit au moins une simple hypertrophie avec une infiltration graisseuse du contenu. Or on ne rencontre jamais de pareils changements dans cette membrane.

Quelque temps après la formation du dépôt, une petite

tache blanchâtre apparaît dans les couches profondes de la lame fibrineuse et constitue ce que Bizot[1] appelle la *tache rudimentaire de l'athérome.* Cette tache grandit en tous sens et envahit bientôt toute l'épaisseur de la lame fibrineuse, en même temps qu'elle pénètre dans les parois artérielles. La structure des parties ainsi altérées par la lésion athéromateuse ne révèle qu'une simple infiltration graisseuse. L'altération peut rester pour ainsi dire indéfiniment à cette période, et alors les parois vasculaires paraissent épaissies et offrent une dureté et une élasticité qui rappellent la consistance du fibro-cartilage. Quelquefois la plaque athéromateuse est aussi dure qu'une lame osseuse, quoiqu'elle n'en possède pas la structure. Cet état particulier est dû à un mélange de sels calcaires avec la graisse; mais, je le répète, la plaque ossiforme ne contient jamais l'élément caractéristique de la substance osseuse, c'est-à-dire la cellule osseuse. On décèle la présence des carbonates calcaires en traitant la préparation avec l'acide chlorhydrique étendu, qui provoque immédiatement le dégagement de l'acide carbonique sous forme de bulles de gaz.

Une autre terminaison de l'athérome et la plus à redouter est la fonte graisseuse de la plaque, qui entraîne toujours la destruction d'une bonne partie et quelquefois même de la totalité de l'épaisseur des parois artérielles. Dans ce cas, la partie malade prend l'aspect soit d'un foyer purulent, soit d'un ulcère, d'où s'échappe un liquide crêmeux puriforme. En examinant ce liquide, on se convainc bientôt qu'il n'y a aucune trace de pus et qu'on a

[1] *Mémoires de la Société médicale d'observation*, Recherches sur le cœur et le système artériel chez l'homme, par J. Bizot, de Genève, p. 263 et suiv.; Paris 1837.

simplement affaire à de la graisse libre nageant dans un liquide au milieu duquel on trouve en outre assez souvent des cristaux de cholestérine, comme on en rencontre du reste dans un grand nombre de produits pathologiques qui subissent la métamorphose graisseuse (pl. XXV, fig. VI, 2).

Pendant que ces phénomènes se passent dans le dépôt fibrineux et dans les parois vasculaires, celles-ci perdent leur élasticité et leur contractilité, et comme les parties malades sont soumises à la même pression excentrique du sang que les parties saines, elles cèdent insensiblement à cette force et offrent à la surface externe des bosselures, qui sont les indices de la formation spontanée des anévrysmes. Quand les parois sont altérées dans toute leur épaisseur, elles se brisent quelquefois, et il en résulte des hémorrhagies funestes pour le malade; ou bien le tissu conjonctif ambiant s'hypertrophie et vient ainsi consolider les parties affaiblies des canaux vasculaires. J'ai trouvé au milieu d'un foyer apoplectique de l'encéphale des tronçons de petites artères, où les phénomènes que je viens de décrire sont très-nettement indiqués. Sur l'un de ces vaisseaux on voit très-clairement le dépôt fibrineux infiltré de graisse, tandis que les parois moyenne et externe sont intactes dans leur structure; la tunique interne formée uniquement par la couche épithéliale a seule disparu. On remarque également sur la même pièce le mode de formation de l'anévrysme spontané (pl. XVIII, fig. V, 4).

Le dépôt de la fibrine se fait de préférence au niveau des divisions ou des courbes vasculaires, c'est-à-dire là où le sang est plus ou moins entravé dans sa marche; en effet, au niveau des éperons correspondant à l'angle de division des vaisseaux, il y a une sorte de remous, une véritable stagnation du liquide sanguin qui en favorise la coagulation.

Le second mode de formation de l'athérome a pour point de départ les parois mêmes des artères. Alors la lésion provient d'une infiltration graisseuse, qui apparaît au milieu des mailles de la tunique interne sans être précédée d'aucune trace d'inflammation. Quant à la marche qu'elle suit, elle est identique à celle que je viens de décrire. Quelquefois cette altération paraît limitée aux capillaires, surtout dans l'encéphale, et semble être la cause la plus fréquente des hémorrhagies que l'on constate dans cet organe.

Il est une autre altération dont l'évolution et la nature sont inconnues et qui envahit les capillaires d'abord, puis gagne les petites artères et même les veines; je veux parler de la dégénérescence amyloïde, qu'il ne faut pas confondre, du moins au point de vue anatomique, avec la production anormale de corpuscules amyloïdes; ceux-ci ayant une forme déterminée, tandis que la substance amyloïde qui imprègne les vaisseaux est amorphe. Mais comme cette lésion paraît attaquer de préférence le système vasculaire de certains organes, nous nous en occuperons à propos de la structure de ces organes eux-mêmes.

Altérations des valvules.

Les valvules artérielles, principalement celles de l'aorte et les valvules auriculo-ventriculaires, s'épaississent, s'indurent, bourgeonnent quelquefois, puis se ramollissent, se fragmentent, et leurs débris sont lancés dans le torrent circulatoire. Cet état pathologique tient à deux causes différentes: l'inflammation d'une part, et d'autre part l'infiltration graisseuse passive.

L'évolution inflammatoire s'accomplit ici comme dans le tissu conjonctif en général. On observe d'abord une prolifération des cellules plasmatiques, qui produit un épaississement et en même temps une induration de la membrane. Cet état peut persister indéfiniment, mais il arrive aussi qu'après ces premiers changements, les produits de nouvelle formation s'infiltrent de graisse, se désagrégent et déterminent le ramollissement de la valvule. Alors celle-ci se fragmente, et les débris entraînés par le courant sanguin, s'ils sont tout à fait ramollis, peuvent être résorbés; sinon, ils jouent le rôle d'embolies et oblitèrent les petites artères qui les contiennent.

L'induration et l'épaississement de la valvule, son ramollissement et sa destruction peuvent encore être le résultat d'une infiltration graisseuse passive, comme dans les artères, et qui paraît envahir indistinctement tous les éléments anatomiques dont elle est composée. Les plaques ossiformes qu'on remarque dans certains cas d'induration sont absolument semblables à celles de l'athérome artériel.

Quand un caillot se forme spontanément dans un vaisseau (*trombus* de Virchow[1]), ou à la suite d'une hémorrhagie, il ne tarde pas à offrir des altérations qui portent sur les différents éléments dant il se compose.

Si le caillot s'est formé couche par couche, ce qui arrive dans le cas de trombus, les parties centrales se décolorent les premières, deviennent jaunâtres, puis d'un blanc laiteux, enfin se ramollissent, se liquéfient et prennent l'aspect et la consistance du pus. Cette liquéfaction du caillot est le résultat de son infiltration graisseuse, qui marche toujours progressivement, sans entamer cependant, avec la même facilité, globules et fibrine. Les globules rouges sont les premiers à se décomposer; le contenu anhiste devient granuleux et se distingue alors par-

[1] *La pathologie cellulaire*, basée sur l'étude physiologique et pathologique des tissus, traduit de l'allemand par Picard, p. 164; Paris 1861.

faitement de l'enveloppe ; leur forme s'altère aussi, ils se plient sur eux-mêmes, se hérissent à leur surface, se dé-

Hématoïdine. colorent et laissent échapper leur hématine, qui se résorbe, ou bien se condense soit en petites granulations informes, soit en cristaux d'un rouge éclatant et de forme rhomboédrique ou prismatique très-allongée (cristaux d'hématoïdine) (pl. XVIII, fig. VII et VIII).

Pendant que les globules rouges s'altèrent ainsi et disparaissent par liquéfaction, pendant que la fibrine s'infiltre de graisse et se ramollit aussi, la plupart des globules blancs résistent assez longtemps à la métamorphose régressive, de sorte qu'on les retrouve dans le liquide puriforme, quand celui-ci n'est pas très-ancien. Cependant il ne faut pas en conclure que le caillot s'est métamorphosé en pus, car les globules en question ne sont pas des globules de pus, mais bien des globules blancs emprisonnés dans la fibrine pendant la formation du caillot.

Lorsqu'on a affaire à un caillot hémorrhagique, on observe les mêmes phénomènes, seulement leur marche est assez irrégulière, eu égard à la masse du coagulum ; de plus, au milieu des parties ramollies on rencontre d'habitude des débris de vaisseaux brisés et des fragments du tissu dans lequel l'épanchement s'est opéré.

Pareilles choses se passent dans les coagulums qui se forment au milieu des colonnes charnues des ventricules et de l'oreillette droite du cœur. Ces caillots, qui revêtent d'habitude une forme sphérique, simulent, lorsqu'ils sont ramollis au centre, des kystes puriformes paraissant appartenir à l'endocarde. Mais, en réalité, ce sont des caillots qui se forment probablement sous l'influence d'un affaiblissement dans la contraction du cœur. C'est la cause qui m'a paru devoir être invoquée dans un cas d'atrophie graisseuse du cœur par suite d'anévrysmes multiples des artères coronaires, qui, se trouvant oblitérées dans plusieurs endroits, n'amenaient plus dans les parois de l'organe une quantité suffisante de liquide nutritif.

Jusqu'à présent on n'a pu obtenir artificiellement de véritables cristaux d'hématoïdine. Ceux que l'on a fabriqués avec la matière colorante du sang ont, il est vrai, la même forme, mais en général ils sont plus petits et surtout ils offrent une coloration beaucoup plus foncée, ils sont d'un rouge brun. Ils offrent un grand intérêt au point de vue de la médecine légale, car ils permettent de déceler la présence d'une très-petite quantité de sang; Teichmann les a désignés sous le nom d'*hémine*. Hémine.

Préparations. Les préparations qu'exige l'étude des vaisseaux sont assez variées; il faut employer des pièces fraîches et des pièces desséchées. Les vaisseaux desséchés sont nécessaires quand on veut se faire une idée de l'épaisseur relative des trois tuniques et de leur structure intime, il n'y a que la lamelle épithéliale et la membrane fenêtrée qui ne peuvent être examinées que sur des pièces fraîches. Le moyen de dessiccation le plus commode consiste à étaler les vaisseaux sur une plaque de liége où on les fixe avec des épingles. On taille ensuite avec le rasoir des lamelles aussi minces que possible, on les plonge dans l'eau très-légèrement acidulée, et lorsqu'elles ont repris par imbibition leur épaisseur normale, on les recouvre de la petite plaque et on les place sous le microscope. Les coupes sont en général plus faciles à exécuter et plus régulières quand on laisse les vaisseaux collés au liége. Préparations.

On étudie l'épithélium en examinant des vaisseaux très-minces, après les avoir ouverts et étalés sur la plaque de verre, de manière que la tunique interne soit dirigée du côté de l'œil de l'observateur. On peut encore exciser les valvules des veines, qu'on place sans autre préparation entre les deux plaques de verre; enfin on obtient les mêmes résultats en détachant de la face interne des vaisseaux des lamelles très-minces, soit avec les pinces, soit avec le scalpel. Les mêmes procédés sont employés pour l'étude de la membrane fenêtrée des artères.

L'examen de la structure des dernières ramifications artérielles ou veineuses et des capillaires se fait pour ainsi dire sans préparations préalables: il suffit de les isoler des tissus voisins. Les vaisseaux qui se prêtent le mieux à ce genre de recherches sont ceux de l'encéphale. Je n'ai pas besoin d'ajouter qu'il faut toujours examiner des préparations fraîches comparativement aux préparations prises sur des pièces desséchées.

Les vaisseaux lymphatiques sont soumis aux mêmes manipulations; on emploie également les mêmes procédés pour l'étude des altérations du système vasculaire.

Quand on veut rechercher quel est le siége d'une plaque athéromateuse, on doit pratiquer des coupes des parois vasculaires dans les points malades; il faut aussi détacher avec précaution la plaque la plus mince et encore transparente dans certains points, afin de voir si elle n'est pas appliquée sur la membrane fenêtrée, qu'il est toujours facile de distinguer des autres lamelles appartenant à la tunique interne des artères. Les vaisseaux les plus favorables à ces recherches sont encore les artères encéphaliques.

Les cristaux d'hématoïdine ne peuvent pas, avons-nous dit, être obtenus artificiellement, mais il est possible d'extraire du sang la substance connue sous le nom d'*hémine*. On mélange, à cet effet, du sang desséché dans un état de condensation aussi complet que possible, avec du sel de cuisine cristallisé desséché et pulvérisé. On jette sur le mélange de l'acide acétique et l'on évapore à la température de l'ébullition[1]. On obtient le même résultat d'une manière plus simple encore : si l'on a à déterminer, par exemple, la nature de taches sur le linge, on trempe ce linge dans l'eau distillée pendant le temps suffisant pour que l'eau devienne rouge ; puis on en place quelques gouttes sur une plaque de verre et on laisse évaporer. Enfin on traite le résidu desséché par l'acide acétique et l'on évapore à la température de l'ébullition. Les petits cristaux se forment et se fixent sur la plaque de verre qu'on place telle quelle sous le microscope.

Pour étudier la structure des ganglions lymphatiques il faut les faire durcir soit dans l'alcool, soit dans l'acide chromique ; il est également nécessaire de faire l'injection des vaisseaux lymphatiques et sanguins qui rampent dans ces organes.

Lorsqu'on veut observer directement la contractilité des vaisseaux et la circulation du sang dans leur intérieur, l'animal le plus commode qu'on puisse prendre pour cette étude est la grenouille, et voici comment il faut procéder : on prend une plaque de liége fixée sur une lame de plomb pour lui donner plus de stabilité, et percée, ainsi que le plomb, d'un trou de 10 à 15 millimètres de diamètre. On place ensuite la grenouille sur la plaque de liége, de manière qu'un des côtés de l'abdomen soit tout près du trou, et on maintient l'animal dans cette position au moyen d'épingles. Ceci fait, on ouvre l'abdomen du côté correspondant au trou, on en retire avec précaution l'intestin grêle que l'on fixe avec des épingles, de façon que le

[1] Virchow, *Pathologie cellulaire*, traduction française, p. 122 ; Paris 1861.

mésentère intact soit placé au niveau de l'ouverture et puisse être traversé par les rayons lumineux. Enfin il n'y a plus qu'à placer la pièce sous le microscope et à l'examiner avec un grossissement de 80 à 100.

Comme les globules rouges de la grenouille sont très-volumineux, on les voit très-bien marcher dans les vaisseaux; mais ce qui frappe l'observateur, c'est que les globules qui occupent les parties centrales de la colonne sanguine marchent beaucoup plus rapidement que ceux de la couche périphérique (couche inerte). Ceci est surtout vrai pour les globules blancs qui rampent avec peine sur la paroi des vaisseaux et y restent quelquefois comme accrochés.

Quand on veut provoquer la contraction des vaisseaux, on peut employer divers agents d'excitation; mais les plus faciles à manier sont le chloroforme et la glace, et surtout cette dernière. Quelques instants après avoir déposé une goutte de chloroforme ou un petit fragment de glace sur un vaisseau, on remarque que la partie qui subit l'excitation s'étrangle d'une manière très-notable, puis revient à ses dimensions normales. Avec le micromètre j'ai mesuré, sur quelques artères ainsi soumises aux excitants, les variations de volume qu'elles présentaient, et j'ai vu, par exemple, des vaisseaux dont la lumière correspondait à 10 divisions du micromètre, descendre à 5. Quelquefois la proportion est un peu moins forte, mais en général elle vacille entre 1/3 et 1/2.

Au moyen de l'acupuncture on arrive aux mêmes résultats, mais il est plus difficile de manier l'aiguille que la glace ou le chloroforme.

Je n'ai jamais vu pendant ces expériences la moindre trace de contraction du côté des capillaires.

Les préparations destinées à l'étude des ganglions lymphatiques sont difficiles à exécuter. La distribution des vaisseaux sanguins et lymphatiques sera mise en évidence par des injections des deux systèmes de canaux; les autres parties constitutives des ganglions seront étudiées sur des organes durcis dans l'alcool ou l'acide chromique, mais je préfère ce dernier réactif. C'est ici surtout qu'il faut prendre la précaution de conserver à la pièce une certaine élasticité, afin de ne pas la briser pendant les manipulations qu'on lui fait subir. Pour découvrir la trame conjonctive, il faut la dépouiller des éléments cellulaires logés dans ses mailles. On arrive à ce résultat avec le pinceau en agissant de la façon suivante: on place la lamelle détachée du ganglion sur une plaque de verre ordinaire ou dans un verre de montre; ensuite on saisit le pinceau d'aquarelliste et on en frappe légèrement la pièce en le dirigeant perpendiculairement sur elle. De cette façon les poils du pinceau détachent les globules lymphatiques, et au bout de quelques minutes on découvre un délicat et magnifique réseau de fibres élastiques qui se rattachent aux trabécules de la glande. Il faut prendre un pinceau épais et doux, la préparation demande un peu plus de temps, mais on ne s'expose pas à briser la pièce.

CHAPITRE VII.

GLANDES.

Les glandes sont des organes de forme et de volume très-variables; elles sont caractérisées par des excavations revêtues ou remplies de cellules et débouchant à la surface de la peau ou des muqueuses, soit directement, soit — Définition.

par l'intermédiaire des canaux particuliers désignés sous le nom de *canaux excréteurs.*

Division. On appelle glandes sanguines et follicules clos des organes constitués par une ou plusieurs excavations remplies de globules, fermées de toutes parts ou bien communiquant avec le système circulatoire.

Le parenchyme des glandes, c'est-à-dire la partie essentielle ou sécrétante, se compose de tubes ou bien de demi-vésicules accolées les unes aux autres et s'ouvrant dans un canal commun, de manière à figurer des espèces de grappes. De là deux espèces de glandes : les glandes en grappe et les glandes en tube.

Structure générale. Généralement les glandes sont circonscrites à l'extérieur par une lame plus ou moins épaisse de tissu conjonctif. De la face profonde de cette enveloppe se détachent des lamelles ou trabécules, qui se dirigent en divers sens et divisent ainsi le parenchyme glandulaire en une certaine quantité de segments appelés *lobes, lobules;* elles servent, en outre, de supports aux vaisseaux et aux nerfs destinés à ces organes. Les vésicules ou les tubes sécrétants ont une membrane propre (membrane fondamentale), d'habitude très-mince et amorphe ; quelquefois, mais très-rarement, elle est assez épaisse et offre à l'extérieur une lamelle fibrillaire (testicule, poumon). Sur la face interne de cette membrane fondamentale s'étale une simple couche épithéliale ordinairement polyédrique, ou bien un épithélium stratifié, qui remplit les vésicules ou les canaux sécréteurs ; sur la face externe rampent les vaisseaux qui forment un réseau plus ou moins serré.

Nerfs. Les nerfs accompagnent les vaisseaux et sont relativement peu nombreux ; leur mode de terminaison n'est pas encore bien connu ; cependant il est probable qu'il a lieu par des extrémités libres. Les expériences physiologiques tendent à prouver que la totalité ou au moins la plus grande masse de ces filets nerveux appartient aux rameaux vaso-moteurs; car les vaisseaux offrent des changements de diamètre en relation avec l'état d'activité ou de repos de la glande.

Canaux excréteurs.

Les canaux excréteurs possèdent deux tuniques : une tunique externe qui, dans les canaux de fort calibre, est formée par un mélange de fibres connectives et élastiques et de fibres musculaires lisses; une tunique interne, représentée par un revêtement épithélial, qui diffère en général de celui du parenchyme glandulaire. Quelques canaux excréteurs renferment dans leurs parois des petites glandes en grappe (foie, pancréas, poumons).

Glandes en grappe.

ART. 1er. *Glandes en grappe.* Les glandes en grappe ne diffèrent les unes des autres, dans leur structure, que par certains détails qui n'ont réellement d'importance qu'au point de vue de la disposition du revêtement épithélial. Aussi, afin d'éviter des répétitions inutiles qu'entraînerait infailliblement la description de chaque glande en particulier, nous exposerons la structure de quelques-uns de ces organes qui deviendront des types autour desquels se grouperont naturellement leurs analogues.

Glandes salivaires.

Glandes salivaires. Nous commencerons cette étude par un des groupes les plus simples : les glandes salivaires. En examinant une coupe très-mince de la glande sublinguale par exemple, on remarque que les culs-de-sac terminaux sont des demi-vésicules composées de deux tuniques. La tunique externe ou membrane fondamentale se présente sous l'aspect d'une lamelle ou d'un liséré amorphe transparent et très-mince, mesurant 1/800 de millimètre; la tunique interne, qui revêt la précédente, est constituée par une simple couche de cellules polyédriques, à contours extrêmement pâles et mesurant en moyenne 1/100 de millimètre, les noyaux foncés sont très-apparents et remplissent presque les cellules (pl. XIX, fig. II).

Trois ou quatre de ces culs-de-sac s'adossent les uns aux autres, s'ouvrent dans un canalicule commun et forment ainsi un lobule microscopique. Plusieurs canalicules munis de leurs culs-de-sacs aboutissent à un canal un peu plus large et donnent naissance, par leur réunion, aux lobules que nous distinguons à l'œil nu (pl. XIX, fig. I). Enfin, de la jonction d'un certain nombre de lobules à un canal volumineux résulte la formation des lobes, lesquels communiquent à leur tour avec le tronc du canal excréteur. Celui-ci est composé à l'extérieur d'une membrane de tissu conjonctif et à l'intérieur d'un revêtement épithélial. Dans la tunique externe on ne trouve pas trace de fibres musculaires; aussi le canal excréteur des glandes salivaires est-il inerte ou plutôt il ne jouit que d'une certaine élasticité. La tunique épithéliale offre deux couches de cellules, dont la plus interne est formée par des éléments coniques (pl. XIX, fig. III). La glande possède une enveloppe commune formée d'un feutrage plus ou moins épais de fibres conjonctives et élastiques. De sa face profonde partent des lamelles qui pénètrent entre les lobules et leur apportent en même temps leurs vaisseaux et leurs nerfs. Ce tissu conjonctif interlobulaire des glandes, contenant toujours une quantité variable de cellules plasmatiques, est très-important à étudier au point de vue des altérations que subissent ces organes. On peut presque avancer qu'à part l'atrophie et l'hypertrophie, qui portent dans certains cas sur tous les éléments constitutifs de ces organes, les produits pathologiques organisés qui se développent dans les glandes ont pour point de départ l'élément cellulaire du tissu conjonctif; c'est du moins ce que l'on constate pour la formation des phlegmons, du tubercule et des tumeurs cancéreuses.

Vaisseaux et nerfs.

Les vaisseaux sanguins forment un réseau assez riche étalé sur la face externe des vésicules. Les nerfs accompagnent les principales branches du système vasculaire; mais ils ne paraissent pas aboutir jusqu'aux culs-de-sac sécréteurs. Les notions que l'on possède sur l'origine et la distribution des lymphatiques sont à peu près nulles.

A ce premier type se rattachent les glandes salivaires et muqueuses de la cavité buccale, du pharynx, de l'œsophage et les glandes de Brunner, le pancréas, les glandes muqueuses du larynx, de la trachée et de l'arbre bronchique, la glande lacrymale, les glandes muqueuses de la conjonctive, celles de la vulve, les glandes de Bartholin et de Cowper, celle de la prostate, enfin les glandes qui sont enclavées dans les canaux excréteurs du foie et du pancréas.

Préparations.

Les préparations que nécessite l'étude de ces glandes sont d'une grande simplicité. Lorsqu'on veut avoir une idée de la configuration générale et de l'agencement des lobules, il faut faire durcir la glande par la cuisson dans l'eau et pratiquer ensuite avec le rasoir des coupes aussi minces que possibles. Pour donner une certaine consistance à ces organes, on emploie aussi l'acide chromique, qui a le grand avantage de ne pas altérer les éléments cellulaires et qui, pour ce motif, est d'un usage indispensable pour ces sortes de recherches. Enfin, il va sans dire qu'il faut également examiner le tissu glandulaire à l'état frais.

Les préparations relatives à la structure des canaux excréteurs consistent dans les manipulations indiquées pour l'édute des vaisseaux sanguins.

Poumons. *Poumons.* Les bronches, comme on le sait, forment un arbre dont les branches principales se détachent du tronc à angle aigu, tandis que les ramifications terminales s'échappent des branches à angle droit. Lorsqu'on observe une de ces petites branches terminales, on voit que ses parois sont criblées d'ouvertures qui conduisent dans des excavations mesurant en moyenne 1 millimètre, et dont la structure est assez compliquée. Chacune de ces cavités ou lobules ressemble à un poumon de grenouille ; en effet, on remarque sur leur face interne de grandes vésicules ou dépressions divisées en trois ou quatre vésicules secondaires, et largement ouvertes dans la cavité commune (pl. XX, fig. V, 1, 2). Mais cette dernière, au lieu de former un grand vide au centre du lobule, comme on le voit dans le poumon de la grenouille, constitue une sorte de corps caverneux par l'entrecroisement de quelques trabécules qui se détachent des cloisons vésiculaires.

Lobules Il nous a semblé cependant que tous les lobules ne sont pas construits exclusivement d'après ce type ; un certain nombre d'entre eux nous ont paru être de simples ampoules des parois bronchiques, offrant des dépressions vésiculaires, mais privées de trabécules, en un mot : de véritables poumons de batracien. Souvent on voit, près du sommet d'un lobule, des ouvertures latérales qui le font communiquer avec quelques lobules voisins, mais le nombre de ces derniers est assez restreint.

Les lobules primitifs que nous venons de décrire, unis les uns aux autres, pour ainsi dire sans substance intermédiaire, constituent les lobules secondaires. Ceux-ci ont la forme d'une pyramide, dont la base est dirigée vers la périphérie du poumon, tandis que le sommet correspond aux bronches. Ils sont séparés les uns des autres par une lame interstitielle très-mince de tissu conjonctif. Leur diamètre peut aller jusqu'à 2 centimètres et même au delà. Chez l'adulte habituellement, les contours de la base de ces lobules sont chargés d'une ligne de pigment plus ou moins foncée.

Vésicules pulmonaires.

Tel est l'aspect de la charpente du parenchyme pulmonaire; voyons maintenant quelle en est la structure. Les parties constitutives des vésicules ou alvéoles pulmonaires sont en procédant de dehors en dedans : 1° une membrane fondamentale, 2° une tunique épithéliale. Un réseau de fibres élastiques fines forme la première. Ces fibres sont tassées principalement au niveau des cloisons intervésiculaires et constituent aussi la partie centrale des trabécules (pl. XX, fig. VI, 1). Au milieu des mailles des fibres élastiques rampent les vaisseaux capillaires des poumons, mais un fait très-important à constater au point de vue des altérations de cet organe, c'est que les parois vésiculaires ne renferment pas de cellules plasmatiques; on n'en rencontre que dans le tissu conjonctif interlobulaire. La structure de cette membrane fondamentale rend compte de l'élasticité puissante des poumons.

Épithélium.

La tunique épithéliale se compose d'une simple couche de cellules polyédriques à contours assez pâles, mesurant en moyenne 1/80 de millimètre et dépourvues de cils vibratiles; leur noyau est volumineux (1/133 de millimètre) et rempli de granulations foncées (pl. XX, fig. VI, 2; fig. VII, 1, 2). Cette couche épithéliale existe aussi sur les trabécules.

Dans ces derniers temps, l'existence de l'épithélium pulmonaire a été mise en doute et même niée d'une manière absolue. Je crois que l'on a fait subir aux poumons des préparations trop compliquées, et qui ont pu amener la destruction de cette membrane cellulaire très-délicate. Cependant chaque fois que nous avons examiné un poumon frais, nous avons toujours vu la face interne des alvéoles recouverte par une lamelle épithéliale parfaitement distincte. On peut se convaincre de ce fait, en examinant par exemple un poumon de grenouille, où les alvéoles sont beaucoup plus larges que chez les mammifères, et dont la préparation n'exige, pour ainsi dire, aucun soin particulier. De plus dans ces poumons il est tout à fait impossible de confondre les cellules en question avec les noyaux des vaisseaux capillaires. On voit également très-bien l'épithélium dans les poumons d'embryon, parce que les vésicules y sont moins nombreuses et par conséquent très-distinctes.

Du reste, si les choses étaient telles qu'on le prétend, le poumon serait le seul organe communiquant avec l'air extérieur qui ne présenterait pas de membrane épithéliale. Or on sait que le tissu conjonctif mis en contact avec l'air extérieur s'enflamme ou se nécrose; pourquoi alors le poumon, dont la charpente conjonctive est baignée par les gaz, jouirait seul du privilége d'être inattaquable, quand d'un autre côté il offre toutes les altérations qui peuvent se développer dans le tissu conjonctif? et puis ce qui vaut beaucoup mieux que toutes ces considérations physiologiques, c'est la démonstration directe de l'existence de cette membrane, et, je le repète, il est possible de la donner.

Bronches. Tunique épithéliale.

Si des vésicules et des lobules pulmonaires ne pénètre dans les bronches, on rencontre d'abord un épithélium stratifié dont le nombre des couches croît avec la largeur des canaux aériens. Les cellules profondes sont plus ou moins régulièrement polyédriques et n'offrent rien de particulier dans leur structure; mais les plus superficielles sont coniques, et leur base, qui regarde l'axe du tuyau bronchique, offre un bourrelet mince, amorphe, sur lequel sont implantés des cils vibratiles. Dans les bronches les plus fines, la couche profonde de l'épithélium disparaît, et il ne reste que la couche de cellules vibratiles.

Immédiatement en dehors de cette tunique épithéliale vibratile se trouve la tunique ou membrane muqueuse, constituée par une trame délicate de fibres conjonctives et de cellules plasmatiques. Les fibres élastiques ont une direction longitudinale et occupent la couche externe de la membrane. Dans les bronches d'un certain calibre elles forment des petits faisceaux longitudinaux blanchâtres, que l'on aperçoit parfaitement à l'œil nu. Des fibres musculaires lissent, à direction circulaire, enveloppent la membrane muqueuse. Dans la trachée et ses deux branches de bifurcation, ces fibres n'occupent que la partie membraneuse du canal, et on a pu constater leur union avec les extrémités des cerceaux cartilagineux (Kölliker). C'est encore dans ces canaux que l'on a rencontré quelques faisceaux musculaires longitudinaux placés en dehors des fibres circulaires. Tunique muqueuse.

Enfin la tunique externe ou fibreuse se compose d'un feutrage assez épais de fibres connectives et élastiques. Elle contient en outre des petites plaques cartilagineuses de diverses formes, qui occupent seulement les régions antérieures et latérales de la trachée et des grosses bronches, tandis qu'elles sont réparties sur toute la circonférence des autres canaux pulmonaires. Il faut observer que ces lamelles cartilagineuses sont d'autant plus petites et plus rares, qu'elles appartiennent à des canaux plus grêles. Elles disparaissent complétement dans les bronches Tunique fibreuse.

de 1 millimètre de diamètre; du reste celles-ci ne sont véritablement composées que d'une muqueuse extrêmement délicate, doublée à l'extérieur de quelques rares fibres musculaires et tapissée à l'intérieur d'un épithélium vibratile.

Des glandules ou grappes sont logées dans l'épaisseur des parois de la trachée et des bronches. Très-nombreuses dans les premières parties de l'arbre bronchique, elles deviennent plus rares dans les canaux de petit calibre; d'après Kölliker on n'en trouve plus sur les bronches de 2 à 3 millimètres de diamètre. Le corps de la glande, qui n'atteint qu'un demi-millimètre de diamètre, est situé dans les couches profondes de la muqueuse ou bien dans la tunique fibreuse externe dont il éraille les fibres. L'épithélium du cul-de-sac glandulaire est polyédrique, tandis que celui du canal excréteur qui s'ouvre dans la bronche est cylindrique et non vibratile.

Plèvres. Les plèvres sont des membranes séreuses et comme telles ont une structure peu compliquée. Elles se composent d'un feutrage assez dense de fibres connectives et élastiques, et présentent sur leur face libre une simple couche épithéliale pavimenteuse. Un grand nombre de vaisseaux leur arrivent de diverses sources (artères bronchiques et pulmonaires, intercostales et mammaires internes) et ils pénètrent par leur face adhérente. Enfin on a constaté dans leur épaisseur des filets nerveux venant du grand sympathique, du nerf vague et du nerf phrénique.

Artères pulmonaires. Les artères destinées aux poumons sont de deux sortes: les artères bronchiques et les artères pulmonaires. Ces dernières accompagnent les bronches jusqu'à leurs terminaisons, et pendant leur trajet offrent des divisions très-multipliées, dont quelques-unes seulement fournissent aux plus petites bronches, tandis que les autres se rendent aux vésicules pulmonaires. Avant de se résoudre en réseau capillaire, les petites branches artérielles se placent dans les interstices lobulaires, s'anastomosent les unes avec les autres et forment ainsi, pour chaque lobule, une couronne vasculaire. De ce cercle artériel partent en tous sens un grand nombre de ramuscules qui, en s'unissant les uns aux autres, constituent un réseau capillaire à mailles étroites (1/100 de millimètre), qui rampe dans l'épaisseur de la tunique fibreuse des alvéoles pulmonaires. Les capillaires sont flexueux et peuvent, de cette sorte, se prêter au mouvement d'expansion des poumons sans subir des tiraillements; c'est à tort qu'on a considéré cette flexuosité comme un état pathologique. Parmi les branches terminales des artères pulmonaires, quelques-unes abandonnent les lobules et vont se jeter dans la plèvre viscérale.

Veines.

Les radicules des veines pulmonaires qui naissent de ce réseau, s'étalent d'abord sur les vésicules pulmonaires en restant plus superficielles que les capillaires; puis elles s'engagent dans les interstices lobulaires, s'unissent les unes aux autres pour former des branches plus considérables et achèvent leur trajet, soit isolément, soit en s'accolant aux artères pulmonaires.

Artères bronchiques.

Les artères bronchiques donnent à tout l'arbre aérien et aux plèvres. Parmi les rameaux terminaux il en est qui s'anastomosent avec les artères et les veines pulmonaires: ce sont ceux qui fournissent aux plus petits canaux bronchiques; les autres aboutissent à des veinules correspondantes, qui ramènent le sang dans la veine cave supérieure.

Lymphatiques.

Les lymphatiques sont: les uns superficiels et rampent

sous les plèvres, les autres profonds et accompagnent les bronches et les gros vaisseaux. Dans les interstices lobulaires, de nombreuses anastomoses s'établissent entre ces deux systèmes, qui l'un et l'autre vont se jeter dans les ganglions lymphatiques situés au niveau des racines pulmonaires. On n'a pas encore constaté de ganglions dans les parties vésiculaires des poumons.

Nerfs. Le nerf vague et le grand sympathique fournissent les nerfs pulmonaires. Ceux-ci s'accolent aux bronches et à l'artère pulmonaire et offrent sur leur trajet de petits amas de cellules nerveuses; leur mode de terminaison est encore inconnu.

Développement. D'après M. Coste, l'apparition des poumons se révèle par un petit bourgeon médian de la paroi antérieure de l'œsophage. Ce bourgeon est creux à l'intérieur et communique avec l'œsophage au moyen d'une fente verticale, qui deviendra plus tard, par l'allongement de ses parois, le larynx et la trachée. Bientôt le bourgeon primitif se divise en deux bourgeons latéraux pour former les deux poumons. Plus tard chaque masse latérale se divise à l'infini, sous forme de végétations vésiculeuses, et se change de cette façon en parenchyme pulmonaire. Enfin le développement s'achève par les métamorphoses variées que subissent les cellules embryonnaires, et desquelles résultent les divers éléments histologiques qui composent le tissu des organes respiratoires.

Pour Bischoff et la plupart des embryologistes allemands, les poumons apparaîtraient d'abord sous forme de deux bourgeons pleins, qui plus tard deviendraient creux par la fonte des cellules centrales. Quant à l'achèvement du développement, il s'opérerait comme nous l'avons dit plus haut.

Altérations.

Altérations des poumons. L'étude de l'origine et de l'évolution des produits pathologiques dans les glandes amène à ce résultat intéressant : c'est que ces produits se développent les uns dans le tissu sécréteur ou parenchyme glandulaire, et les autres dans le tissu conjonctif interlobulaire ; de plus on observe que, dans toutes les glandes, les altérations de même nature prennent toujours naissance au milieu d'éléments identiques.

Pneumonies.

Les produits pathologiques organisés du poumon, qui ont pour point de départ les alvéoles du parenchyme pulmonaire, se rattachent à différentes formes de pneumonie ; ceux qui se développent dans le tissu conjonctif de cet organe donnent naissance aux tumeurs tuberculeuses, cancéreuses etc. Il y a trois formes de pneumonie, à savoir : la pneumonie ordinaire ou catarrhale, la pneumonie caséeuse ou tuberculiforme, la pneumonie fibrineuse ou croupale. Dans ces trois formes, le point de départ des altérations est toujours l'épithélium alvéolaire, et les premières modifications que celui-ci subit sont identiques au début ; c'est seulement par les autres phases du développement de la maladie que s'établissent les caractères propres à chaque espèce de pneumonie.

Pneumonie catarrhale.

Les premières altérations de la pneumonie portent, avons-nous dit, sur la tunique épithéliale des vésicules. Il y a d'abord prolifération nucléaire des cellules (pl. XXXIV, fig. VII) et, comme conséquence, augmentation du volume de ces éléments, qui, gênés dans leur développement, s'entassent les uns sur les autres et comblent bientôt les alvéoles aériennes ; alors le tissu pulmonaire s'indure, devient imperméable à l'air et répond par un son mat à la percussion. D'un autre côté, la compression que subit le réseau des capillaires saisis dans la masse indurée, et peut-être aussi la paralysie des petites artères déterminent un ralentissement dans la circulation, et par cela même, une stase dans les vaisseaux sanguins. Prolifération de l'épithélium vésiculaire, congestion passive et induration des parties malades, tels sont les caractères anatomiques de la première phase de la pneumonie, état qu'on a désigné sous le nom de *pneumonie au premier degré* ou *hépatisation rouge*.

La seconde phase de cette maladie, qui correspond à l'infiltration graisseuse et à la fonte purulente de l'épithélium hypertrophié, constitue l'hépatisation grise. Pendant cette période, le contenu granuleux et les parois des cellules épithéliales s'infiltrent de graisse, et se réduisent en un liquide, au milieu duquel nagent les noyaux qui ont résisté à cette métamorphose régressive, et qui représentent les globules de pus. Pareilles choses se passent dans l'épithélium des petites bronches, lorsque l'inflammation envahit ces canaux. Il est rare que les vaisseaux capillaires des poumons ne subissent pas aussi le ramollissement graisseux; alors il y a rupture de leurs parois et l'on observe de petits épanchements de sang qui se mêle aux détritus épithéliaux. On rencontre quelquefois, au milieu des débris de toute sorte, des cellules qui sont fortement pigmentées et qui doivent sans doute cette coloration à l'hématine qu'elles reçoivent des globules sanguins détruits, et qu'elles transforment en granulations pigmentaires.

Quand les altérations ne vont pas au delà des limites que je viens d'indiquer, l'épithélium vésiculaire se renouvelle aux dépens des cellules qui ont résisté à la destruction, et le parenchyme pulmonaire reprend sa structure normale. Mais il arrive aussi que l'inflammation envahit le tissu conjonctif interlobulaire et les petites bronches; alors il est rare que la destruction des poumons n'ait pas lieu par la fonte purulente et la nécrose de toute la masse enflammée, destruction qui entraîne de graves désordres fonctionnels et la mort du malade.

Pneumonie caséuse ou tuberculiforme.

Pneumonie caséeuse. Les premières modifications de structure des poumons sont les mêmes que dans la pneumonie catarrhale. Il y a d'abord hyperplasie de l'épithélium vésiculaire, hyperplasie qui entraîne l'oblitération des vésicules et l'induration du tissu pulmonaire. Mais ce qu'il y a de particulier pour cette forme de pneumonie, c'est qu'elle n'envahit que des petits groupes de vésicules bien distincts les uns des autres, et simule ainsi la tuberculisation du tissu concjontif. En effet, ces lobules microscopiques atteints d'inflammations épithéliales forment de petites tumeurs arrondies, dures, grisâtres et demi-transparentes, comme le sont les tubercules pendant les premières phases de leur développement. Mais les deux produits pathologiques se distinguent l'un de l'autre par leur siége et les éléments anatomiques qui concourent à leur formation : la pnemonie caséeuse siége dans l'intérieur des vésicules pulmonaires et résulte de l'inflammation de leur revêtement épithélial, tandis que le tubercule prend naissance au milieu du tissu conjonctif des poumons et dérive des cellules plasmatiques.

Après la première période, c'est-à-dire après la période d'induration, les produits de nouvelle formation s'infiltrent de graisse et donnent à la pneumonie un nouveau trait de ressemblance avec le tubercule. Enfin à l'infiltration graisseuse succède le plus souvent une destruction rapide de toute la masse pulmonaire enflammée. La marche de cette pneumonie a, comme on le voit, la plus grande analogie avec celle de la tuberculisation pulmonaire, mais au point de vue de l'anatomie pathologique il n'est pas permis de confondre ces deux maladies, car encore une fois, elles diffèrent l'une de l'autre par le siége et par l'élément générateur.

Pneumonie fibrineuse ou croupale.

Pneumonie fibrineuse. La pneumonie fibrineuse ou croupale se distingue des deux formes précédentes par la présence de petits cylindres arborisés qui se forment dans les dernières ramifications bronchiques et qui les oblitèrent en en conservant le moule. Ces cylindres ont l'aspect et la consistance de la fibrine coagulée, de là le nom de *pneumonie fibrineuse.* Cependant, en examinant la structure de ces produits, on est bientôt convaincu qu'ils résultent d'une hyperplasie de l'épithélium bronchique, et partant, qu'ils ne sont pas un simple exsudat des alvéoles et des canaux aériens. Leurs caractères histologiques et le mécanisme de leur évolution leur assignent une commune origine avec les membranes du croup.

Du reste, lors même qu'on ne trouverait pas des cellules dans toute la masse des cylindres, on ne serait pas pour cela autorisé à conclure à une origine exsudative; car, dans ce cas, la substance amorphe qu'on a sous les yeux provient de la fusion des cellules. Ce fait n'est pas isolé: on l'observe dans différents autres produits pathologiques et notamment dans le cancer colloïde du péritoine, où la matière colloïde et amorphe est véritablement formée par la fusion des cellules, dont le contenu granuleux, ainsi que le noyau, se métamorphosent en matière gélatiniforme, et dont les parois disparaissent par résorption. Il est toujours possible de suivre ces transformations dans les produits qui nous occupent, et il n'y a qu'un examen trop superficiel qui puisse faire admettre la théorie de l'exsudat pour expliquer leur mode de développement.

Tubercule. Le tubercule pulmonaire siége dans le tissu conjonctif de cet organe et se développe aux dépens des cellules plasmatiques. Je n'ai donc rien à ajouter à ce que j'ai dit du tubercule du tissu conjonctif en général, si ce n'est cependant qu'on trouve habituellement dans les crachats, pendant la période de ramollissement, des fibres élastiques qui indiquent la destruction des vésicules aériennes[1]. Tubercule.

Je passe également sous silence les autres produits pathologiques organisés des poumons, car ils se rapportent aux altérations déjà décrites à l'occasion de l'histologie du tissu conjonctif.

Enfin il est deux autres altérations du tissu pulmonaire qui n'offrent pas grand intérêt au point de vue de l'histologie: je veux parler de l'emphysème et de l'état que l'on a désigné sous le nom de *carnification.*

La première de ces altérations résulte, ou bien de l'atrophie des cloisons interalvéolaires, ou bien de leur rupture par cause mécanique. Quant à la carnification, elle provient de l'atrophie et de la résorption du revêtement épithélial, puis de l'affaissement des parois alvéolaires, d'où résulte une condensation du tissu fibreux, qui prend alors une consistance considérable et qui devient imperméable à l'air extérieur. Cette sorte de sclérose du parenchyme pulmonaire s'observe à la suite d'une compression mécanique qu'il subit, ou bien dans les cas où il est resté toujours étranger à la fonction respiratoire.

Préparations. Il faut, pour bien étudier la structure des poumons sains ou malades, exécuter un grand nombre de préparations. On fait dessécher des portions de pou- Propriétés.

[1]Consulter le mémoire de M. J. Villemin, intitulé: *Du tubercule au point de vue de son siége etc.*, in-8°, avec planches; Paris 1862.

mons insufflés, et on pratique ensuite des coupes dans tous les sens pour examiner à un faible grossissement la forme et l'agencement des alvéoles. Quand on veut s'assurer de l'existence et de la position de l'épithélium pulmonaire, il est nécessaire d'exécuter les préparations sur des poumons aussi frais que possible; c'est donc aux animaux qu'il faut s'adresser et, sous ce rapport, il faut choisir ceux dont les organes respiratoires offrent des vésicules très-larges et faciles à explorer, comme par exemple les grenouilles. On ne saurait employer trop de précautions pour pratiquer des coupes nettes et très-minces, afin qu'on ne puisse pas confondre les petites bronches avec les alvéoles. On a aussi conseillé d'injecter les bronches avec la gélatine pure ou colorée; ce mode de préparation peut être utile pour l'examen de la distribution de l'arbre bronchique.

Pour l'étude de la structure des bronches on doit pratiquer des coupes sur des canaux frais, desséchés et plongés dans l'acide chromique. Avec les canaux frais on fera des études sur la structure des différents éléments constitutifs, et particulièrement des cellules épithéliales, des glandes et des fibres musculaires lisses. Les coupes faites sur les canaux aériens desséchés, ou préalablement traités par l'acide chromique, sont nécessaires pour l'examen de leur structure soit dans ses détails soit dans son ensemble. L'acide chromique a l'avantage de conserver quelquefois très-bien les cellules épithéliales.

Quant aux produits pathologiques des poumons, il faut également les examiner à l'état frais, les soumettre à la dessiccation et les traiter par l'acide chromique; ce dernier réactif est surtout très-utile pour l'étude de la pneumonie et des tumeurs de toute nature. Le tubercule peut parfaitement être suivi dans les différentes phases de son développement au moyen de préparations fraîches et de coupes très-minces faites sur des tissus desséchés, que l'on traite ensuite par l'acide acétique très-étendu. Ces coupes sont indispensables pour se former une idée exacte de la structure d'ensemble.

Glandes sébacées. Les glandes sébacées, qui presque toutes sont annexées aux follicules pileux, possèdent un canal excréteur, qui la plupart du temps reste indivis et se termine par un renflement considérable (pl. XIX, fig. IV). Ce renflement ou corps de la glande offre habituellement sur sa face interne, et de distance en distance, des dépressions qui correspondent aux vésicules des glandes que nous venons de décrire. Quelquefois un certain nombre d'entre elles s'isolent incomplétement de la cavité commune par un léger collet et constituent ainsi des lobules (pl. XX, fig. I, 2). La membrane propre est amorphe et très-mince, mais à l'extérieur se trouve une couche de tissu fibrillaire qui la renforce (pl. XIX, fig. IV, 5). La face interne supporte une ou deux couches de jeunes cellules, dont le contenu finement granuleux et transparent permet de voir facilement les noyaux qui sont plus foncés (fig. IV, 2). En dedans de cette couche épithéliale on rencontre d'autres cellules qui diffèrent des précédentes et par leur volume et par leur contenu. On remarque en effet qu'elles augmentent de volume au fur et à mesure qu'elles se rapprochent du centre de l'excavation commune ; pendant cet accroissement, le noyau disparaît et le contenu se métamorphose en gouttelettes de graisse (fig. IV, 1). Enfin, près du canal excréteur, les cellules arrivées à leur développement le plus complet et ne pouvant résister à la pression excentrique de leur contenu qui augmente toujours, éclatent et laissent échap-

Glandes sébacées. Structure.

per une quantité considérable de gouttelettes de graisse qui représentent le produit de sécrétion des glandes sébacées (pl. XIX, fig. IV, 4).

Le canal excréteur s'ouvre d'ordinaire dans le follicule pileux correspondant; cependant il aboutit quelquefois directement à la surface de la peau, et dans ce cas, la partie du canal qui traverse la couche épidermique ne possède pas de parois propres (pl. XIX, fig. IV, 6).

Vaisseaux et nerfs. Il n'y a rien de particulier à dire sur l'appareil vasculaire des glandes sébacées; quant aux nerfs, on ignore si elles en possèdent en propre.

Développement. Les glandes sébacées se développent par bourgeonnement de la couche épidermique externe du poil, ou bien de la couche muqueuse de l'épiderme. A la surface du bourgeon primitif en apparaissent d'autres qui, en se multipliant, constituent les vésicules ou culs-de-sac de la glande, tandis que le collet de ce même bourgeon primitif s'allonge pour former le canal excréteur. Selon Valentin, c'est pendant la dernière quinzaine du quatrième mois de la vie embryonnaire que l'on aperçoit les premiers rudiments des glandes sébacées.

Altérations. L'oblitération du canal excréteur de ces organes et l'accumulation du produit de sécrétion dans leur intérieur donnent naissance à des tumeurs graisseuses que l'on a désignées sous le nom de *loupes*.

Préparations. La région cutanée la plus avantageuse pour l'étude des glandes sébacées est le scrotum. Cette membrane est mince, transparente et dépourvue de graisse; on peut très-bien distinguer ces petits organes, qui apparaissent sous forme de granulations blanchâtres accolées aux follicules pileux. La dissection de ces glandules n'offre aucune difficulté, soit qu'on les isole tout à fait des parties voisines, soit qu'on les enlève avec la gaîne du poil correspondant. Pour arriver au même but, on peut encore faire sécher le scrotum ou les petites lèvres de la vulve, et pratiquer ensuite des coupes que l'on traite par l'eau légèrement acidulée.

Glandes de Meibomius. Structure.

Glandes de Meibomius. Elles sont logées dans les couches profondes des cartilages tarses des deux paupières. Elles se présentent sous forme de petites traînées blanchâtres parallèles les unes aux autres, et perpendiculaires à la direction du bord libre des paupières, dont la lèvre postérieure offre les orifices excréteurs. Ces organes ne sont en réalité qu'une agglomération de glandes sébacées qui aboutissent toutes à un canal excréteur commun (pl. XX, fig. II). Comme dans les glandes sébacées ordinaires, les éléments épithéliaux qui reposent sur les parois externes sont formés par de jeunes cellules polyédriques possédant un contenu granuleux fin et transparent et un noyau très-distinct (pl. XX, fig. III, 1), tandis que les cellules plus profondes ou centrales sont tout à fait infiltrées de graisse et dépourvues de noyaux (fig. III, 2).

Le produit sécrété est sans doute destiné à enduire de graisse les bords libres des paupières et à former ainsi une barrière aux larmes qui sans cela tomberaient continuellement sur le visage.

Altérations.

Les glandes de Meibomius offrent quelquefois une véritable inflammation suppurative, cas dans lequel on voit la glande se distendre par les produits cellulaires de nouvelle formation et offrir assez souvent au niveau de son orifice une petite tumeur semblable à l'orgeolet, mais qu'il ne faut pas confondre avec lui.

Préparations.

Les préparations que nécessite l'étude de ces glandes sont faciles à exécuter et consistent à faire des coupes avec le rasoir sur des paupières fraîches ou desséchées. On arrive à des résultats plus complets et plus satisfaisants, en opérant sur des pièces sèches. Cependant on peut aussi obtenir des préparations de glandes entières, en détachant d'abord la conjonctive des cartilages tarses, et en taillant des lamelles dans les couches profondes de ces membranes; mais il faut avoir soin de faire marcher le rasoir parallèlement aux surfaces des paupières.

Mamelle. *Glande mammaire.* Cet organe qui, par la forme extérieure, ressemble tout à fait aux glandes salivaires, est identique aux glandes sébacées au point de vue de son revêtement, au moins pendant la lactation. Ce qui le rapproche encore des glandes sébacées, c'est sa situation dans les couches profondes de la peau et son mode de développement. La glande mammaire se compose de quinze à vingt lobes ou plutôt de quinze à vingt glandes tout à fait indépendantes les unes des autres et possédant chacune un canal excréteur particulier qui vient s'ouvrir à la surface du mamelon. La structure des culs-de-sac sécréteurs ressemble à celle des glandes sébacées; cependant il est bon d'observer que leur paroi externe est un peu plus épaisse et qu'elle contient quelques fibrilles conjonctives. Le tissu connectif interlobulaire est plus ou moins chargé de graisse et contient, surtout dans certaines régions, une assez grande quantité de faisceaux de fibres musculaires lisses dirigés dans tous les sens.

Canaux galactophores. Les canaux galactophores, en arrivant à la base du mamelon, se dilatent, puis se rétrécissent brusquement au niveau de leur orifice cutané. La tunique externe de ces conduits, très-épaisse, est constituée par du tissu conjonctif; elle renferme surtout une grande quantité de fibres élastiques qui, pour la plupart, sont dirigées transversalement;

mais elle ne contient aucun élément contractile. C'est dans le tissu conjonctif ambiant, et principalement au niveau du mamelon, que l'on rencontre les fibres musculaires lisses. Dans cette région elles sont réunies en faisceaux volumineux dirigés en tous sens et embrassant dans les mailles qu'ils circonscrivent les canaux galactophores; de sorte que, lorsqu'ils se contractent, ils compriment les canaux excréteurs, ainsi que le contenu laiteux qu'ils chassent au dehors avec une certaine énergie. C'est à la contraction de ces faisceaux musculaires qu'est due la rigidité du mamelon, phénomène identique au phénomène de la chair de poule, et qu'il ne faut pas confondre avec l'érection des corps caverneux, qui résulte non pas de la contraction, mais bien de la paralysie des muscles contenus dans les trabécules des organes érectiles. Du reste, il est facile de constater que le mamelon n'augmente de dimension que dans un sens; il s'allonge, mais en même temps il devient plus mince; les dimensions des corps caverneux pendant l'érection augmentent, au contraire, dans toutes les directions.

Le revêtement épithélial des canaux galactophores est représenté par une couche de cellules polyédriques, qui prennent peu à peu la forme cylindrique en remontant des radicules au tronc.

La coloration foncée de l'aréole est due à la présence Aréole.
de granulations pigmentaires dans les cellules profondes de la couche muqueuse de Malpighi.

Pendant la lactation il arrive assez souvent que les glandes sébacées de la peau de l'aréole secrètent un liquide tout à fait identique au lait; ce qui prouve une fois de plus que ces organes et les mamelles sont de même nature.

Les éléments histologiques du lait se réduisent à de Lait.

simples petites perles graisseuses très-brillantes, dont les contours sont nets, minces et foncés, et qui nagent dans un liquide incolore et transparent (pl. XX, fig. IV). Pendant les premiers jours de la lactation on remarque une certaine quantité de ces gouttelettes graisseuses qui, au lieu d'être libres, sont encore enveloppées par la membrane de la cellule, dans l'intérieur de laquelle elles se sont développées et forment des corpuscules sphériques mamelonnés à leur surface et que l'on appelle *corpuscules du colostrum* (fig. IV, 2).

Altérations. Normalement les globules de colostrum ne doivent se trouver dans le lait que pendant les quelques jours qui suivent l'accouchement; plus tard ils disparaissent complétement. Le lait de bonne qualité n'en contient pas et les globules de graisse sont très-nombreux, très-fins et de volume à peu près égal. Quand on rencontre des globules de colostrum dans le lait d'une nourrice, cela indique une évolution incomplète dans la métamorphose graisseuse des cellules épithéliales des vésicules glandulaires. Le liquide nourricier acquiert alors des propriétés purgatives et doit être considéré comme de mauvaise qualité. La glande mammaire peut également fournir du pus quand elle est irritée; dans ce cas on trouve les globules caractéristiques dans le lait, qui devient plus nuisible au nourrisson que lorsqu'il contient simplement des globules de colostrum.

Les autres altérations de la mamelle ont pour siége le tissu conjonctif de cet organe, et rentrent dans la catégorie des altérations du tissu conjonctif en général.

Préparations. Des coupes pratiquées sur la glande fraîche et durcie par la cuisson, l'acide chromique ou la dessiccation, suffisent pour l'étude de la structure normale et des produits pathologiques de cet organe.

Si nous comparons entre elles les glandes que nous venons d'étudier, seulement au point de vue de leur revêtement épithélial, nous voyons que ces organes se divisent naturellement en deux groupes : 1° glandes à épithélium simple; 2° glandes à épithélium stratifié. Dans les glandes à épithélium simple, le plasma du sang passe à travers la couche épithéliale, s'y modifie et sort par le canal excréteur sans entraîner avec lui d'éléments solides; c'est une sécrétion *par simple filtration.* Dans les glandes à épithélium stratifié, le plasma sanguin, en traversant les cellules, provoque chez elles une activité vitale plus grande; elles se multiplient et augmentent de volume rapidement, tandis que leur contenu se modifie dans tel ou tel sens; puis contenant et contenu se désagrégent, se liquéfient et deviennent de cette façon le produit sécrété; c'est ce qu'on peut appeler *sécrétion par végétation épithéliale.* Division des glandes.

Au premier mode de sécrétion se rattachent les glandes salivaires, le pancréas et la nombreuse famille des glandes muqueuses; au second mode appartiennent les glandes sébacées et la glande mammaire. Nous verrons plus tard que ces considérations s'appliquent également aux glandes en tube.

ART. 2. *Glandes en tube.* Les glandes en tube les plus simples sont les glandes de Lieberkühn qui, ainsi qu'on le sait, sont dispersées dans toute l'étendue de la muqueuse de l'intestin abdominal. Elles se présentent sous forme de tubes droits, dont une extrémité est ouverte à la surface de la muqueuse, tandis que l'autre extrémité, en forme de cul-de-sac et légèrement renflée, correspond aux couches profondes de cette même membrane (pl. XXXII, fig. I). Leur largeur est en moyenne de 1/13 à 1/10 de millimètre. Un liséré très-mince et amorphe Glandes de Lieberkühn.

les limite à l'extérieur et constitue leur membrane fondamentale. Sur sa face externe rampent les vaisseaux sanguins destinés aux glandes, et sur sa face interne repose une simple couche de cellules cylindriques qui sont disposées d'une façon très-régulière autour de la cavité glandulaire qu'elles circonscrivent (pl. XXXI, fig. XIII, 1). Celle-ci mesure 1/60 à 1/50 de millimètre de largeur.

Développement. Le développement de ces glandes se fait aux dépens du feuillet épithélial de l'intestin qui se déprime en doigt de gant. Il en sera plus amplement question à propos de la muqueuse intestinale.

Glandes de l'estomac. *Les glandes à pepsine*, qui se trouvent près du cardia et au niveau de la grosse tubérosité de l'estomac, et les glandes muqueuses situées près du pylore, ne sont autres que des glandes de Lieberkühn composées. Elles sont formées de plusieurs petits tubes, en tout semblables à ceux qui viennent d'être décrits, et qui s'unissent à un canal excréteur commun. Dans les glandes muqueuses, le revêtement épithélial des tubes sécréteurs et du canal excréteur est le même, et se compose de cellules coniques semblables à celles des glandes de Lieberkühn; elles mesurent 1/133 à 1/100 de millimètre, et leur noyau 1/200 de millimètre (pl. XXXI, fig. III). L'épithélium du canal excréteur des glandes à pepsine ne diffère en rien du précédent, mais les cellules des canaux sécréteurs sont volumineuses, elles mesurent 1/50 de millimètre et elles ont une forme polyédrique (pl. XXXI, fig. IV). Quelquefois elles soulèvent la membrane fondamentale, de sorte que ces canaux présentent des bosselures à leur surface. D'après Kölliker, l'épithélium de ces glandes composées s'infiltre de graisse, phénomène que ne présentent pas les glandes de Lieberkühn. Mais ce fait n'est pas constant, et il est probable que la présence ou l'absence des particules graisseuses, dans l'épithélium des glandes en question, correspond à une période d'activité ou de repos de la muqueuse stomacale.

Glandes de l'utérus.

Les glandes de la muqueuse utérine ont absolument la même physionomie que les glandes en tube de l'estomac. Comme ces dernières, elles se composent d'un seul tube ou bien de deux tubes réunis à un canal excréteur commun, et leur épithélium est formé d'une simple couche de cellules coniques. Comme la plupart d'entre elles ont une longueur dont les dimensions l'emportent sur l'épaisseur de la muqueuse, elles se plient sur elles-mêmes et leur extrémité cœcale devient flexueuse. Les glandes du col utérin sont moins longues que celles du corps. Quand leur orifice s'oblitère, le produit de sécrétion accumulé dans leur intérieur les distend et forme des masses sphériques parfaitement transparentes que l'on connaît sous le nom d'œufs de Naboth.

Glandes sudoripares. Structure.

Glandes sudoripares. Ces glandes en tube occupent les régions profondes du derme (pl. XXVIII, fig. I, 8). Le corps de la glande ou glomérule, se présente sous forme d'une petite masse sphéroïdale, mesurant en moyenne un demi-millimètre. Il se compose d'un tube enroulé sur lui-même, et se termine par une extrémité borgne qui rarement se bifurque (pl. XXI, fig. I). Une lamelle très-mince et anhiste en constitue la membrane fondamentale qui, du reste, est renforcée par une gangue de tissu conjonctif très-riche en cellules plasmatiques (fig. I, 4), et que l'on peut considérer comme formant la paroi fibreuse de la glande. Sur la face interne du tube anhiste repose une simple couche d'épithélium pavimenteux de 1/200 de millimètre d'épaisseur (fig. I, 2). Enfin un réseau vasculaire assez serré embrasse le glomérule, et lui apporte les matériaux nécessaires à la sécrétion. On ignore encore les rapports de la glande avec le système nerveux.

Le canal excréteur sortant du glomérule, marche sans décrire de courbes jusqu'au fond d'un sillon interpapillaire de la surface du derme, puis il traverse l'épiderme en traçant une spirale assez régulière et vient s'ouvrir obliquement à la surface de la peau (pl. XXVIII, fig. I, 9). Dans l'épiderme, le canal excréteur n'a pas de parois propres, ce sont les cellules épidermiques qui le limitent; mais dans le derme ces parois existent réellement et elles se composent de deux couches: l'une externe, épaisse, mesurant 1/100 de millimètre, et fibrillaire, renferme quelquefois des fibres musculaires lisses que l'on retrouve dans la gangue du glomérule (Kölliker); l'autre interne, mince, mesurant 1/600 de millimètre, anhiste et qui est revêtue d'un épithélium semblable à celui de la glande (pl. XXI, fig. II et III).

Glandes cérumineuses.

Les glandes cérumineuses, qui appartiennent à l'oreille externe, ressemblent tout à fait par la forme extérieure aux glandes sudoripares; elles n'en diffèrent que par l'agencement et la nature des cellules épithéliales. Ainsi, au lieu de s'étaler en une simple couche à l'intérieur du tube sécréteur, les cellules forment un épithélium stratifié qui remplit complétement ce canal (pl. XX, fig. VIII, 2). De plus, elles se chargent d'un pigment jaunâtre et s'infiltrent de graisse en abondance, caractères qui rapprochent ces organes, au point de vue de la sécrétion, des glandes sébacées. Dans la peau de l'aisselle il y a des glomérules glandulaires qui paraissent de même espèce que les glandes cérumineuses, car leur forme extérieure et la nature de leur coutenu sont identiques.

Le développement des glandes sudoripares s'accomplit du cinquième au huitième mois de la période embryonnaire. Elles apparaissent d'abord sous forme de bourgeons cellulaires, qui partent des couches profondes de l'épiderme et qui plongent dans le derme. Primitivement, ce sont de petits cylindres pleins et légèrement renflés à leur extrémité dermique. En grandissant ils atteignent les couches profondes du derme qu'ils ne dépassent pas; mais comme leur accroissement en longueur marche toujours, ils se courbent et s'enroulent sur eux-mêmes, de manière à constituer les glomérules tels qu'on les observe chez l'adulte. Pendant que ces changements s'opèrent dans les dimensions et dans la forme extérieure des glandes sudoripares, on remarque que le cylindre se canalise, et ce phénomène s'opère par la désagrégation et la fonte des cellules centrales. Enfin, à la suite de transformations morphologiques diverses des cellules superficielles, les canaux des parois glandulaires se trouvent constituées. Développement.

Les préparations nécessaires pour l'étude des glandes qui viennent d'être décrites sont des plus faciles. Il suffit, au moyen de ciseaux, d'enlever des lamelles très-minces de la muqueuse intestinale en pratiquant des coupes parallèlement et perpendiculairement à la surface de cette membrane. On opérera de la même façon avec le rasoir sur la peau et sur la muqueuse utérine. Mais il est bon de faire durcir la peau par une légère cuisson dans l'eau bouillante ou bien par la dessiccation; on fait également durcir la muqueuse utérine en la traitant par l'acide chromique. Quand on veut avoir un glomérule de glande sudoripare ou cérumineuse bien intact, il faut les extraire directement des couches profondes du derme, où ils apparaissent sous forme de très-petites granulations blanchâtres ou Préparations.

jaunâtres; on les enlève facilement avec les petits ciseaux courbes.

Reins. Structure.

Reins. Lorsqu'on fait une coupe du rein selon son grand diamètre et passant par le hile, les différentes parties constitutives de cette glande deviennent très-apparentes. En procédant de la superficie à la profondeur, on remarque d'abord l'enveloppe propre ou tunique albuginée du rein; c'est une membrane composée d'un feutrage de fibres connectives et élastiques et dont les limites ne sont pas nettement tracées. Sa face externe se continue par des lamelles fibreuses assez fortes avec le pannicule adipeux qui embrasse la glande; sa face interne est unie au parenchyme par des vaisseaux et des trabécules délicates, ce qui fait que par une très-légère traction on détache facilement cette membrane; arrivée au niveau du hile elle se soude aux calices.

Au-dessous de la tunique fibreuse du rein on rencontre le parenchyme, qui offre sur la coupe deux aspects différents: près du bord concave et au centre de la glande il est strié, et partout ailleurs il est granuleux. La partie striée (cônes médullaires, substance médullaire, pyramides de Malpighi) se présente sous forme de sections de cônes dont la base est dirigée vers la périphérie de l'organe, tandis que le sommet libre, connu sous le nom de *papille*, correspond au hile. La partie granuleuse ou substance corticale constitue non-seulement l'écorce de l'organe, mais s'engage encore entre les cônes jusqu'au niveau des papilles, sous forme de dentelures, auxquelles on a donné le nom de *colonnes de Bertin*. La base des papilles est entourée par un manchon fibreux qui représente le commencement du canal excréteur et qui a reçu le nom de *calice*. Tous les calices réunis forment une ampoule assez large appelée *bassinet;* enfin au bassinet succède un canal plus étroit ou uretère, qui se continue par la vessie et le canal de l'urèthre.

Les détails de structure que nous venons de donner sont parfaitement saisissables à l'œil nu; voyons maintenant ce que nous révèle le microscope. La surface des papilles est criblée d'ouvertures mesurant en moyenne 1/5 de millimètre de diamètre. Chacune d'elles conduit dans un canal qui marche en droite ligne jusqu'à la base des cônes médullaires et qui, dans ce trajet, offre un grand nombre de divisions dichotomiques à angles tellement aigus, que les branches secondaires sont pour ainsi dire parallèles au tronc dont elles proviennent. Arrivées à la base des cônes médullaires, toutes les branches de division du canal primitif, de rectilignes qu'elles étaient jusque-là, deviennent très-flexueuses pour former la substance corticale, se dirigent dans tous les sens et se terminent enfin par une extrémité renflée et borgne dans laquelle vient se loger uu peloton vasculaire appelé *glomérule de Malpighi* (pl. XXII, fig. I, 1, 2, 3). Il est à noter que la base des cônes médullaires est limitée par une ligne dentelée, de sorte qu'au niveau de chaque saillie on trouve des canaux droits englobés dans des canaux flexueux; cette disposition rappelle ce que nous avons déjà vu à l'œil nu relativement aux cônes médullaires et à la substance corticale qui les enveloppe (pl. XXII, fig. I, 1).

D'après cette description on remarque que chaque canal droit primitif donne naissance à un faisceau de tubes formant un lobule rénal ou pyramide de Ferrein, tubes qui ont une direction rectiligne dans les cônes médullaires (tubes de Bellini) et qui deviennent flexueux dans la substance corticale (tubes de Ferrein). J'ai cherché en vain les tubes ansiformes décrits dans ces derniers temps par Henle, tubes dont les deux extrémités renflées en ampoule contiendraient les glomérules de Malpighi et qui ne présenteraient pas d'orifice en communication avec le canal excréteur.

Les canaux droits primitifs mesurent en moyenne 1/6 de millimètre, les tubes de Bellini 1/25 de millimètre, les tubes de Ferrein 1/15, et leur extrémité renflée 1/10 de millimètre.

Une membrane tout à fait hyaline et dont l'épaisseur équivaut à peine à 1/1200 de millimètre, représente la tunique externe ou membrane fondamentale des canaux sécréteurs; on ne la voit réellement bien que sur les parties dépourvues d'épithélium (pl. XXI, fig. IV, 4). La tunique interne ou épithéliale, dix fois plus épaisse au moins que la précédente, est formée d'une simple couche de cellules polyédriques à contours ordinairement pâles et dont le noyau, assez volumineux et foncé, apparaît très-nettement au milieu du contenu finement granuleux et transparent (fig. IV, 1, 2, 3). C'est surtout au moyen des coupes transversales que la disposition des cellules épithéliales et la lumière des canalicules sécréteurs deviennent très-apparentes (fig. IV, 6, 7, 8). Ces deux membranes constituent à elles seules les tubes rénaux depuis leur origine jusqu'à leur ampoule terminale, où apparaît un élément de plus que nous allons étudier.

Artères. L'artère rénale se divise en une douzaine de branches qui se placent entre les cônes médullaires, pénètrent dans la substance corticale et arrivent ainsi jusqu'à la surface du rein. Dans leur trajet, qui est à peu près rectiligne, ces branches fournissent un grand nombre de rameaux aux lobes entre lesquels elles passent et quelques ramuscules à l'enveloppe fibreuse de la glande, au pannicule graisseux qui l'entoure et à la capsule surrénale. Les fines ramifications de l'artère rénale gagnent, après leur naissance, les espaces interlobulaires et marchent en droite ligne vers la périphérie de l'organe. Pendant leur parcours au milieu de la substance médullaire elles n'offrent rien de particulier relativement à leur distribution, mais aussitôt arrivées dans la substance corticale, elles fournissent de distance en distance des petites branches (vaisseaux afférents), qui rayonnent en tous sens et qui, après un très-court trajet, traversent les parois des canaux secréteurs et pénètrent ainsi dans leur ampoule terminale (pl. XXII, fig. II, 4, 5, 6, 7; pl. XXIII, fig. I, 1, 2). Là, chaque vaisseau afférent se divise en quelques vaisseaux capillaires qui deviennent très-flexueux, se pelotonnent et forment un petit corps sphéroïdal connu sous le nom de *glomérule de Malpighi.* Ce corpuscule remplit complétement l'ampoule des tubes de Ferrein, et on remarque que toute sa surface est revêtue de l'épithélium rénal. Sur des reins de Cabiai j'ai pu constater à plusieurs reprises les rapports qui viennent d'être indiqués entre le glomérule et le revêtement épithélial des tubes corticaux; mes recherches sur les reins d'homme m'ont conduit au même résultat (pl. XXI, fig. V).

Glomérule de Mialpghi.

Du glomérule part une capillaire ou vaisseau afférent, qui traverse les parois de l'ampoule par le même pertuis que le vaisseau afférent, ou bien par un pertuis propre placé tout près du précédent; puis il se divise en un grand nombre de ramifications qui s'anastomosent entre elles et avec celles des vaisseaux voisins. De ces anastomoses résulte un réseau capillaire qui embrasse les tubes urinifères; dans la substance corticale il est très-serré (pl. XXIII,

Vaisseaux efférents.

fig. I, 3), mais dans la substance médullaire, ses mailles s'allongent et le nombre des vaisseaux décroît (fig. I, 4). Ceux-ci se continuent par de petites veines à direction rectiligne, qui se jettent enfin dans la grande veine rénale.

L'origine des lymphatiques du rein est mal déterminée, et il en est de même pour la terminaison des nerfs qui pénètrent dans l'organe avec les vaisseaux sanguins.

La structure du rein peut donc se résumer de la façon suivante: à un orifice papillaire succède un canal qui, abstraction faite de ses divisions, est rectiligne dans les cônes médullaires, devient flexueux dans la substance corticale et s'y termine par une ampoule dans laquelle est logé le glomérule de Malpighi. Celui-ci naît des petits artères interlobulaires par le vaisseau afférent, et il fournit le vaisseau efférent duquel émane le réseau capillaire, qui enveloppe les tubes urinifères et se jette enfin dans la veine rénale. Les canaux sécréteurs sont composés de deux tuniques : l'une externe, est très-mince et amorphe; l'autre interne, est représentée par une simple couche épithéliale qui, arrivée à l'ampoule terminale, enveloppe de toute part la glomérule de Malpighi. Rien de précis à l'égard des nerfs et des lymphatiques (pl. XXII, fig. II).

Uretère. Le canal excréteur ou uretère s'élargit en haut pour former le bassin et les calices, et aboutit inférieurement à la vessie. En procédant de l'extérieur à l'intérieur, on trouve, dans la structure des parois de ce canal, trois tuniques distinctes. La tunique externe fribreuse est formée par un tissu conjonctif assez lâche, et abondamment pourvu de cellules plasmatiques. La tunique moyenne, qui à elle seule est plus épaisse que les deux autres, est essentiellement constituée par des faisceaux de fibres musculaires lisses. On rencontre un certain nombre de couches qui sont assez régulièrement superposées et dont la direction des fibres est alternativement longitudinale et transversale. La quantité considérable de fibres musculaires contenues dans les parois de l'uretère, rend compte de la contraction énergique de ce canal, quand on le soumet à l'excitation galvanique. Enfin il y a une troisième tunique, tunique interne ou muqueuse, formée d'un tissu conjonctif délicat et riche en cellules plasmatiques; la face interne de cette membrane est tapissée par un épithélium stratifié, qui passe des calices sur les papilles en s'amincissant. Les cellules profondes sont assez régulièrement polyédriques, mais celles des autres couches ont les formes et les dimensions les plus variées et ressemblent tout à fait aux cellules dites *cancéreuses*. L'épithélium de la vessie, qui fait suite à celui de l'uretère, offre la même physionomie (pl. XXXIV, fig. III); celui de l'urèthre se compose au contraire d'éléments parfaitement réguliers dans leur forme et dans leur agencement, tels que les épithéliums stratifiés (pl. XXII, fig. III).

Urine.

L'urine pure, telle qu'elle sort d'un rein sain, n'offre rien à noter au point de vue histologique. C'est un liquide dans lequel on ne rencontre aucun élément organisé, si ce n'est cependant quelques rares cellules qui se détachent des parois des uretères, de la vessie et de l'urèthre, et qui sont entraînées au dehors pendant la miction.

Développement.

Les reins se développent derrière les corps de Wolff et tout à fait indépendamment d'eux. Ils naissent du feuillet muqueux de l'intestin; mais les données que l'on possède sur les transformations que subissent ces organes pendant leur développement, ne sont pas assez nettement définies, pour que nous en fassions mention dans cet ouvrage.

Altérations. *Altérations des reins.* Parmi les altérations assez nombreuses des reins il en est quelques-unes qui se rattachent à des maladies spéciales à ces organes et dont nous allons nous occuper. Il faut pour le rein, comme pour tous les autres organes, et plus particulièrement pour les glandes, distinguer avec soin les altérations qui ont pour point de départ le parenchyme glandulaire, d'avec celles qui se développent dans le tissu conjonctif, lequel forme, pour ainsi dire, la base commune, la charpente, le squelette de tous les organes.

Du côté du parenchyme rénal, ou autrement dit, des canaux sécréteurs, l'inflammation suppurative est rare; c'est d'habitude dans le tissu conjonctif qu'elle prend naissance et elle n'envahit que plus tard les tubes urinifères. Ici, du reste, la formation du pus a lieu d'après le mécanisme indiqué à propos de l'inflammation suppurative du tissu conjonctif et des épithéliums.

Il est un état particulier de la sécrétion urinaire, caractérisé par la présence de l'albumine dans les urines, et qui se rattache à des altérations de tissu bien différentes les unes des autres, surtout au point de vue du siége qu'elles occupent primitivement. En effet, ces altérations portent tantôt sur le parenchyme, tantôt sur le système vasculaire de l'organe, ou bien encore sur sa trame conjonctive.

Néphrite parenchymateuse. La première forme se révèle d'abord par des changements qui s'opèrent dans le revêtement épithélial; les cellules s'hypertrophient, mais sans présenter de segmentation nucléaire de leur contenu. Comme elles sont gênées dans leur développement par la résistance que leur opposent la tunique externe des canaux et le tissu conjonctif ambiant, elles s'entassent les unes sur les autres, se jettent du côté de la lumière des tubes et les oblitèrent plus ou moins complétement (pl. XXIII, fig. II, 2). Pendant que ces phénomènes se passent dans le parenchyme rénal et que les cellules, en s'hypertrophiant, s'infiltrent de graisse, on observe du côté du système vasculaire sanguin une hyperhémie assez considérable; le tissu conjonctif lui-même paraît s'hypertrophier, de sorte que l'état du rein se traduit à l'œil nu par une congestion et une hypertrophie très-bien caractérisées.

Lorsqu'on examine les urines dans le courant de cette période et de la période suivante, on y rencontre presque toujours des débris d'épithélium résultant de la desquamation des tubes urinifères, et se présentant le plus souvent sous forme de tronçons de cylindre plus ou moins réguliers. Ces cylindres fibrineux, comme on les a appelés, se composent d'une substance finement granuleuse, transparente, assez souvent infiltrée de graisse et englobant presque toujours des noyaux, des cellules plus ou moins altérées (pl. XXIII, fig. III, 1, 2), et même quelquefois des globules rouges du sang (fig. III, 3). Il est probable que ce produit fibriniforme résulte de la destruction et de la fusion des cellules épithéliales du rein.

Dans la seconde phase de la maladie de Bright on remarque que l'infiltration graisseuse envahit le système vasculaire, et particulièrement les glomérules de Malpighi, qui alors s'atrophient et disparaissent plus ou moins complétement. En même temps l'hyperhémie fait place à l'anhémie; à la coupe, le rein est pâle et d'aspect graisseux.

Enfin, la dernière période de la néphrite albumineuse est caractérisée par la fonte et la destruction de toutes les parties infiltrées de graisse qui sont alors résorbées, et par le retrait du tissu conjonctif hypertrophié, retrait qui entraîne l'atrophie générale de l'organe et une déformation de la surface, qui devient lobulée.

Dégénérescence amyloïde.

Il est une autre forme anatomique de l'albuminurie qui tient à la dégénérescence amyloïde du système vasculaire, et principalement des glomérules de Malpighi et des petites artères, altération qui peut, du reste, envahir à la longue les autres parties constitutives du rein.

La dégénérescence amyloïde du rein, comme celle du foie, de la muqueuse intestinale etc., ne doit pas être confondue avec la dégénérescence amyloïde des centres nerveux et particulièrement de la moelle épinière. Ici l'altération est produite par l'hypertrophie des corps amylacés qui se multiplient, envahissent le tissu nerveux et se substituent à lui. On peut voir ces corpuscules; ils ont une forme et une organisation déterminées, et l'on connaît la coloration qu'ils prennent au contact de la solution aqueuse d'iode. Dans la dégénérescence amyloïde du rein, au contraire, le corps du délit est pour ainsi dire invisible, car il est amorphe, incolore, et infiltre les tissus, sans en modifier la structure d'une manière sensible. Cette substance imprègne les parois des capillaires dans toute leur épaisseur; mais dans les artères elle aurait pour siége, selon Virchow, la tunique musculaire de ces canaux[1]. Quoi qu'il en soit, les parois des vaisseaux atteints de dégénérescence amyloïde s'apaississent; il en résulte sans doute des troubles de nutrition dans l'organe, et l'on voit apparaître l'albumine dans les urines. Il est très-important de noter que, dans ce cas, la structure des tubes sécréteurs est normale; leur revêtement épithélial surtout n'offre aucune trace d'altération.

Le rein amyloïde offre à l'œil nu, sur la coupe, une

[1] Virchow, *Pathologie cellulaire*, 17e leçon.

teinte pâle, qui fait supposer d'abord une dégénérescence graisseuse, quoiqu'elle n'existe pas. Mais ce qui le distingue du rein qui a subi l'atrophie graisseuse, c'est que les glomérules de Malpighi et les petites artères se présentent: les premiers sous l'aspect de petites perles saillantes, et que leur puissance de réfraction rend très-visibles, les secondes sous forme de traînées linéaires et blanchâtres. Un autre caractère distinctif tient à la consistance de l'organe; dans la néphrite albumineuse, le rein conserve toujours une certaine élasticité; dans le cas de dégénérescence amyloïde il perd complétement cette propriété et n'offre aucune résistance au rasoir, qui y pénètre comme dans un morceau de suif. C'est sans doute à cette consistance particulière, accompagnée de la pâleur du parenchyme, qu'est due l'expression de rein cireux.

Mais pour acquérir la certitude de la présence de la substance amyloïde dans le rein, il faut traiter cet organe par le réactif spécifique, c'est-à-dire par la solution aqueuse d'iode. Quand on veut se contenter d'un examen sommaire, on applique avec la baguette de verre quelques gouttes de ce liquide snr la coupe, et l'on aperçoit presque aussitôt de petites taches d'un rouge assez vif qui tranchent sur la coloration uniformément jaunâtre des autres parties. Mais lorsqu'on détache des lamelles très-minces traitées de la même façon et qu'on les place sous le microscope, on constate aisément que l'altération a pour siége le système vasculaire de l'organe et principalement les glomérules de Malpighi. Ceux-ci, ainsi que les vaisseaux malades, offrent une coloration d'un rouge assez vif, tandis que les autres parties constitutives du rein sont teintes en jaune pâle. Cette coloration rouge, qui s'éloigne assez de la coloration violacée du corps amyloïde des centres nerveux, n'indiquerait-elle pas une différence dans la nature de ces substances? C'est ce qu'on ignore; mais le fait de coloration différente nous paraît constant.

Néphrite interstitielle.

Enfin, il est une troisième forme anatomique de l'albuminurie qui se rattache à une hypertrophie considérable du tissu conjonctif des reins, sans que primitivement on puisse constater d'autres altérations. Les mailles de la trame conjonctive, à la suite d'une hyperplasie très-active des cellules plasmatiques, s'épaississent considérablement et forment des gaînes qui compriment fortement les glomérules et les tubes rénaux, et provoquent leur atrophie et leur destruction. D'après cela on voit que cette forme d'albuminerie se confond avec la première par sa terminaison; mais elle en diffère par son origine.

Kystes

J'ai constaté à plusieurs reprises, soit sur des reins atteints de néphrite albumineuse, soit sur des reins en apparence normaux, mais presque toujours chez des vieillards, des petits kystes remplis de cellules de formes variables, mais plus volumineuses que celles des canaux sécréteurs (pl. XXIII, fig. IV). Il m'a semblé que ces poches étaient constituées par la dilatation des tubes rénaux, dilatation qui elle-même résulterait de l'hypertrophie des cellules épithéliales de la glande. Les kystes en question deviendraient libres par la rupture des canaux qui leur ont donné naissance. Ne serait-ce pas là le mécanisme de la formation de la plupart des kystes rénaux?

Préparations.

C'est sur des lamelles très-minces taillées avec le rasoir qu'on étudie la structure du rein. Cet organe atteint une dureté considérable par la cuissou dans l'eau bouillante; on peut alors enlever des lamelles très-minces et très-larges; mais ces préparations ne servent que pour donner une idée générale de la structure de la glande, et surtout de la forme, du trajet et de l'agencement des tubes urinifères. La cuisson altère le tissu conjonctif et l'épithélium; c'est sur des parcelles de rein traitées par l'acide chromique qu'on doit étudier les détails de structure. On injecte les vaisseaux avec de la couleur à l'huile fine détrempée préalablement dans l'essence de térébenthine bien pure. Les préparations s'exécutent de la même manière pour les reins malades. J'ai dit comment on décèle la présence de la substance amyloïde; quand l'action de la solution aqueuse d'iode est un peu lente à se produire, on ajoute quelques atomes d'acide sulfurique.

Testicule. Structure générale.

Testicule. Quand on procède de la superficie à la profondeur, les parties constitutives du testicule s'offrent dans l'ordre suivant: on trouve d'abord la tunique séreuse ou vaginale qui revêt complétement la glande, à l'exception de son bord droit, où viennent aboutir les canaux et les nerfs qui pénètrent dans son intérieur; elle est constituée comme toutes les séreuses et adhère très-intimement à la tunique sous-jacente ou albuginée. Celle-ci, composée d'un feutrage fibreux très-épais, représente l'enveloppe propre du testicule; par sa face profonde elle envoie dans l'intérieur du parenchyme des prolongements qui le divisent en lobules, et qui en même temps servent de rapports aux vaisseaux et aux nerfs destinés aux canalicules sécréteurs. De plus, au niveau du bord droit ou hile elle offre un épaississement cunéiforme, dont le sommet plonge assez profondément dans le testicule; c'est le corps d'Highmore, d'où partent la plupart des cloisons interlobulaires. Au-dessous de la tunique albuginée on trouve le parenchyme glandulaire, qui se compose d'une substance molle, grisâtre ou rosée, et est divisée en un grand nombre de lobules sous forme de pyramides, dont la base est dirigée à la périphérie, tandis que le sommet correspond aux corps d'Highmore. Chaque lobule est constitué par deux ou trois canaux réunis, rarement par un seul. Ces canaux commencent au sommet des lobules, après un trajet rectiligne très-court, ce qui les a fait appeler les *vaisseaux droits;* ils deviennent extrêmement flexueux, se divisent en plusieurs branches qui s'anastomosent entre elles et se terminent soit par des extrémités borgnes, soit par des anses. Quant aux troncs principaux, ils forment des anses, et reviennent à leur point de départ, c'est-à-dire au sommet des lobules. On rencontre assez souvent des canaux de communication d'une lobule à l'autre.

Les canaux droits, au nombre de vingt-cinq à trente, et mesurant en moyenne 1/5 de millimètre, vont du sommet des lobules dans un réseau (*rete testis*, réseau de Haller) logé dans l'épaisseur du corps d'Highmore. L'extrémité antérieure de ce réseau donne naissance à une douzaine de canaux efférents qui, par leur réunion, forment la tête de l'épididyme. Tout après leur sortie du *rete testis*, ces canaux se replient un grand nombre de fois sur eux-mêmes et figurent des cônes (cônes séminifères), dont le sommet correspond au corps d'Highmore, tandis que la base est dirigée en haut. Les cônes siminifères, en s'anastomosant, forment un seul canal qui, très-flexueux, constitue à lui seul le corps et la queue de l'épididyme avec son diverticulum ou *vas aberrans.* Enfin la queue de l'épididyme se continue par le canal déférent et le canal éjaculateur qui vient déboucher dans la portion prostatique du canal de l'urèthre.

Tels sont les détails de structure que nous donnent la dissection et les injections du testicule; voyons maintenant ce que l'examen microscopique nous révèle.

Canalicule spermatique.

Sur une coupe d'un testicule durci par la cuisson ou par l'acide chromique, et examiné à un faible grossissement, on se rend parfaitement compte des sinuosité et de l'agencement des canalicules spermatiques, ainsi que du nombre et de l'épaisseur relative de leurs parois (pl. XXIII, fig. V). Mais il faut un grossissement de 300 à 400 pour étudier les détails de structure de la glande. Les canalicules spermatiques, ainsi que les canaux droits qui leur font suite, ont des parois très-épaisses, qui se composent de deux tuniques bien distinctes. L'externe plus épaisse, mesurant en moyenne 1/100 de millimètre, est de nature fibreuse et relativement très-riche en cellules plasmatiques (pl. XXIII, fig. VI, 1); l'interne, très-mince et parfaitement anhiste, est unie d'une part avec la tunique précédente, et d'autre part elle est en rapport immédiat avec un épithélium stratifié, qui oblitère complétement la lumière du canalicule sécréteur (fig. VI, 2, 3). L'existence de cette tunique amorphe ne m'a pas paru constante chez les enfants et chez les vieillards.

Épithélium.

Quant au revêtement épithélial, il offre des différences notables aux trois principales époques de la vie. Chez l'enfant, les cellules sont relativement petites, car elles ne mesurent en moyenne que 1/80 de millimètre, régulièrement polyédriques, et leur contenu toujours finement granuleux et transparent permet d'apercevoir le noyau sphérique, assez foncé et dont le diamètre oscille entre 1/200 et 1/133 de millimètre. Chez le vieillard, l'épithélium subit la métamorphose régressive, il s'infiltre de graisse, les cellules se désagrégent, il arrive même, dans certains points, qu'elles se liquéfient totalement et donnent naissance à un produit semblable au lait. Quelquefois aussi la dégénérescence graisseuse envahit les parois des canaux et entraîne leur destruction complète. Chez l'adulte, les cellules épithéliales ressemblent les unes à celles de l'enfant, les autres à celles du vieillard, sans cependant présenter une infiltration graisseuse aussi prononcée; enfin il en est un grand nombre qui offrent une segmentation nucléaire multiple, et qui sont destinées, comme nous le verrons dans un instant, à la formation des spermatozoïdes.

Réseau de Haller.

Le réseau de Haller n'a pas de parois propres; les canaux qui le constituent, sont simplement creusés dans le corps fibreux d'Highmore, et tapissés à l'intérieur par une seule couche de cellules épithéliales pavimenteuses.

Épididyme.

Dans l'épididyme, l'élément musculaire lisse vient s'ajouter à ceux que nous connaissons déjà, pour former une tunique contractile. La membrane épithéliale, quoique formée par une seule couche de cellules cylindriques, est cependant très-épaisse et mesure jusqu'à 1/40 de millimètre (pl. XXIII, fig. VII).

Canal déférent.

Dans l'épaisseur des parois du canal déférent on compte trois tuniques: tunique externe, tunique moyenne, tunique interne. La tunique externe, peu épaisse, est représentée par un feutrage assez lâche de fibres élastiques et conjonctives, au milieu desquelles on rencontre une assez grande quantité de cellules plasmatiques. La tunique moyenne est essentiellement musculeuse et très-épaisse, sous ce rapport elle l'emporte sur la tunique musculeuse des intestins. Comme dans ceux-ci elle offre deux couches parfaitement distinctes : dans l'externe, qui est la moins épaisse (1/5 de millimètre), les faisceaux musculaires sont dirigés dans le sens longitudinal ; dans l'interne, dont l'épaisseur va jusqu'à un demi-millimètre, les fibres sont circulaires. Je n'ai pas vu la troisième couche musculaire interne à fibres longitudinales décrites par Kölliker. En dedans de cette tunique se trouve la membrane muqueuse dont l'épaisseur mesure en moyenne 1/10 de millimètre; elle se compose d'un lacis assez lâche de fibres élastiques et connectives avec une quantité notable de cellules plasmatiques. Une simple couche de cellules épithéliales pavimenteuses tapisse la face libre de cette tunique interne, qui d'habitude offre des plis longitudinaux (pl. XXIV, fig. III).

Les vésicules séminales, qui s'unissent par leur extrémité antérieure aux canaux déférents, se composent d'une poche principale allongée en forme d'intestin, d'où s'échappent, de distance en distance, quatre ou cinq diverticulums plus ou moins flexueux et se terminant par une extrémité borgne. La structure de cet organe rappelle celle du canal déférent; ainsi en allant de dehors en dedans on trouve trois tuniques. La première ou tunique externe, est une membrane conjonctive, la deuxième ou tunique moyenne, est musculeuse et offre deux couches de fibres contractiles dirigées en sens inverse; la troisième enfin est aussi une membrane muqueuse. Cette dernière, par la quantité considérable de culs-de-sac qu'elle présente à sa surface, se rapproche de la structure des glandes. Son épithélium est stratifié et le liquide que la vésicule contient paraît être le résultat d'une sécrétion par végétation, car il renferme de nombreux débris de cellules mélangés quelquefois avec la liqueur séminale. L'extrémité inférieure du canal déférent est assez souvent hérissée de diverticulums identiques, et pour la forme et pour la structure, à ceux des vésicules, mais beaucoup plus petits. Vésicules séminales.

Le sperme, tel qu'il sort du canal de l'urèthre, c'est-à-dire mélangé avec les produits des vésicules séminales, Sperme.

des glandes prostatiques et de Cowper, est un liquide alcalin, épais, gluant, incolore, exhalant une odeur particulière; quelque temps après l'éjaculation il devient liquide, par le déssèchement il acquiert une certaine consistance et prend la couleur jaune et la demi-transparence de l'ambre. Ce liquide renferme des éléments accessoires, tels que cellules et débris de cellules, et des éléments essentiels et caractéristiques, sous forme de corpuscules filiformes doués de mouvement et désignés sous le nom de *filaments spermatiques*, *spermatozoaires*, *spermatozoïdes*. Ils sont constitués par des filaments très-déliés, dont une extrémité renflée en amande forme la tête à laquelle succède un long fil terminé en pointe extrêmement fine et qui représente la queue. A la ligne de jonction de ces deux parties existe un petit sillon, ou espèce de collet, sur les côtés duquel on trouve quelquefois un petit appendice tuberculeux (pl. XXIV, fig. 1). Leur longueur moyenne est de 1/20 de millimètre, la largeur de la tête mesure 1/400 de millimètre. Malgré la plus grande attention on ne voit aucune trace d'organes dans toute l'épaisseur du spermatozoïde; la substance qui le compose est homogène, transparente et anhiste. Le prolongement caudal exécute des mouvements d'oscillation en serpentant. Les mouvements des spermatozoïdes persistent assez longtemps après la mort (10 à 24 heures); Kölliker dit que dans les organes génitaux femelles on peut les constater après sept ou huit jours révolus; chez le bœuf il les a vus au bout de six jours; l'eau et les acides les arrêtent, mais les liquides légèrement alcalins les réveillent.

Développement des spermatozoïdes.

Ces éléments, qui forment la partie essentielle de la sécrétion du testicule, se développent de la manière suivante: lorsqu'on examine l'épithélium des canaux sécréteurs, on remarque que les cellules centrales sont en général plus volumineuses que les autres, et offrent une segmentation nucléaire plus ou moins active; ainsi on rencontre des cellules qui renferment jusqu'à dix noyaux et plus (pl. XXIV, fig. 11). Outre le nucléole, qui se révèle dans chaque noyau sous forme d'une vésicule brillante et sphérique, il existe sur un des points de sa périphérie une tache allongée, à contours foncés et très-nets, tout à fait anhiste et transparente et réfractant très-puissamment la lumière, c'est la future tête du spermatozoïde. A une des extrémités de la tache ovale apparaît bientôt un filament qui s'allonge rapidement pour former la queue du spermatozoïde, et qui, en grandissant, s'enroule sur lui-même et reste toujours appliqué sur l'enveloppe du noyau (fig. II, 7). Lorsque les noyaux sont arrivés à leur complet accroissement, la cellule mère, ne pouvant plus les contenir, éclate, et ils deviennent libres; bientôt les éléments dont ils se composent se dissocient et tombent en déliquium. Alors la queue du spermatozoïde se déroule (fig. II, 8), puis la tête elle-même se dégage et le développement est achevé. Sur des testicules de Cabiai j'ai pu suivre à plusieurs reprises les transformations que subit la cellule épithéliale pour produire les spermatozoïdes, et j'ai toujours vu que les phénomènes se passent tels que je viens de l'exposer, c'est-à-dire que chaque noyau donne naissance à un fil spermatique ou vibratile. Les observations faites sur l'homme, à cet égard, s'accordent avec les précédentes.

Les artères destinées à l'organe sécréteur du sperme viennent de trois sources différentes : il y a d'abord l'artère spermatique, qui est spécialement destinée au parenchyme de la glande et qui vient directement de l'aorte; ensuite on trouve l'artère déférentielle qui naît médiate- Vaisseaux et nerfs.

ment de l'hypogastrique par la vésicule inférieure, et qui fournit le sang au canal déférent et à l'épididyme; enfin il y a l'artère funiculaire qui provient de l'anse de l'épigastrique et qui rampe dans les enveloppes du cordon. Mais il est utile de noter que ces trois vaisseaux s'anastomosent entre eux au niveau de l'épididyme, de sorte que dans le cas d'obstruction de l'un d'eux, le canal oblitéré serait suppléé dans ses fonctions par les deux autres. La plupart des branches de l'artère spermatique pénètrent dans le testicule par le hile, les autres rampent d'abord dans la tunique albuginée, puis s'accolent aux trabécules fibreuses pour arriver au milieu des lobules et former un réseau assez lâche qui entoure les canaux séminifères. Les veines s'accolent à l'artère spermatique, puis, arrivées dans la région lombaire, elles s'unissent en un seul tronc qui se jette, à gauche, dans la veine rénale, et à droite, dans la veine cave inférieure. Quant aux lymphatiques, ils sont très-nombreux, accompagnent les vaisseaux sanguins du cordon et aboutissent aux ganglions lombaires. Les nerfs, assez rares, s'appliquent sur les artères et pénètrent avec elles dans les glandes, mais on ignore encore leur mode de terminaison.

Développement du testicule.

Le testicule se développe aux dépens de la masse interne du corps de Wolff, tandis que le canal excréteur est formé par le conduit externe du même organe. Le *vas aberrans* vient de la partie centrale du corps de Wolff qui pour certains auteurs donnerait naissance à l'épididyme. M. Giraldès prétend que le *vas aberrans* n'est pas l'analogue du corps de Rosenmüller. D'après cet observateur, ce serait un petit organe placé derrière la séreuse vaginale, en avant du paquet de veines qui se rend dans le testicule, et dans l'espace compris entre l'épididyme et le point où la tunique vaginale se réfléchit pour former le cul-de-sac séreux[1]. Les métamorphoses histologiques qui s'opèrent dans le cours du développement du testicule, ne sont pas encore assez bien connues pour que nous en fassions mention dans cet ouvrage.

Les idées émises plus haut, relativement au revêtement épithélial et au mode de sécrétion des glandes en grappe, s'appliquent également aux glandes en tube. Les glandes à épithélium simple et à sécrétion par filtration, sont les glandes en tube de l'intestin, celles de l'utérus, les glandes sudoripares, le rein et la glande biliaire. Les glandes à épithélium stratifié et à sécrétion par filtration sont les glandes cérumineuses et spermatiques.

Altérations.

Les altérations du testicule, au point de vue de leur développement histologique, ressemblent trop à celles des autres glandes pour que nous en fassions l'objet d'une étude spéciale ici; seulement nous dirons que c'est encore un des organes où l'évolution du tubercule proprement dit est très-facile à étudier.

Préparations.

Quant aux préparations que nécessite l'examen microscopique du testicule, elles sont les mêmes que pour les reins.

Art. 3. *Glandes mixtes.* L'ovaire, sous certains rapports, ressemble aux glandes folliculeuses, mais il s'en éloigne par l'existence temporaire d'un canal excréteur et par la déhiscence de ses follicules; le foie, par son double appareil biliaire et glycogène, participe et des glandes tubuleuses et des glandes sanguines. La structure de ces deux organes permet donc d'en former un petit groupe distinct qui établit naturellement un trait d'union entre

[1] *Comptes rendus des séances* et *Mémoires de la Société de biologie*, pendant l'année 1859, p. 123; Paris 1860.

les deux catégories des glandes folliculeuses et sanguines.

Ovaire. Structure. *Ovaire.* L'ovaire ressemble beaucoup par sa forme extérieure au testicule, il offre comme cette glande deux faces convexes, un bord libre également convexe et un bord droit ou hile qui se rattache aux vaisseaux nourriciers. L'enveloppe de l'ovaire, ou tunique albuginée, est encore identique à celle du testicule et, comme elle, est enveloppée de toute part, le bord droit excepté, par une membrane séreuse. Enfin, pour compléter l'analogie entre les deux tuniques, celle de l'ovaire offre au niveau du hile un épaississement comparable au corps d'Highmore. La face interne de l'enveloppe albuginée adhère intimement au parenchyme de l'organe et se confond avec lui. Celui-ci se compose d'une masse fibrillaire mélangée à une grande quantité de vaisseaux, et au milieu de laquelle sont disséminées les parties essentielles de la glande, c'est-à-dire les ovisacs ou vésicules de Graaf. Au niveau du hile on ne rencontre pas d'ovisacs, mais un peu plus loin, et jusqu'à la périphérie de l'organe on en trouve un grand nombre et de toutes dimensions; cependant les plus volumineux sont habituellement situés au-dessous de la tunique albuginée.

Ovisac. L'ovisac est limité à l'extérieur par une enveloppe fibro-vasculaire composée des mêmes éléments que le parenchyme, mais plus condensés. Les couches superficielles de cet organe, qui adhère lâchement au tissu conjonctif ambiant, sont moins vasculaires que les couches profondes. Sur celles-ci repose un épithélium stratifié, ou autrement dit la couche granuleuse, qui augmente considérablement d'épaisseur dans le point tourné du côté de l'albuginée, pour constituer le disque proligère, dans l'intérieur duquel repose l'ovule ou l'œuf (pl. XXIV, fig. IV, 2,

3, 4). La partie centrale de la cavité de l'ovisac est remplie par un liquide albumineux, qui contient des cellules ou des débris de cellules détachées de la membrane granuleuse.

Ovule.

La structure de l'ovule rappelle tout à fait celle de la cellule. Son enveloppe, qu'on appelle *zone transparente* ou *membrane vitelline*, est épaisse (1/100 de millimètre), transparente et tout à fait anhiste. Son contenu ou vitellus, de consistance un peu liquide, renferme une grande quantité de granulations très-fines, au milieu desquelles on distingue quelques gouttelettes de graisse. Sur un point de la périphérie du vitellus existe un noyau sphérique et brillant connu sous le nom de *vésicule germinative* ou *de Purkinje.* Enfin ce noyau contient lui-même un nucléole auquel on a donné le nom de *tache germinative* ou *de Wagner* (pl. XXIV, fig. IV, 5, 6, 7, 8).

On sait qu'ordinairement l'ovisac contient un seul ovule; cependant il peut arriver qu'il en renferme deux, ainsi que nous l'avons vu sur un ovaire d'adulte (pl. XXIV, fig. V, 1, 2). Ce fait peut expliquer la cause, au moins dans certains cas, de la grossesse gémellaire:

Segmentation du vitellus.

La segmentation du vitellus, qui dans l'œuf fécondé est le point de départ des métamorphoses qui doivent produire l'embryon, et dont nous avons exposé le mécanisme à propos de la formation de la cellule, n'est pas nécessairement le résultat du contact des deux germes mâle et femelle. Les faits suivants nous paraissent très-significatifs à cet égard: en examinant des vésicules de Graaf hypertrophiées, chez des femmes mortes de péritonite puerpérale, huit à dix jours après l'accouchement, nous avons rencontré plusieurs ovules mesurant 1/10 à 1/7 de millimètre, dans lesquels la segmentation était aussi nettement dessinée que dans les œufs fécondés : seulement les cellules du pseudo-blastoderme subissaient déjà la métamorphose graisseuse, quelques-unes d'entre elles étaient même réduites à l'état de cellules adipeuses (pl. XXV, fig. I, 3, 4). Dans d'autres ovules, le contenu était complétement transformé en une masse graisseuse (pl. XXV, fig. II). Tous ces ovules étaient entourés d'une zone cellulaire provenant du disque proligène de la vésicule de Graaf, et dont les éléments sphériques ne pouvaient être confondus avec les cellules polyédriques résultant de la segmentation du vitellus (fig. I, fig. II, 1). La segmentation du jaune est donc possible sans fécondation préalable, mais l'œuf reste stérile, les cellules n'offrent jamais les métamorphoses histologiques du blastoderme fécondé; loin de donner naissance à des produits organisés nouveaux, elles périssent par dégénérescence graisseuse. Du reste, le phénomène de la segmentation de l'œuf non fécondé n'a rien d'anomal en soi, car l'ovule n'est qu'une cellule, et chaque jour on observe que les cellules de l'organisme, sous l'influence d'une cause irritative, d'un choc par exemple, offrent aussi une segmentation ou prolifération nucléaire, à la suite de laquelle naissent les produits pathologiques les plus variés.

Sur ces mêmes pièces, la structure de la paroi externe des vésicules de Graaf m'a semblé différer de celle des vésicules ordinaires. Cette membrane est riche en vaisseaux; de plus elle est constituée presque exclusivement par des cellules fusiformes très-allongées et soudées régulièrement les unes aux autres, ce qui fait que sur la coupe elle paraît fibreuse, mais en réalité elle ne contient pas de fibres. Les parois des vaisseaux sont également formées par les mêmes éléments fibro-plastiques. Cette organisation rend parfaitement compte de la fragilité de l'enveloppe de l'ovisac.

Enveloppe de l'embryon.

Les enveloppes de l'embryon, provenant des deux feuillets du blastoderme, sont l'amnios et l'allantoïde ou chorion définitif. La première de ces membranes, mince, incolore, transparente, est une membrane épithéliale dont les cellules lamelliformes ont des contours nets, mais très-pâles et difficiles à saisir; le noyau un peu plus foncé est au contraire très-visible, il plonge dans une substance presque amorphe. Les cellules mesurent 1/40 à 1/26 de millimètre, le noyau 1/133 à 1/100 de millimètre.

L'allantoïde est, comme la précédente, une membrane cellulaire, mais ses cellules diffèrent de celles de l'amnios par leur volume qui est moindre (1/100 à 1/80 de millimètre), et par leur contenu fortement granuleux qui masque en partie le noyau. Cette membrane s'épaissit considérablement dans un point pour former le placenta, dont la face externe est hérissée de villosités qui rappellent, par leur configuration extérieure, les arborisations du corail (pl. XXV, fig. III). Une substance conjonctive à peu près amorphe forme le squelette de la villosité; à sa surface on trouve une couche épithéliale, et dans son intérieur des vaisseaux qui, arrivés près du sommet, décrivent des anses et ne s'anastomosent jamais avec les vaisseaux du placenta maternel (pl. XXVI, fig. I). Cette structure, comme on le voit, a la plus grande analogie avec celle des villosités intestinales; du reste ici l'identité de structure correspond à l'identité de fonctions : les villsoités placentaires sont les organes d'absorption des matériaux nutritifs, elles baignent dans le sang de la mère où elles puisent, comme les villosités intestinales baignent dans le liquide alimentaire qu'elles absorbent. Le placenta muni de ses villosités est donc le véritable intestin de l'embryon.

Corps jaune. Après la chute de l'œuf on trouve dans l'ovisac les débris de la couche granuleuse ou épithéliale, mélangés à du sang provenant des vaisseaux déchirés pendant la rupture de la tunique fibro-vasculaire. Ce mélange forme une petite masse qui, à cause de sa coloration, a reçu le nom de *corps jaune*. Très-peu de temps après son apparition, les parties qui le composent s'infiltrent de graisse et disparaissent par résorption; l'hématine, provenant des globules rouges, donne assez souvent des cristaux d'hématoïdine, mais souvent aussi elle est résorbée sans laisser la moindre trace. Les parois de l'ovisac reviennent sur elles-mêmes, se plissent et forment une sorte de cicatrice étoilée; il arrive quelquefois que la cicatrisation est précédée de la formation de cellules fibro-plastiques, qui se métamorphosent ensuite en faisceaux de tissu conjonctif.

Oviducte. La trompe de Fallope ou oviducte, qui sert de canal excréteur à l'ovaire après la chute de l'œuf, se compose de trois tuniques : la première est séreuse et appartient au péritoine; la seconde est musculo-vasculaire, et rappelle la structure des organes érectiles; la troisième est une membrane muqueuse offrant des plis longitudinaux qui s'effacent pendant la dilatation du canal, et tapissée à l'intérieur par une simple couche de cellules cylindriques et vibratiles. Le mouvement des cils vibratiles fait marcher les particules contenues dans l'oviducte, de l'intérieur à l'extérieur, par conséquent favorise la descente de l'œuf vers la cavité utérine.

Utérus. L'utérus, qui fait suite à l'oviducte, possède les mêmes tuniques que lui; seulement la tunique musculo-vasculaire est beaucoup plus développée, surtout pendant la gestation. Quant à la troisième, elle est un peu plus compliquée dans la structure; elle se compose d'un tissu conjonctif très-délicat et parsemé d'une quantité considérable d'éléments cellulaires; ses couches profondes se confondent avec le tissu conjonctif de la tunique musculaire; il n'y a pas de ligne de démarcation entre les deux parties. La face libre est tomenteuse au niveau du corps; mais au niveau du col elle présente des papilles lamellaires et filiformes; ces dernières siégent près de l'orifice inférieur; de plus, nous savons déjà que cette membrane contient un grand nombre de glandes en tube qui ont été décrites plus haut. L'épithélium de la muqueuse utérine forme une simple couche de cellules coniques et vibratiles; pendant la grossesse il devient pavimenteux et perd ses cils.

Vagin.

Le vagin possède également trois tuniques : l'externe est fibreuse; la moyenne, musculo-vasculaire, et l'interne est muqueuse. Cette dernière membrane offre à sa surface un grand nombre de larges plis, surtout vers son extrémité inférieure, et un nombre plus grand encore de papilles coniques. Son épithélium est épais et stratifié; jusqu'à présent on n'a pas découvert de glandes dans l'épaisseur de ses parois.

Vaisseaux et nerfs.

Les artères de l'ovaire pénètrent dans cet organe par son bord droit ou hile, puis se divisent en un grand nombre de rameaux très-flexueux qui se perdent, les uns dans le tissu conjonctif de la glande et l'albuginée, tandis que les autres vont former dans la tunique externe de l'ovisac un réseau assez serré. Les veines suivent le trajet des artères et vont aboutir aux veines ovariques et utérines. Les lymphatiques, dont on ne connaît pas parfaitement l'origine, accompagnent les vaisseaux sanguins et se jettent ensuite dans les ganglions lombaires et pelviens correspondants. Quant aux nerfs, ils s'accolent aux vaisseaux et arrivent avec eux dans la glande; mais on ignore leur mode de terminaison.

Développement. C'est aux dépens de la masse interne du corps de Wolff que se développe l'ovaire, tandis que l'oviducte et l'utérus sont formés par le canal externe du même organe; la portion centrale s'atrophie et donne le corps de Rosenmüller. Ce qui distingue l'ovaire du testicule, c'est qu'il ne se soude pas avec son canal excréteur. Il est d'abord exclusivement constitué par des cellules embryonnaires, dont la plus grande partie se transforment en divers éléments qui composent la glande; les autres cellules sont destinées à la formation des ovisacs et ovules. Primitivement la vésicule de Graaf et l'ovule ne forment qu'une seule masse sphérique de cellules possédant toutes la même forme et les mêmes dimensions (pl. XXV, fig. V, 2). Ce n'est que plus tard qu'au milieu du groupe on aperçoit une cellule qui, par son volume augmentant de plus en plus et par sa forme sphérique, se distingue des autres éléments dont elle est entourée. Eh bien, c'est cette cellule qui représente l'ovule embryonnaire (pl. XXV, fig. IV, 3) : elle n'a plus à subir que quelques modifications dans son enveloppe qui s'épaissit, et dans son volume qui augmente, pour arriver à son complet développement. Les cellules qui entourent primitivement l'ovule embryonnaire se multiplient et forment la couche granuleuse, ainsi que le disque proligère. Pendant les derniers temps de la vie intra-utérine, l'ovaire de l'embryon renferme déjà les groupes sphériques des cellules qui doivent produire plus tard les ovisacs et les ovules.

Le corps de Rosenmüller, situé entre les lames péritonéales qui unissent l'ovaire à la trompe et formé d'un certain nombre de canaux sans issue, représente les débris de la partie centrale du corps de Wolff.

La plupart des kystes de l'ovaire se développent dans les ovisacs qui s'hypertrophient et qui sécrètent des liquides très-variables d'aspect et de composition. Assez souvent ils contiennent une liqueur de consistance sirupeuse et couleur chocolat, composée de débris d'épithélium infiltrés de graisse, de pigment sanguin et de cristaux de cholestérine (pl. XXV, fig. VI et VII). Le plus habituellement le liquide, transparent, jaune citrin, ne renferme que quelques rares cellules détachées de la poroi interne de la poche, et des globules rouges tout aussi rares. Kystes de l'ovaire.

Les préparations de l'ovaire se font comme celle des glandes en général. Pour obtenir des coupes d'ensemble convenables, on durcit la glande par une légère cuisson dans l'eau bouillante, ou bien on la traite par l'acide chromique, qui a l'avantage de ne pas altérer les éléments cellulaires. Il faut également exécuter des préparations analogues sur des ovaires frais, surtout lorsqu'on veut étudier la structure de l'ovule. La dissection des ovisacs n'est pas bien difficile; dans les ovaires de femmes mortes quelques jours après l'accouchement, ces poches sont très-volumineuses et adhèrent fort peu aux parties voisines; aussi on les énuclée sans difficulté. En rompant les parois de la vésicule sur la grande plaque de verre, on en voit sortir un liquide transparent entraînant quelques granulations blanchâtres que l'on doit examiner avec soin; car c'est dans leur intérieur qu'est logé l'ovule. Les ovaires des petits mammifères (lapin, chien, cabiai, rat), sont très-bons pour faire ces recherches. Préparations.

Foie. Le foie est enveloppé par une membrane de tissu conjonctif qui embrasse de toute part la glande et qui, arrivée au niveau du sillon transverse, se réfléchit sur les canaux qu'elle y rencontre et pénètre avec eux dans le Foie.

parenchyme, en leur formant une gaîne connue sous le nom de *capsule de Glisson*. La face externe de cette enveloppe est intimement unie au péritoine dans toute son étendue, excepté au niveau du bord postérieur, du sillon transverse et de la gouttière biliaire; la fusion des deux membranes est telle qu'il est impossible de trouver une ligne de séparation entre elles; aussi le péritoine paraît-il simplement représenté par son revêtement épithélial. La face interne envoie dans la profondeur des trabécules qui la rattachent assez solidement au parenchyme glandulaire.

Celui-ci se présente à l'œil nu sous l'aspect de petites granulations de 1/2 à 1 millimètre de diamètre, violacées et dont le centre est tantôt plus foncé, tantôt plus pâle que les contours. Cette variété de siége de la coloration dans les granulations tient à la réplétion exclusive de tel ou tel système de vaisseaux. Ainsi, le point central foncé correspond à la congestion de la veine sus-hépatique, tandis que le pourtour rouge foncé et le point central pâle résultent de l'hyperhémie de la veine-porte et de l'anhémie de la veine sus-hépatique. Chez l'homme, le pourtour de ces granulations appelées encore *lobules*, *acini*, est assez vague; mais il en est autrement chez beaucoup d'animaux et plus particulièrement chez le porc, où chaque lobule forme un petit polyèdre indépendant des lobules voisins et dont les bords sont très-nettement dessinés.

Lobules. Chaque lobule hépatique représente par sa structure un foie tout entier; il suffira donc d'en étudier un seul pour avoir une idée exacte de l'histologie de cette glande. Dans un lobule on trouve : 1° une masse considérable de cellules; 2° l'appareil vasculaire de la veine-porte et de la sushépatique; 3° l'appareil biliaire composé de canaux biliaires et de l'artère hépatique.

Les cellules sont de deux espèces : les unes, qui constituent la presque totalité de la masse épithéliale, se présentent sous forme de polyèdres volumineux et irréguliers, mesurant en moyenne 1/50 à 1/40 de millimètre. Un noyau presque toujours infiltré de graisse, des gouttelettes de graisse libre et une très-grande quantité de granulations fines et pâles, que Schiff regarde comme un amidon animal, en représentent le contenu (pl. XXVI, fig. II, 1). Les autres cellules, beaucoup plus petites (1/100 de millimètre) et bien moins nombreuses, ont une forme polyédrique régulière et un contenu finement granulé et ordinairement privé de graisse (fig. II, 2).

Dans les espaces interlobulaires, espaces très-apparents chez le porc, on trouve de petites branches de la veine-porte (veines interlobulaires), qui fournissent des rameaux aux lobules entre lesquels elles sont situées (pl. XXVI, fig. IV, 2, 3). Si l'on envisage ces veines interlobulaires dans leurs rapports avec un seul lobule, on remarque qu'elles lui forment une espèce de couronne vasculaire, de la concavité de laquelle naissent un grand nombre de ramuscules qui se capillarisent immédiatement après leur naissance (fig. IV, 4 ; fig. V, 2). Ils s'anastomosent très-fréquemment entre eux et forment ainsi un réseau à mailles assez serrées, qui mesure en moyenne 1/20 de millimètre, et qui se jette au centre du lobule dans une petite branche veineuse représentant la racine de la veine sus-hépatique (fig. VI, 2). Chez l'homme, les lobules n'étant pas très-nettement délimités, on ne remarque pas de couronne vasculaire formée par la veine-porte ; mais le réseau capillaire offre la même physionomie et la même distribution. Les capillaires ne sont pas, ainsi que le pensent certains observateurs, de simples canaux limités par les cellules hépatiques : ils ont réellement des parois propres constituées de la même façon que celles des autres capillaires ; de plus, autour de ces canaux on trouve des traces de tissu conjonctif très-délicat (pl. XXVI, fig. III, 1).

Les grosses cellules hépatiques remplissent les mailles des capillaires, et forment elles-mêmes, dans leur ensemble, un réseau épithélial qui pénètre le réseau vasculaire (fig. III, 3). L'agencement des parties que nous venons d'étudier, c'est-à-dire le système de la veine-porte et de la sushépatique, uni aux grandes cellules hépatiques, constitue l'appareil glycogène du foie.

Canaux hépatiques.

Les canaux hépatiques entrent dans le sillon transverse du foie avec l'artère hépatique, la veine-porte, et accompagnent les vaisseaux jusqu'aux lobules. Dans leur parcours ils fournissent un assez grand nombre de branches arborescentes, dont les plus volumineuses offrent entre elles de nombreuses anastomoses, tandis que les plus petites restent indépendantes et s'appliquent sur la périphérie des lobules. De ces petits rameaux périlobulaires naissent des tubes qui pénètrent peu profondément dans les lobules et s'y terminent en cul-de-sac. Ils sont revêtus à l'intérieur d'une simple couche épithéliale formée par les petites cellules dont nous avons parlé plus haut (pl. XXVI, fig. VIII, 5, 6, 7). Sur les canaux biliaires, qui ont au delà de 1/40 de millimètre, l'épithélium pavimenteux fait place à un épithélium cylindrique (Kölliker). Enfin les canaux hépatiques proprement dits, le cystique et le cholédoque, renferment dans leurs parois l'élément musculaire et un assez grand nombre de glandes en grappe. L'artère hépatique accompagne les canaux biliaires jusqu'aux lobules, leur fournit un grand nombre de branches et se jette enfin dans le réseau de la veine-porte.

Ce second appareil, formé par les canaux biliaires et l'artère hépatique, représente une glande en tube. Le foie est donc composé de deux glandes qui se pénètrent réciproquement; l'une de ces glandes (glande sanguine) est en rapport avec la sécrétion du sucre, et l'autre (glande en tube) avec la sécrétion de la bile. La physiologie du foie, si bien établie par M. Claude Bernard[1], et l'anatomie comparée légitiment complétement cette manière de voir.

Le mode de terminaison des canaux biliaires a fait l'objet de recherches les plus variées, et le nombre des théories que l'on a émises dénote l'incertitude où l'on est encore à cet égard. Cependant il n'y a plus guère que deux opinions qui tendent à prévaloir dans ce moment, à savoir : que les canalicules se terminent par une extrémité béante en rapport immédiat avec les grandes cellules hépatiques, ou bien par une extrémité cœcale qui sépare nettement la glande biliaire de la glande glycogène. Nous avons admis que le foie se compose de deux glandes distinctes, parce que, comme nous l'avons déjà dit, la physiologie et l'anatomie comparée le prouvent, et nous avons décrit les canaux biliaires comme terminés en cul-de-sac, parce que nous avons constaté cette disposition sur un foie cirrhotiqne, et nous savons que M. le professeur Küss a déjà fait la même observation sur un foie syphilitique.

Vésicule biliaire.

La vésicule biliaire offre dans ses parois les mêmes éléments que les gros canaux biliaires. La tunique muqueuse présente à sa surface de nombreux plis qui s'entrecroisent et leur donnent un aspect gaufré; elle est tapissée par un épithélium cylindrique, dont les cellules très-pâles sont souvent privées de noyau (pl. XXVI, fig. VII).

[1] *Nouvelle fonction du foie;* Paris 1853. — *Leçons de physiologie expérimentale*, t. I; Paris 1855.

Lymphatiques. Les lymphatiques forment deux réseaux: l'un, superficiel, situé dans l'épaisseur de l'enveloppe du foie; l'autre, profond, qui suit les divisions de la veine-porte; ils communiquent fréquemment entre eux et vont aboutir, d'un côté aux ganglions thoraciques, et de l'autre aux ganglions abdominaux.

Nerfs. Les nerfs qui vienneut du grand symphatique et du pneumo-gastrique, s'accolent à l'artère hépatique et présentent la même distribution; mais on ignore encore leur mode de terminaison dans l'intérieur des lobules.

Développement. Les premiers traces de foie apparaissent sous forme de deux bourgeons cellulaires qui occupent, l'un la couche externe, l'autre la couche interne ou épithéliale des parois de l'intestin. Quant aux métamorphoses ultérieures de ces bourgeons, les observations de la plupart des embryologistes permettent d'arriver aux conclusions suivantes : pendant que le bourgeon externe grandit, en enveloppant le tronc de la veine omphalo-mésentérique, et constitue ainsi une masse parenchymateuse, qui représente le système de la veine-porte embrassée de tous côtés par les grandes cellules hépatiques, le bourgeon interne offre une végétation ramescente, dont les branches tubuleuses se distribuent dans l'intérieur du bourgeon externe pour former le système ou la glande biliaire. En même temps que s'opèrent ces changements dans la forme générale des bourgeons, les cellules primordiales, qui en composent la masse, subissent à leur tour les métamorphoses les plus variées pour former les divers tissus qui entrent dans la structure du foie.

Altérations. A propos des produits pathologiques du foie[1], on constate encore les mêmes phénomènes que dans les autres

[1] *Traité pratique des maladies du foie*, traduit de l'allemand par L. Dumenil et Pellagot; Paris 1862.

glandes; ainsi on rencontre deux espèces d'altérations nettement tranchées au point de vue de leur origine. Les unes appartiennent au parenchyme, c'est-à-dire aux cellules hépatiques, les autres se développent dans le tissu conjonctif.

Les cellules hépatiques ne présentent guère que l'atrophie graisseuse après avoir passé ou non par un état hypertrophique. Cette dégénérescence, qui marche ici comme dans les autres organes, se rencontre habituellement chez les phthisiques et chez les individus atteints d'ictère grave. Dans ces cas, le tissu conjonctif ne paraît pas subir de modification dans sa structure. Les cellules hépatiques contiennent presque toujours du pigment biliaire amorphe, lorsque le cours de la bile est gêné par une cause quelconque.

Tubercule.

Les produits cancéreux, tuberculeux etc. se développent dans le tissu conjonctif de la glande et plus spécialement au milieu des mailles de la capsule de Glisson. Le tubercule du foie, comme celui des poumons, des séreuses, des muqueuses et du tissu conjonctif en général, est le résultat de l'hyperplasie des cellules plasmatiques du tissu conjonctif interlobulaire. Celles-ci se groupent pour former des petites tumeurs sphériques, grisâtres, demi-transparentes, qui ensuite s'infiltrent de graisse, deviennent opaques, et enfin subissent les métamorphoses qui ont déjà été indiquées à l'occasion du tubercule du tissu conjonctif.

Cirrhose
Foie syphilitique.

Dans la cirrhose et le foie syphilitique, les altérations débutent également par une hyperplasie du tissu conjonctif de la capsule de Glisson. Puis les éléments de nouvelle formation se métamorphosent successivemeut en cellules fibro-plastiques et en faisceaux de fibres conjonctives et élastiques. Ce tissu, en se développant, comprime les lobules; alors les cellules hépatiques s'étiolent sous cette pression, s'infiltrent de graisse, se désagrégent et disparaissent plus ou moins complétement. Pendant que les lobules s'atrophient, le tissu conjonctif se rétracte, le foie diminue de volume et offre à sa surface des bosselures résultant du retrait du tissu fibreux nouvellement formé.

Cancers. Les tumeurs cancéreuses de toute sorte proviennent de la même source, et se développent ensuite en subissant chacune les métamorphoses qui lui sont propres.

Ainsi ce qui caractérise le tubercule, ici comme ailleurs, c'est que, dans son évolution, les éléments anatomiques ne vont pas au delà de la forme nucléaire, et qu'ils subissent fatalement l'infiltration graisseuse. L'hypertrophie du tissu conjonctif avec formation nouvelle de tissu fibreux cicatriciel, puis, comme conséquence, atrophie, infiltration et fonte graisseuse des lobules hépatiques : telles sont les modifications de structure qui se rapportent à la cirrhose et au foie syphilitique. L'hyperplasie des cellules plasmatiques et l'évolution morphologique des produits nouveaux dans tous les sens représentent l'origine et la marche des tumeurs cancéreuses.

Dégénérescence amyloïde. La dégénérescence amyloïde du foie offre le même caractère anatomique que celle du rein. Elle débute par les vaisseaux et surtout par les petites branches de l'artère hépatique ; mais elle envahit souvent les cellules hépatiques, dont le contenu se transforme en une substance amorphe transparente qui, mise en contact avec la solution aqueuse d'iode, donne la réaction caractéristique.

Kystes hydatiques. Le foie est assez souvent le siége de kystes hydatiques renfermant des échinocoques ou des débris de ces entozoaires mélangés avec d'autres éléments de la glande plus ou moins altérés. La poche est limitée à l'extérieur par une membrane fibreuse dont l'épaisseur varie et qui appartient au tissu conjonctif de la glande (pl. XXVII, fig. II). Au-dedans de cette enveloppe externe s'en trouve une autre appartenant à l'hydatide et constituée par un quantité considérable de lamelles anhistes et emboîtées les unes dans les autres (fig. III). Enfin, quand l'échinocoque est détruit, on rencontre des crochets qui témoignent de son existence passée (fig. I, 2), puis des cellules hépatiques infiltrées de graisse (fig. I, 1), de la graisse libre et des cristaux de cholestérine (fig. I, 3), des cristaux d'hématoïdine (fig. I, 4), tous éléments qui résultent des altérations diverses et de la destruction des parties constitutives de la glande.

Les recherches relatives à la structure du foie sont hérissées de difficultés de toutes sortes. C'est surtout ici qu'il faut avoir recours à l'acide chromique, car sans lui il est pour ainsi dire impossible d'obtenir des coupes assez minces sans déranger les rapports des éléments constitutifs de la glande. Les injections du système vasculaire sanguin sont faciles; elles m'ont bien réussi avec de la couleur à l'huile délayée dans l'essence de térébenthine; mais il n'en est pas de même pour celles des canaux biliaires, dont les ramifications terminales très-minces et très-fragiles se rompent presque toujours à la moindre augmentation de pression. C'est au niveau du bord antérieur du foie qu'il faut pratiquer les coupes pour les recherches relatives au mode de terminaison des canaux biliaires; du reste, il faut bien l'avouer, c'est l'effet d'un pur hasard si l'on fait passer l'instrument dans la direction de ces tubes sécréteurs. Les mêmes préparations suffisent pour l'étude des altérations du foie.

Préparations.

Art. 4. *Glandes folliculeuses et glandes sanguines.* Les glandes folliculeuses les plus simples sont les follicules isolés du tube intestinal; nous les décrirons ainsi que les amygdales, les follicules de la base de la langue et du pharynx, quand nous examinerons la structure de la muqueuse du canal digestif.

Corps thyroïde. *Corps thyroïde.* L'enveloppe fibreuse du corps thyroïde se continue par sa face profonde avec des trabécules délicates du tissu conjonctif, qui circonscrivent les espaces dans lesquels sont logées les vésicules de la glande (pl. XXVII, fig. V et VI). Chaque vésicule est donc limitée par une lamelle formée de fibres connectives, au milieu desquelles on rencontre une grande quantité de cellules plasmatiques et beaucoup de vaisseaux (fig. V et VI, 2). Une simple couche de cellules épithéliales polyédriques tapisse la face interne de la vésicule, et un liquide albumineux en remplit la cavité. Chez le fœtus et l'enfant, la couche épithéliale est composée de cellules de 1/80 de millimètre de diamètre, à contenu finement granuleux, et dont le noyau mesure en moyenne 1/133 de millimètre (fig. V, 1). Mais chez l'adulte et chez le vieillard il est très-rare de trouver l'épithélium intact et bien nettement séparé du contenu liquide; le plus souvent on remarque l'infiltration graisseuse des cellules, et dans le liquide on rencontre une grande quantité de gouttelettes de graisse et de noyaux libres, qui attestent la désagrégation et la fonte des éléments cellulaires (fig. VI, 1). L'aspect lobulé du corps thyroïde tient à l'agrégation des follicules en petites masses, qui restent plus ou moins indépendantes les unes des autres.

Vaisseaux et nerfs. Les vaisseaux sanguins ne sont remarquables que par leur grande masse et par le réseau délicat qu'ils vont former dans les enveloppes de chaque follicule. On ne possède rien de précis à l'égard de la distribution des lymphatiques et de la terminaison des filets nerveux que fournit le grand sympathique.

Les observations relatives au développement de la glande thyroïde n'ont pas fourni de résultats assez positifs pour que nous les relations dans cet ouvrage. Développement.

Altérations. La dégénérescence colloïde est l'altération qui atteint le plus fréquemment le corps thyroïde et détermine le développement du goître. Au début de la maladie, le corps thyroïde est plus consistant qu'à l'état normal, et quand on fait une coupe, on sent que le rasoir traverse une substance dure et poisseuse. La surface de section est grossièrement granulée, demi-transparente, de couleur jaune ambré ou rose pâle. En examinant la structure de l'organe, on remarque que c'est dans les vésicules qu'apparaissent les premières altérations. Les cellules épithéliales s'hypertrophient d'abord et remplissent plus ou moins complétement les loges de la glande. Ensuite un grand nombre de ces éléments s'infiltrent de graisse et se désagrégent, tandis que les autres métamorphosent leur contenu granuleux en une substance amorphe et de consistance gélatineuse (pl. XXVII, fig. VII, 2). Enfin toutes les cellules se détruisent à peu près complétement et on en rencontre les débris dans l'intérieur de la poche sous diverses formes, tels que noyaux libres, granulations graisseuses, liquide colloïde, cristaux de cholestérine et de margarine (fig. VII, 1). Dégénérescence colloïde.

Pendant que ces modifications se passent dans l'intérieur des follicules, qui deviennent de plus en plus volumineux, le tissu conjonctif ambiant s'hypertrophie de son côté, et les vaisseaux sanguins se dilatent et se multiplient. Alors on observe souvent que les parois des follicules subissent la dégénérescence graisseuse, les vaisseaux qui rampent dans leur épaisseur se rompent, et il en résulte des épanchements de sang qui se coagule et subit ensuite toutes les métamorphoses des caillots depuis la simple décoloration jusqu'à la fonte graisseuse. Assez souvent les sels calcaires se mélangent à la graisse qui infiltre les parois fibreuses des follicules; alors celles-ci prennent l'aspect et la consistance d'une coque osseuse. Dans ce pays-ci il y a très-peu de femmes qui échappent à la dégénérescence colloïde du corps thyroïde; heureusement que l'altération s'arrête assez souvent à la première période. Il est peu probable qu'on ait observé des goîtres produits par l'hypertrophie simple du système vasculaire de la glande.

Préparations. Il n'y a aucune indication spéciale à faire relativement aux préparations du corps thyroïde. Si l'on veut avoir une idée exacte de sa structure normale, il faut prendre de préférence des glandes d'enfant ou de mammifère. Il est bon d'en faire durcir des parcelles dans l'acide chromique.

Rate. *Rate.* La rate est un organe dont la structure laisse encore beaucoup de points à élucider; voici du reste ce qu'il est permis d'établir à cet égard d'après les travaux des plus habiles micrographes. L'enveloppe de cette glande vasculaire est semblable à celle du foie, elle adhère intimement, d'une part au pertoine, et d'une autre part au parenchyme glandulaire; au niveau du hile elle se réfléchit sur les vaisseaux et leur fournit une espèce de capsule de Glisson.

Parenchyme. Le parenchyme se compose d'une sorte de corps caverneux dont les trabécules, de nature fibreuse, aboutissent et s'insèrent à la face profonde de l'enveloppe commune, et dont les mailles contiennent une bouillie de couleur lie de vin, que l'on appelle la *pulpe splénique.* Il faut encore indiquer, comme faisant partie du parenchyme, de petits corps sphériques annexés aux artères et désignés sous le nom de *corpuscules de Malpighi.*

Nous avons dit que l'enveloppe fibreuse de la rate se réfléchit sur les vaisseaux et leur forme une capsule ou gaîne en continuité avec les trabécules. L'artère splénique fournit, près du hile, un certain nombre de branches qui, en pénétrant dans la glande, restent indépendantes les unes des autres et constituent chacune, par ses divisions, une sorte de pinceau vasculaire. Sur les artérioles de 1/30 à 1/10 de millimètre reposent de petits corps blanchâtres, arrondis, de 1/4 à 1/2 millimètre, et que nous connaissons déjà : ce sont les corpuscules de Malpighi. Leur structure est identique à celle des follicules de l'intestin. Ils ont une enveloppe très-mince de tissu conjonctif, se confondant avec la gaîne des artères, leur contenu se compose des éléments que l'on rencontre dans les ganglions lymphatiques, et ils sont distribués de la même façon. Leydig a représenté le réseau vasculaire qui pénètre dans ce corpuscule et qui rappelle par sa disposition celui des follicules clos ; aussi cet observateur n'hésite-t-il pas à considérer le corpuscule de Malpighi comme un petit ganglion lymphatique.

Corpuscules de Malpighi.

La pulpe splénique, qui est traversée par les plus fins vaisseaux et les trabécules les plus délicates, renferme des éléments de nature diverse. Sa masse principale se compose de globules semblables à ceux des corpuscules de Malpighi ; des débris de globules rouges, du pigment sanguin et des cellules volumineuses (1/40 de millimètre) multinucléaires forment le reste. Parmi ces derniers éléments il en est qui offrent une formation endogène de globules rouges, c'est au moins ce qu'il est permis de conclure d'après le dessin de Otto Funke[1]. Mais Kölliker

Pulpe splénique.

[1] *Atlas de chimie physiologique*; Leipzig.

prétend, au contraire, que ces éléments ne sont primitivement que des amas de globules sanguins, autour desquels se dépose une membrane qui les transforme en cellules ; ces noyaux (anciens globules rouges) subiraient plus tard une métamorphose rétrograde, et cet anatomiste donne des dessins à l'appui de son opinion. Est-il permis, après cela, de considérer la rate, avec Otto Funke, comme un foyer de formation de globules rouges, ou bien avec Kölliker, comme un organe destructeur de ces mêmes globules ?

Au milieu des éléments extraits de la rate on rencontre encore des cellules fusiformes et fortement renflées au niveau du noyau. En comparant la forme de ces corps avec les cellules épithéliales des vaisseaux, on doit les considérer comme des éléments de la même espèce (pl. XXVII, fig. IV). Cependant Führer (*Gazette hebdomadaire*, 1855, p. 314) leur assigne une autre nature et leur fait jouer un rôle physiologique très-important. Pour lui, les cellules fusiformes, renflées en forme d'anévrysme, ne sont autres que des tubes ajustés entre eux bout à bout et communiquant avec les capillaires de la rate, et le noyau, futur globule rouge du sang, une fois complétement formé, se détache de sa petite loge et tombe dans la circulation générale; ces corps seraient donc les organes formateurs des globules rouges. Führer s'est sans doute laissé entraîner par le désir d'établir une analogie entre ces fuseaux et les dilatations artérielles que l'on observe sur les poissons, et il aura méconnu leur nature épithéliale.

Veines. Les plus petites veines naissent des capillaires, restent pendant un certain temps indépendantes et s'accolent plus tard aux artères. Les lymphatiques superficiels et profonds se réunissent au niveau du hile et vont ensuite se jeter dans le canal thoracique. Les nerfs sont nombreux et s'accolent aux artères; ils paraissent se terminer par des extrémités libres.

Il est une question très-obscure, c'est celle de savoir quels sont les rapports de la pulpe splénique avec le système veineux. Est-elle absolument sans relations avec les vaisseaux sanguins, comme le veulent certains observateurs, ou bien les espaces qui la contiennent sont-ils des dilatations veineuses, et, dans ce cas, font-ils partie du torrent circulatoire? Je crois que cette dernière opinion se rapproche le plus de la vérité; voici du reste ce que j'ai pu constater relativement à cette question: dans la rate existent des canaux assez larges (1/33 de millimètre) dont la paroi ou tunique externe, fibreuse, est composée presque exclusivement de fibres élastiques fines qui, mélangées à quelques fibres conjonctives, forment un réseau serré n'ayant aucune ressemblance avec la tunique externe des vaisseaux. La face interne de ces tubes m'a paru tapissée par une simple lamelle épithéliale de cellules fusiformes dont j'ai parlé plus haut; enfin ils sont remplis de globules sphériques mesurant en moyenne 1/200 de millimètre. Ces canaux s'anastomosent les uns avec les autres, mais ce qu'il y a de plus remarquable, ce sont leurs connexions avec le système vasculaire sanguin. Dans certains points de leur trajet ils se rétrécissent brusquement et se continuent directement avec de très-petits tubes, dont la structure rappelle celle des petits vaisseaux et des capillaires sanguins. On peut donc conclure de ces faits que la rate est une glande en tube réticulée dont les canaux sécréteurs s'aboucheraient directement avec un certain nombre de capillaires artériels, qui leur apporteraient les matériaux de sécrétion, et d'une autre part avec les

Structure probable.

veines, qui leur serviraient de canaux excréteurs. Il est bien entendu que je ne donne cette opinion qu'avec la plus grande réserve, et comme étant simplement l'expression probable des faits observés.

Développement. On n'est pas d'accord sur le lieu d'origine de la rate. Arnold prétend que primitivement, c'est-à-dire vers la septième ou huitième semaine de la vie intra-utérine, cet organe se confond avec le pancréas. Bischoff dit l'avoir vu naître de la grande courbure de l'estomac sur des embryons de vache; enfin, pour d'autres observateurs, la rate se développe aux dépens d'un blastème d'abord indépendant et qui plus tard se soude à l'estomac. C'est à l'opinion d'Arnold que je me rangerai, car j'ai pu constater, comme lui, la fusion de ces deux organes sur un embryon humain de neuf semaines. On voyait une languette étendue du grand cul-de-sac de l'estomac au duodénum. La partie correspondante au pancréas était blanchâtre, tandis que la partie soudée à l'estomac, un peu plus large, était tout à fait rouge, et par cela même semblait posséder déjà une structure spéciale. Plus tard la languette se divise en deux portions et l'extrémité rouge, qui reste attachée à l'estomac, forme la rate. On ne sait rien de précis relativement aux métamorphoses histologiques que subit l'organe pendant son développement.

Préparations. Les préparations de la rate sont très-difficiles à exécuter, ou plutôt c'est presque par un pur effet du hasard qu'on réussit à les obtenir. Pour pratiquer des coupes, il faut faire durcir les fragments dans l'alcool concentré et dans l'acide chromique. Ensuite, quand on veut étudier les dispositions du tissu conjonctif qui contient les éléments cellulaires, on fait tomber sur la pièce un léger filet d'eau qui détache et entraîne ceux-ci; alors le réseau conjonctif et les canaux de toute sorte deviennent plus apparents. Il est facile de fabriquer à cet effet un irrigateur : on prend un petit flacon à large tubulure et on pratique deux trous dans son bouchon de liége. Dans l'un des trous, on enfonce un tube dont une extrémité plonge jusqu'au fond du vase, tandis que l'autre, qui est en dehors, est effilée et recourbée sur elle-même ; c'est par ce tube que passe le courant d'eau. Dans l'autre trou on enfonce encore un tube, mais de façon que l'extrémité inférieure ne dépasse pas le bouchon ; l'extrémité supérieure recourbée à angle droit sur elle-même est introduite dans la bouche ; c'est le tube insufflateur. Au moyen de ce petit appareil on a l'avantage de pouvoir régler à volonté la force du courant d'eau. On met encore à découvert le réseau de tissu conjonctif en détachant les éléments cellulaires au moyen d'un pinceau, mais cet instrument est plus difficile à manier que l'irrigateur et expose davantage à dilacérer les pièces.

Capsule surrénale. La nature et le rôle physiologique de cet organe sont inconnus. Cependant il semble que, par certains éléments qui entrent dans sa composition et qui forment la presque totalité de la partie centrale, il se rapproche davantage du système nerveux que des glandes folliculeuses. Capsule surrénale.

La capsule surrénale possède une enveloppe mince, de nature fibreuse et qui est unie au parenchyme par des trabécules délicates. En faisant une coupe qui divise complétement l'organe, on remarque qu'il se compose de deux substances dont l'une forme l'écorce et l'autre le centre. Structure.

La première, ou substance corticale, de 1 à 2 millimètres d'épaisseur, assez consistante, brunâtre, est un peu plus foncée dans les couches superficielles que dans les couches profondes. Au milieu du tissu fibrillaire qui en forme la Substance corticale.

charpente, existent de nombreuses cavités allongées et remplies de cellules volumineuses (1/50 à 1/40 de millimètre) et qui offrent la plupart une infiltration graisseuse prononcée.

Substance médullaire.

La trame fibrillaire de la substance centrale ou médullaire est plus délicate que celle de l'écorce, et les cellules qu'elle contient ressemblent tout à fait aux cellules multipolaires des centres nerveux. Les nombreux nerfs destinés à la capsule surrénale pénètrent dans cette substance et s'unissent, ainsi que l'a démontré Leydig, aux prolongements des cellules multipolaires. On est donc en droit, d'après ces données, d'admettre que cet organe est un ganglion nerveux, et de considérer la substance corticale comme une simple membrane de protection, car l'infiltration graisseuse considérable de ses éléments globuleux semble indiquer chez elle un arrêt d'activité fonctionnelle.

Vaisseaux

Les artères et les veines sont nombreuses; leur distribution n'offre rien de particulier à noter. Les lymphatiques sont rares et paraissent appartenir à l'écorce seulement.

Développement.

Le développement de la capsule surrénale se fait en même temps que celui du rein, mais d'une manière indépendante. Les transformations histologiques qu'elle subit pendant la vie embryonnaire sont peu connues.

Préparations.

L'organe étant très-mou, il faut toujours le faire durcir soit par l'alcool, soit par l'acide chromique, afin de pouvoir pratiquer des coupes.

CHAPITRE VIII.

PEAU ET SES ANNEXES.

La peau se compose de deux lames distinctes : l'une, superficielle, est de nature exclusivement cellulaire, c'est l'épiderme; l'autre, profonde, a pour substance fondamentale une trame de tissu conjonctif, au milieu de laquelle on rencontre une grande quantité de nerfs et de vaisseaux, ainsi que des glandes et des masses de cellules adipeuses : c'est le derme.

Épiderme.

Dans l'épiderme on distingue nettement trois zones : la première, en contact immédiat avec le derme, est constituée par une seule rangée de cellules cylindriques, à noyau foncé, et dont le grand diamètre est dirigé perpendiculairement à la surface qu'elles recouvrent (pl. XXVIII, fig. II, 3). C'est principalement dans cette couche que se fait le dépôt de pigment noir chez le nègre, et dans certaines régions de la peau chez le blanc, par exemple l'aréole de la mamelle et le scrotum (fig. III, 1).

Au-dessus de cette zone de cellules cylindriques il en existe une autre, cinq à six fois plus épaisse et également composées de cellules à noyau (fig. I, 3; fig. II, 2; fig. IV, 3). Les plus profondes sont ovales, les moyennes rondes ou polyédriques et les superficielles de nouveau ovales; mais leur direction est inverse à celle des cellules profondes, c'est-à-dire que leur grand diamètre est parallèle à la surface cutanée. Ce sont ces deux zones qui, par leur réunion, forment la couche muqueuse ou le réseau muqueux de Malpighi. Enfin, la troisième zone, la plus externe, ou couche cornée de l'épiderme, très-variable dans son épaisseur, ainsi que la zone précédente, ne renferme que des cellules lamelliformes régulièrement stratifiées (fig. I, 2; fig. II, 1), et qui diffèrent des cellules de la couche muqueuse, non-seulement par leur forme, mais encore par l'absence du noyau et par leur contenu plus ou moins opaque et grossièrement granuleux. Elles résistent aussi, pour ainsi dire, indéfiniment à l'action de l'acide acétique, et longtemps à celle de la potasse caustique, tandis que les cellules de la couche muqueuse de Malpighi sont détruites assez rapidement par ces agents chimiques et surtout par la potasse. L'épiderme, quoique privé de vaisseaux, comme les épithéliums, n'en jouit pas moins d'une organisation réelle et d'une vitalité incontestable.

Derme. Le derme se divise naturellement en deux zones superposées, qui se fondent insensiblement l'une dans l'autre à leur ligne de contact. La zone profonde ou réticulée est constituée par un feutrage très-lâche des fibres connectives et élastiques, feutrage qui se tasse à la limite interne de la peau pour former le *fascia superficialis*. C'est dans cette couche réticulée que l'on trouve les glandes de la peau, les follicules pileux et les cellules adipeuses groupées ordinairement par petites masses (pl. XXVIII, fig. I, 8, 10). C'est aussi là que rampent les vaisseaux et nerfs cutanés avant de présenter leurs divisions ultimes.

Papilles. La surface de la zone superficielle ou papillaire est hérissée de petites saillies auxquelles on donne le nom de *papilles*. Celles-ci ne sont pas uniformément réparties et ne présentent pas partout le même volume; c'est à la pulpe des doigts et des orteils qu'elles sont le plus nombreuses et en même temps le plus développées; quelques-unes même sont surmontées de papilles secondaires.

Les papilles, ainsi que les parties dermiques attenantes,

sont composées d'un tissu fibrillaire très-délicat, parsemé d'une quantité considérable de cellules plasmatiques (fig. II, 5; fig. IV, 1) et sillonné par les ramifications terminales des systèmes vasculaires et nerveux. Un liséré amorphe, et ne mesurant que 1/800 de millimètre d'épaisseur, sépare le derme de l'épiderme (fig. II, 4).

Les vaisseaux du derme forment deux masses : l'une reste dans la zone profonde et fournit des rameaux aux glandes, aux follicules pileux et aux pelotons de graisse adipeuse; l'autre se résout en un réseau serré qui occupe les couches superficielles, et donne en même temps des anses vasculaires qui pénètrent dans l'intérieur d'un grand nombre de papilles (papilles vasculaires). Vaisseaux.

Les filets nerveux de la zone profonde, très-rares, sont destinés aux organes situés dans cette région; mais ceux de la couche superficielle, très-nombreux, forment un réseau plexiforme et paraissent se terminer par des extrémités libres, après s'être préalablement divisés. Une très-grande quantité de ces filets nerveux pénètrent dans certaines papilles (papilles nerveuses), et s'y terminent ou par des extrémités libres, ou par des anses (rares), ou bien encore par fusion avec de petits corps olivaires, pour constituer les corpuscules du tact que nous avons décrits plus haut (pl. XXVIII, fig. II, 6). On se rappelle aussi que les corpuscules de Pacini représentent un autre mode de terminaison des nerfs cutanés (pl. XIV, fig. II). Si les papilles ont toutes la même structure au point de vue de leur substance fondamentale conjonctive, elles forment, au contraire, deux groupes bien distincts, eu égard à leurs relations avec les vaisseaux et les nerfs; il y a, comme on l'a vu, des papilles qui renferment des vaisseaux et qui ne contiennent pas de nerfs, et d'autres qui reçoivent des Nerfs.

nerfs et qui sont totalement privées de vaisseaux; les premières sont les *papilles vasculaires*, les secondes représentent les *papilles nerveuses*.

Lymphatiques. Les vaisseaux lymphatiques forment un réseau très-serré à la superficie du derme et communiquent par des rameaux de plus en plus volumineux avec les troncs sous-cutanés. On ne possède pas de données positives sur leur origine. Prennent-ils leur source dans le réseau des cellules plasmatiques? ou bien, comme le prétend M. Küss, sont-ils en communication directe avec les couches profondes de l'épiderme? Jusqu'à présent ces questions n'ont pas reçu de réponse établie sur la démonstration directe des faits.

Nous rappellerons que nous avons déjà étudié la structure des glandes de la peau.

Développement. Suivant Bischoff, la peau se montre comme couche distincte dès le commencement du deuxième mois. Bientôt le derme, qui est encore formé de cellules primordiales, acquiert une plus grande densité et se distingue ainsi de l'épiderme; plus tard, les cellules qui le composent se transforment, les unes en fibres connectives et élastiques, les autres en vaisseaux etc. Enfin, un certain nombre d'entre elles semblent subir un temps d'arrêt dans leurs métamorphoses, et représentent alors ce qu'on a appelé les *cellules plasmatiques* ou *corpuscules du tissu conjonctif*. Sur un embryon humain de quatre mois j'ai pu assister à la formation des cellules adipeuses, et j'ai parfaitement vu qu'elles dérivent des cellules plasmatiques, dont le contenu s'infiltre de graisse en même temps qu'il augmente de volume. Quant à l'épiderme, il se développe par multiplication et augmentation de volume de ses éléments globuleux. Quoique l'on ne soit pas encore arrivé à la démonstration du fait, il est probable que la multiplication des cellules s'opère sur l'embryon, et pendant toute la vie, par formation endogène de noyaux et scission de la cellule primitive.

Pour étudier la structure de la peau, il faut pratiquer à l'aide du rasoir des coupes très-minces de cette membrane, soit fraîche, soit desséchée. L'acide acétique rend les préparations plus transparentes; la potasse caustique très-étendue produit le même effet et de plus dissocie, et à la longue détruit tous les éléments constitutifs, les fibres élastiques exceptées; l'emploi de ces réactifs sera donc utilisé pour observer certains détails de structure. On trouvera les corpuscules du tact sur des coupes faites à la région palmaire de la troisième phalange et à la région correspondante des orteils. Préparations

Art. 2. *Ongle.* L'ongle n'est qu'une forme particulière de l'hypertrophie de l'épiderme. La face profonde de cette lame cornée repose immédiatement sur le derme; son bord antérieur est libre, mais ses bords postérieurs et latéraux sont enfoncés dans une gouttière connue sous le nom de *rainure unguéale*, et qui est formée par un repli de la peau ou pli sus-unguéal (pl. XXIX, fig. I, II, III). Ongle.

A la surface du derme unguéal ou matrice de l'ongle, lit de l'ongle, on trouve des crêtes privées habituellement de papilles, et qui marchent parallèlement les unes aux autres d'avant en arrière jusque vers le bord postérieur, où elles convergent à un centre commun. La structure du derme unguéal est la même que celle de la couche dermique superficielle des autres régions; seulement il faut observer que le réseau vasculaire est beaucoup moins serré en arrière que dans le reste de son étendue, et il en résulte une tache blanche, semi-lunaire, recouverte en partie par Derme unguéal.

le pli sus-unguéal, c'est la lunule. Le pli sus-unguéal se compose des deux couches constitutives de la peau, mais son derme est privé de papilles (fig. I, 5).

Épiderme. Dans l'ongle on retrouve les trois zones de cellules que nous avons déjà constatées dans l'épiderme. L'inférieure et la moyenne sont exactement semblables à celles de la peau, avec lesquelles elles se continuent sans ligne de démarcation (fig. II, 2, 5, 7). Quant à la zone superficielle, la persistance du noyau dans les cellules, une plus grande transparence de leur contenu et une cohésion plus considérable entre elles sont les caractères qui lui appartiennent en propre et qui la différencient d'avec la zone correspondante de l'épiderme.

L'épiderme du pli sus-unguéal adhère intimement à l'ongle (fig. II, 10); cependant, comme les globules n'ont pas la même structure que ceux de l'ongle, il en résulte une ligne de démarcation très-nette entre les deux couches (fig. II, 4).

Développement. Dès le troisième mois, l'ongle se dessine par l'apparition d'une rainure qui le circonscrit (rainure unguéale). Le derme et l'épiderme s'hypertrophient tous les deux, et déjà au cinquième mois, la surface dermique est surmontée de saillies lamelliformes parallèles; dès ce moment l'ongle se distingue très-bien, par sa structure, du reste du revêtement épidermique.

Accroissement. L'accroissement de l'ongle se fait aux dépens de la couche muqueuse de Malpighi, dont les cellules superficielles se transforment successivement en cellules cornées. L'accroissement en longueur résulte de la végétation très-active des cellules de la rainure postérieure et de leur accolement à la racine de l'ongle. Pendant que celui-ci est ainsi poussé en avant, sa face inférieure entraîne une certaine quantité de cellules qui recouvrent le derme unguéal ou lit de l'ongle, et il en résulte une augmentation dans son épaisseur, mais il est à remarquer que l'accroissement en longueur l'emporte de beaucoup sur l'autre.

Préparations. On fera pour l'ongle les mêmes préparations que pour l'étude de la peau : l'emploi de la potasse étendue est nécessaire pour dissocier les cellules de la couche cornée.

Poil. ART. 3. *Poil.* Le poil, comme l'ongle, est de nature épithéliale; il se présente sous forme d'un filament cylindrique ou aplati, dont les dimensions sont très-variables, et il se compose de deux parties distinctes: l'une, qui surmonte librement la surface cutanée, c'est la tige; l'autre, qui se trouve enfoncée dans une gaîne ou follicule que lui fournit la peau, c'est la racine. Celle-ci se termine par un renflement en massue ou bulbe, dont l'extrémité inférieure offre une excavation profonde dans laquelle pénètre une papille dermique appelée *germe*, *pulpe*, *papille du poil* (pl. XXIX, fig. IV, 3, 7).

Structure. Le poil est limité à l'extérieur par une simple couche épithéliale, que l'on désigne sous le nom d'*épiderme du poil* (fig. VII, 1) : immédiatement en dedans se trouve une substance à stries longitudinales, formant la masse presque entière du poil et que l'on appelle la *substance corticale* (fig. VII, 2); enfin au centre du poil on rencontre ordinairement, mais pas toujours, un canal rempli de cellules particulières qui forment la substance médullaire (fig. VII, 3).

Épiderme. L'épiderme, comme nous venons de le dire, se compose d'une simple couche de cellules lamelliformes, imbriquées les unes sur les autres, de telle sorte que leur bord supérieur est libre (pl. XXIX, fig. V). Quand on traite cette couche par l'acide acétique et surtout par la potasse caustique, les cellules se gonflent, deviennent plus transparentes, et on remarque que le contenu est finement granuleux et que le noyau a disparu (fig. VI). L'épiderme n'appartient qu'à la tige, il cesse brusquement au niveau de la racine. Leydig a figuré, comme épiderme de la racine, une couche de cellules cylindriques qui reposent perpendiculairement sur elle, mais son existence est loin d'être constante.

Substance corticale.

La substance corticale, dont la couleur varie avec celle du poil, présente des stries longitudinales et des taches linéaires dirigées dans le même sens (pl. XXIX, fig. VII, 2). Les éléments qui la composent ont une grande cohésion entre eux, mais à l'aide de potasse caustique on peut les dissocier aisément, et constater que ce sont de longs fuseaux homogènes dans leur structure, sans trace de noyau et contenant quelquefois des granulations pigmentaires. Les taches linéaires foncées nous paraissent simplement des espaces remplis d'air, car on les observe sur les cheveux blancs comme sur les autres (pl. XXX, fig. 1).

Dans la racine, la substance corticale présente une autre physionomie : au niveau du bulbe on trouve des cellules régulièrement polyédriques, dont le contenu est finement granulé et transparent, ou bien très-chargé de pigment et le noyau très-nettement délimité (pl. XXX, fig. II, 6). Un peu plus haut, les cellules s'allongent, ainsi que les noyaux; enfin, à la limite supérieure de la racine, les contours des cellules pâlissent et disparaissent, tandis que les noyaux s'allongent de plus en plus et restent parfaitement visibles. Pendant que les cellules sont résorbées, les noyaux persistent et forment les fuseaux de la substance corticale.

Substance médullaire.

Le canal médullaire n'existe pas toujours, et quand il existe, il offre des variétés dans sa forme et dans sa longueur. Ainsi quelquefois il occupe presque toute la longueur du poil; d'autres fois il s'arrête au niveau de la racine; enfin, il arrive assez souvent qu'il présente de distance en distance des étranglements considérables et même des solutions de continuité (pl. XXIX, fig. IV, 6; pl. XXX, fig. II, 8). Les cellules qui le remplissent constituent la substance médullaire; elles contiennent ordinairement un noyau assez pâle et des granulations d'aspect graisseux; d'après Kölliker, elles renferment en outre des bulles d'air.

La gaîne ou follicule du poil rappelle par sa structure celle de la peau : en effet on y trouve deux zones de tissu conjonctif, semblables à celles du derme, et deux autres zones cellulaires semblables aussi à celles de l'épiderme. C'est ce qui fait croire, avec une certaine apparence de raison, quoique le développement du poil prouve le contraire, que le follicule pileux est une poche produite par le refoulement de la peau. Voici du reste quelle est sa structure. Gaîne.

En procédant de dehors en dedans, on voit : 1° une première zone formée de tissu conjonctif assez lâche et qui se continue avec la couche profonde du derme (pl. XXX, fig. II, 1); 2° une autre zone très-distincte de la précédente, et dont la structure est identique à celle de la couche superficielle du derme, avec laquelle elle est en continuité; elle est limitée en dedans par un liséré mince et amorphe comme celui du derme (fig. II, 2, 3; fig. III, 5); 3° sur ce liséré amorphe, la gaîne épidermique externe, composée de cellules dont la forme et le mode de stratification rappellent la couche muqueuse de Malpighi, avec laquelle du reste elle se confond (fig. II, 4; fig. III, 4); 4° la couche épidermique interne qui, avec ses cellules Structure.

lamelliformes et privées de noyau, est en tout semblable à la couche cornée de l'épiderme; elle se termine en s'effilant à peu près au tiers supérieur du follicule, où débouche ordinairement le canal excréteur des glandes sébacées annexées aux poils (pl. XXIX, fig. IV, 10; pl. XXX, fig. II, 5; fig. III, 3). Au follicule pileux est annexé un très-petit faisceau de fibres musculaires lisses, qui s'insère à la partie inférieure de cette gaîne et du côté correspondant à l'inclinaison du poil; de là il monte obliquement vers la surface du derme, où il prend son autre insertion: c'est un muscle redresseur du poil.

Papille. La papille qui est logée dans la cavité du bulbe appartient au derme et offre une structure plus délicate que les autres papilles de la peau. Elle est riche en vaisseaux, qui décrivent plusieurs anses dans son intérieur, mais on ignore encore ses rapports avec le système nerveux (pl. XXX, fig. II, 7).

Développement. Le poil ainsi que les deux couches épidermiques du follicule dérivent d'un bourgeon de la couche muqueuse de Malpighi, qui s'enfonce dans la profondeur du derme, tandis que les deux tuniques externes dépendent des cellules formatrices du derme. Le poil se forme tout d'une pièce au centre du bourgeon et apparaît sous forme d'un cône, dont le sommet, très-effilé, est dirigé en haut; puis les cellules subissent diverses métamorphoses qui déterminent la forme et la nature des divers éléments constitutifs de cet organe et des deux tuniques épithéliales du follicule. J'ai pu constater que la régénération du poil se fait d'après le même mécanisme et aux dépens d'un bourgeon provenant de l'hyperplasie des cellules du bulbe resté dans le follicule.

Préparations. Les préparations du poil n'offrent aucune difficulté. On obtient le follicule avec le bulbe pileux et les glandes sébacées, en disséquant le follicule dans l'épaisseur du scrotum, où le derme est transparent et dépourvu de graisse. Quand on veut obtenir de très-belles coupes transversales du poil et de sa gaîne, on fait dessécher une paupière, ensuite on taille des lamelles perpendiculairement à la direction des cils, et on les plonge dans de l'eau très-légèrement acidulée. Pour dissocier les éléments du poil, on le traite par la potasse caustique, qui le ramollit; alors il n'y a plus qu'à dilacérer les parties.

GHAPITRE IX.

MUQUEUSE DU CANAL DIGESTIF.

En se fondant sur les caractères généraux de structure des muqueuses, il est impossible de donner une définition qui établisse une ligne de démarcation bien nette entre ces membranes, les séreuses et les synoviales. Quoique les muquesses aient beaucoup d'analogie avec la peau, elles s'en distinguent cependant par leur revêtement épithélial qui ne présente jamais la couche cornée de l'épiderme. L'épithélium des membranes séreuses et synoviales est humide comme celui des membranes muqueuses; dans la séreuse il forme une simple couche de cellules, dans les synoviales il est stratifié; or le revêtement épithélial des muqueuses offre cette double variété de structure. Peut-être trouverait-on un caractère différentiel en s'appuyant sur l'absence des glandes dans les synoviales et les séreuses? pas davantage; car il existe des membranes muqueuses absolument privées de glandes. La seule différence réelle entre ces membranes se rattache à leurs re- Définition.

lations avec l'extérieur : les muqueuses aboutissent plus ou moins directement à la surface du corps, tandis que les séreuses et les synoviales constituent des cavités closes de toute part, et encore, sous ce rapport, trouvons-nous une exception dans la séreuse abdominale de la femme.

Structure générale.

La muqueuse du canal alimentaire est en continuité avec la peau et offre la même structure dans ses parties fondamentales ; ainsi, elle se compose de deux feuillets dont l'un correspond et ressemble à la zone dermique supérieure, c'est le feuillet muqueux proprement dit ; l'autre fait suite à l'épiderme, c'est le feuillet épithélial. Cependant la forme et l'agencement variables de son épithélium, la distribution particulière et variable aussi des vaisseaux qui la sillonnent, la nature et la forme de ses glandes, en font une membrane spéciale qui mérite une description détaillée.

Il suffit d'observer un peu attentivement cette muqueuse pour voir que sa physionomie n'est pas la même partout. Il y a sous ce rapport des différences notables en tel et tel segment du tube digestif : aussi, en nous appuyant sur ce fait, et dans le but de faciliter l'étude de la membrane qui nous occupe, nous examinerons sa structure successivement : dans la bouche, le pharynx, l'œsophage, l'estomac, l'intestin grêle et dans le gros intestin.

Muqueuse buccale.

Le feuillet muqueux des lèvres, des joues, du palais et des gencives ressemble tout à fait à la couche dermique superficielle de la peau. C'est une lamelle munie de papilles au moins aussi nombreuses et de même forme que celles du derme, et dont la structure, peut-être un peu plus délicate, offre les mêmes éléments. On remarque aussi une analogie frappante dans la distribution vasculaire et nerveuse, mais jusqu'à présent on n'a rencontré des corpuscules du tact que dans les papilles des lèvres. Au niveau du palais et des gencives, le feuillet muqueux adhère très-fortement au périoste, avec lequel, du reste, il se confond; mais aux joues et aux lèvres il est doublé par une lame fibreuse très-lâche qui le rattache faiblement à la couche musculaire sous-jacente.

Épithélium.

Le feuillet épithélial présente la même physionomie que l'épiderme: les deux zones profondes, correspondant au corps muqueux de Malpighi, sont absolument identiques, et dans la forme de leurs éléments, et dans leur ordre de superposition. La couche superficielle est également composée de cellules lamelliformes, mais différant de celle de l'épiderme par la persistance de leur noyau.

Glandes.

Les glandes de cette portion de la muqueuse digestive appartiennent toutes à la catégorie des glandes en grappe; elles occupent la lame sous-muqueuse; quelquefois même, comme aux joues, elles plongent dans la couche musculaire; la partie antérieure du palais et des gencives en sont dépourvues.

Muqueuse linguale.

La muqueuse qui revêt la face inférieure de la langue est semblable à celle des lèvres, mais celle de la face dorsale de cet organe en diffère, et par l'aspect extérieur, et par certains détails de structure.

La partie qui correspond à la base de la langue est à peu près lisse, cependant elle offre, de distance en distance, de petites saillies lenticulaires, percées d'un trou à leur centre et formées par le relief des follicules clos sous-jacents. Le reste de la surface de cette membrane est hérissé de papilles très-saillantes que l'on peut diviser, d'après leur forme, en trois espèces, à savoir: les papilles caliciformes, les papilles fongiformes et les papilles filiformes ou coniques.

Papilles caliciformes.

Les papilles de la première espèce siégent immédiatement au devant de la base de la langue et constituent ce qu'on appelle le *V lingual.* Elles ont la forme d'un cône dont le sommet adhère à la muqueuse, tandis que la base tournée en haut est libre; de plus, elles sont circonscrites par un anneau muqueux, qui forme une sorte de capsule, dans laquelle elles sont presque complétement cachées (pl. XXX, fig. IV).

Papilles fongiformes.

Les papilles fongiformes sont plus petites que les précédentes et ont la même forme; mais elles surmontent librement la surface de la muqueuse. Leur distribution est assez égale sur toute l'étendue de la face dorsale de la langue; cependant on en trouve une plus grande quantité vers les bords et la pointe de cet organe.

Papilles filiformes.

Les papilles filiformes, dont le nom indique fort bien la configuration, quoique disséminées partout, sont cependant plus nombreuses sur la ligne moyenne de la langue que sur ses bords, où elles dégénèrent en petits plis lamelliformes. Leur direction est oblique de bas en haut et d'avant en arrière (pl. XXX, fig. V).

Structure des papilles.

Chaque papille, quelle que soit sa forme, se compose de deux parties : l'une profonde ou muqueuse, l'autre superficielle ou épithéliale. Dans les trois espèces de papilles, le feuillet muqueux est surmonté de papilles secondaires, qui se présentent sous forme d'appendices plus ou moins longs et grêles (pl. XXX, fig. IV, 2; fig. V, 2).

Quant au feuillet épithélial, il se moule exactement sur la muqueuse sous-jacente, et offre une surface libre qui varie d'aspect, selon qu'elle correspond aux papilles caliciformes et fongiformes, ou bien aux papilles filiformes; dans le premier cas elle est tout à fait lisse (fig. IV, 3); mais dans le second cas elle présente des filaments plus ou moins longs et déliés, qui reproduisent assez exactement la forme des papilles secondaires du feuillet muqueux qu'ils surmontent (fig. V, 3, 4). C'est ce revêtement épithélial des papilles filiformes qui, chez certains animaux, se métamorphose en produit corné et devient ainsi un organe de préhension; chez le brochet il offre la même structure que les dents de cet animal. Il est presque inutile de dire que l'épithélium de la langue est identique à celui des joues quant à la forme et à l'agencement de ses éléments.

Les papilles filiformes diffèrent des deux autres espèces, non-seulement par la forme extérieure de leur revêtement épithélial, mais encore par leurs rapports avec le système nerveux; ainsi les filets nerveux qu'elles reçoivent sont très-rares, et encore ils ne pénètrent pas dans les papilles secondaires. Les papilles caliciformes et fongiformes sont, au contraire, relativement très-riches en fibres nerveuses, et l'on peut suivre celles-ci jusque dans les papilles secondaires, où elles paraissent se terminer par des extrémités libres; on a même constaté des corpuscules du tact dans les papilles fongiformes de la pointe de la langue, et, d'après Krause, ils seraient logés dans les prolongements secondaires du feuillet muqueux.

La distribution des vaisseaux ressemble à celle des autres papilles des parois buccales.

Les glandes de la muqueuse linguale sont de deux espèces: les glandes en grappe, les follicules clos. Les premières, à vrai dire, n'appartiennent pas à cette membrane; car elles sont plongées dans les couches musculaires superficielles. Elles sont très-nombreuses à la base de la langue, où elles forment une couche continue qui, sur les côtés, s'étend jnsqu'aux piliers du voile palatin, et Glandes.

en avant empiète un peu sur la région papillaire. Celles qui sont situées à la partie postérieure des bords latéraux, et à la face inférieure de la pointe de la langue, sont également cachées dans les faisceaux charnus superficiels, et n'ont de rapport avec la muqueuse que par leurs canaux excréteurs, qui la traversent et viennent s'ouvrir soit dans le fond des sillons marginaux, soit sur le côté du frein.

Follicules clos. Les glandes folliculeuses ou follicules clos de la base de la langue correspondent aux saillies lenticulaires de cette région. Au centre de chaque saillie existe un orifice, très-visible à l'œil nu, qui conduit dans une excavation borgne et renflée à la façon d'un flacon; ses parois sont en continuité avec la muqueuse linguale et offrent absolument la même structure. Le réseau vasculaire qui entoure l'orifice est plus serré que dans les parties voisines (pl. XXX, fig. VI). Une lame dense et épaisse de tissu conjonctif double les parois de cette excavation, et renferme une vingtaine de petits corps sphériques du volume des follicules clos de l'intestin, et dont la structure est absolument la même; en un mot, ce sont de petits ganglions lymphatiques. Ces organes n'offrent pas de traces de canaux excréteurs en communication avec l'extérieur; ce qui a induit en erreur à cet égard, c'est la présence d'un pertuis à la surface de la muqueuse sous-jacente; mais nous savons déjà que cet orifice conduit simplement dans une cavité borgne.

Amygdales. Les amygdales sont constituées par une agglomération de follicules clos identiques aux précédents; ce sont donc des glandes folliculeuses composées; elles représentent en quelque sorte les plaques de Peyer de la bouche. Les excavations qui siégent sur leur face libre et bombée sont de simples culs-de-sac; quelquefois elles sont remplies de grumeaux blanchâtres et infects, composés de débris d'épithélium en voie de métamorphose graisseuse.

Lymphatiques.

Les lymphatiques de la bouche sont très-nombreux, surtout ceux qui appartiennent a la muqueuse linguale. Ils paraissent naître immédiatement sous la couche épithéliale et vont se jeter dans les ganglions du cou.

Muqueuse du pharynx.

La muqueuse du pharynx possède des papilles plus petites et moins nombreuses que celles de la bouche. Son épithélium stratifié ressemble à celui de la cavité buccale; cependant il faut observer qu'à la partie supérieure, ou voûte pharyngienne, il est muni de cils vibratils. Les couches profondes de cette membrane renferment des follicules clos et des glandes muqueuses en grappe; les premiers n'existent qu'à la voûte du pharynx, tandis que les glandes muqueuses se trouvent partout; cependant elles sont plus nombreuses à la région pharyngienne supérieure. Les vaisseaux sanguins sont nombreux et offrent une distribution analogue à celle des vaisseaux de la muqueuse buccale. Les lymphatiques se rendent aux ganglions cervicaux profonds. Les nerfs, très-abondants, paraissent se terminer par des extrémités libres.

Muqueuse de l'œsophage

La muqueuse de l'œsophage possède une grande quantité de papilles coniques, et offre, du reste, la même structure que la muqueuse du pharynx. Elle est privée de follicules clos, et ses glandes muqueuses sont en petit nombre. Les vaisseaux sanguins, bien moins abondants que ceux du pharynx, ne présentent rien de particulier dans leur distribution. Les lymphatiques aboutissent aux ganglions cervicaux profonds inférieurs et à ceux du médiastin postérieur. Les nerfs sont nombreux; mais leur mode de terminaison est encore indéterminé (pl. XXXI, fig. I).

La muqueuse pharyngo-œsophagienne est enveloppée,

comme on le sait, par une tunique musculeuse, représentée, pour le pharynx, par les muscles constricteurs, et pour l'œsophage, par deux lames dont l'interne est formée de fibres circulaires, et l'externe, de fibres longitudinales. La tunique musculeuse du pharynx se compose exclusivement de fibres striées; celle de l'œsophage est de même nature à sa partie supérieure; mais vers son extrémité inférieure, et déjà à cinq centimètres au-dessus du cardia, les fibres striées font place aux fibres lisses.

Muqueuse de l'estomac. La muqueuse de l'estomac est plus molle et plus épaisse que celle de l'œsophage; d'un rose pâle pendant le jeûne, elle devient rouge pendant la digestion. Dans l'état de relâchement, elle offre un grand nombre de plis qui s'effacent pendant la distension de l'organe. Sa surface est lisse dans toute son étendue, excepté au cardia, où l'on trouve des papilles analogues à celles de l'œsophage (Berres), et au pylore, où existent des villosités lamelliformes (Krause).

Son épithélium est composé d'une simple couche de cellules cylindriques semblables à celles de l'intestin. La couleur rosée, qu'il emprunte aux couches sous-jacentes, tranche nettement sur la couleur blanchâtre de l'épithélium de l'œsophage; aussi voit-on parfaitement bien les dentelures de la ligne qui unit ces deux lames cellulaires.

Glandes. La surface de la muqueuse est criblée de trous de 1/60 à 1/35 de millimètre, qui conduisent dans les glandes de l'estomac (pl. XXXI, fig. II, 1). Celles-ci appartiennent toutes à la classe des glandes en tube; mais les unes sont simples et les autres composées. Les premières (glandes à suc gastrique) occupent presque toute l'étendue de la muqueuse et offrent la même forme et la même structure que la glande de Lieberkühn. Quant aux glandes composées, les unes occupent la région cardiaque et la grosse tubérosité de l'estomac (glandes à pepsine); les autres, la région pylorique (glandes muqueuses); nous en avons donné la description au commencement de l'article traitant des glandes en tube (pl. XXXI, fig. III et IV).

Vaisseaux et nerfs.

La muqueuse stomacale possède de nombreux vaisseaux, qui fournissent d'abord aux glandes, puis gagnent la couche superficielle, où ils forment un réseau très-régulier, dont les plus grandes mailles circonscrivent les orifices glandulaires. Le réseau lymphatique de la muqueuse communique avec les petits ganglions situés le long des deux courbures de l'estomac. On ignore encore le mode de distribution et la terminaison de nombreux filets nerveux fournis par le grand sympathique et le pneumo-gastrique.

Muqueuse de l'intestin grêle

La muqueuse de l'intestin grêle, qui, dans sa structure fondamentale ressemble à celle de l'estomac, en diffère cependant par l'aspect de la surface et par la nature de certaines glandes qu'elle possède. A la face interne de l'intestin grêle on remarque deux espèces de saillies: les valvules conniventes et les villosités. Les premières sont de longs plis semi-lunaires, résultant de l'endossement de la muqueuse à elle-même; elles sont dirigées perpendiculairement à l'axe du canal, et occupent la moitié ou les deux tiers de sa circonférence; elles se terminent en s'effilant et se rattachent les unes aux autres par de petits plis obliques. Très-nombreuses dans la région duodénale, elles sont imbriquées comme des tuiles et de telle sorte que leur bord libre est dirigé en bas. Au fur et à mesure qu'elles se rapprochent de l'iléon, elles deviennent plus rares et plus étroites, enfin elles ne sont plus qu'à l'état de vestige dans la partie inférieure de l'intestin grêle.

Villosités.

Les villosités sont de petites saillies analogues aux papilles de la langue, mais plus grêles. Lorsqu'on veut avoir une idée exacte de leur forme et de leur distribution, il faut placer un fragment de muqueuse sous l'eau et l'examiner, soit avec la loupe, soit avec le microscope, mais à un faible grossissement. On constate alors que ces villosités occupent toute la surface de la muqueuse et qu'elles sont plus nombreuses dans le duodénum et le jejunum que dans l'iléum; on voit aussi qu'elles revêtent deux formes principales : la forme lamellaire et la forme conique. Les villosités lamelliformes siégent principalement sur la muqueuse des régions supérieures de l'intestin grêle; elles sont simples ou bien composées, et dans ce dernier cas elles reproduisent en miniature l'image des valvules conniventes (pl. XXXI, fig. V, 2, 3). Les villosités coniques se trouvent partout, mais elles sont en plus grand nombre dans l'iléum (fig. VI, 1). Quelquefois, au lieu de se terminer en pointe, elles offrent un léger renflement à leur sommet (pl. XXXI, fig. XI); leur hauteur en moyenne est de 1/2 à 1 millimètre et leur largeur de 1/8 à 1/2 millimètre.

Structure des villosités. Quelle que soit la forme de la villosité, sa structure est la même, et en l'examinant de la superficie à la profondeur, on voit: d'abord une simple couche épithéliale qui, sur une villosité intacte et fraîche, offre l'aspect d'une mosaïque à la surface de laquelle est appliquée une lamelle non interrompue de substance amorphe (pl. XXXI, fig. VII, 1, 2; fig. VIII, 1). En brisant cette couche, on aperçoit la forme des éléments qui la composent; ce sont des cellules coniques dont le sommet repose sur la muqueuse, tandis que la base, tournée du côté de l'axe du canal digestif, est libre ou plutôt est recouverte par la couche amorphe dont je viens de parler, et à laquelle elle adhère intimement (fig. VIII, 2). Il n'y a que les cellules fraîches qui soient revêtues de ce bourrelet amorphe; elles en sont totalement dépourvues vingt-quatre heures après la mort. Leur contenu est finement granulé et leur noyau ovale se trouve habituellement plus rapproché du sommet que de la base; la longueur moyenne des cellules est de 1/20 de millimètre, leur largeur 1/116 de millimètre, et leur noyau mesure 1/150 de millimètre. La couche épithéliale qui revêt la muqueuse située entre les papilles, a la même physionomie et est composée des mêmes éléments que celle-ci. En vain j'ai cherché des traces de canalicules dans le bourrelet amorphe des cellules épithéliales; il m'a été également impossible de voir sa division en bâtonnets, analogues aux cils vibratiles; le sommet ne m'a pas paru percé d'un orifice en communication avec le réseau des cellules plasmatiques sous-jacentes. Mais pourquoi invoquer l'existence plus que problématique de ces orifices ou canaux, pour expliquer le mécanisme de l'absorption? A-t-on jamais vu des trous dans les parois des cellules adipeuses? et cependent personne ne met en doute le passage de la graisse à travers ces membranes.

Immédiatement au-dessous de la tunique épithéliale se trouve la villosité muqueuse qui est limitée par un liséré anhiste semblable à celui que nous avons déjà remarqué à la superficie du derme.

Sous cette lamelle anhiste on voit le réseau vasculaire sanguin, à mailles assez serrées et dont l'ensemble forme une sorte de calotte qui coiffe le corps de la villosité (pl. XXXI, fig. IX); ses rapports paraissent plus largement établis avec le système veineux qu'avec le système artériel, car il est plus facile de l'injecter par la veine-porte que par les branches correspondantes de l'aorte abdominale. Au centre de la villosité existe un canal volumineux (1/80 à 1/66 de millimètre), qui se termine par une extrémité borgne, ordinairement un peu renflée; c'est le vaisseau chylifère (fig. X). J'ai toujours vu le canal très-nettement limité et sans communications avec le réseau des cellules plasmatiques. La position du vaisseau chylifère dans la partie la plus profonde de la villosité, comparée à la position superficielle du réseau sanguin, dont les rameaux sont si nombrenx, doit faire comprendre combien peu est actif le rôle de ce canal dans l'absorption.

Le reste de la villosité est constitué par une substance très-vaguement fibrillaire, pour ne pas dire amorphe, dans laquelle on rencontre un certain nombre de cellules plasmatiques. Il se trouve aussi quelquefois, autour du chylifère, des fibres musculaires lisses dont la direction est parallèle à l'axe de la villosité. On ignore les rapports du système nerveux avec ces organes.

L'appareil glandulaire de l'intestin grêle se compose de glandes en grappes, de glandes en tubes et de follicules clos.

Glandes de Brunner.

Les glandes en grappe ou de Brunner sont situées dans les couches profondes de la muqueuse ou plutôt de la couche sous-muqueuse. Ce sont de petits grains blanchâtres qui mesurent en moyenne 1 millimètre, et dont la structure ressemble tout à fait à celle des glandes salivaires. Son épithélium, composé de cellules polyédriques, forme une simple couche, et le produit de sécrétion est un liquide alcalin, dans lequel on ne découvre aucun élément organisé. Ces glandes n'occupent que le duodenum (pl. XXXI, fig. XII).

Glandes de Lieberkühn.

Les glandes en tube ou de Lieberkühn, juxtaposées à la manière de canons de fusil, forment un appareil sécréteur qui occupe toute l'étendue de l'intestin grêle. En examinant un fragment de muqueuse à un faible grossissement, on voit à sa surface un nombre considérable d'ouvertures qui ne sont autres que les orifices de ces glandes (pl. XXXI, fig. V, 4; fig. VI, 2). Quant à la structure, nous l'avons déjà étudiée.

Les follicules clos sont de petits corps sphériques qui siègent dans les couches profondes de la muqueuse, et dont le volume varie de 1 à 2 millimètres; ils sont limités en dehors par une enveloppe fibroïde parsemée de cellules plasmatiques. Leur contenu, grisâtre et assez consistant, se compose d'une grande quantité de globules arrondis de 1/100 à 1/60 de millimètre, ressemblant tout à fait aux globules lymphatiques. De nombreux vaisseaux s'appliquent d'abord sur l'enveloppe, puis pénètrent dans le follicule en convergeant au centre, où ils décrivent des anses. Quant à l'agencement des différentes parties constitutives de ces organes, il rappelle la structure des alvéoles des ganglions lymphatiques: aussi on les considère généralement comme de très-petits ganglions. Follicules clos.

Dans l'intestin grêle, les follicules clos sont isolés ou agglomérés. A l'état d'isolement, ils sont disséminés dans toute l'étendue de la muqueuse du jejunum et de l'iléum; ce n'est qu'exceptionnellement qu'on en rencontre dans le duodenum; à l'état d'agglomération, ils constituent la partie essentielle des plaques de Peyer. Celles-ci, très-variables dans leur nombre, occupent habituellement l'iléum et la moitié inférieure du jejunum, quelquefois, mais très-rarement, on en rencontre aussi plus haut et même dans le duodenum. On sait qu'elles ont une forme ovalaire dont le grand diamètre est parallèle à l'axe du canal digestif et qu'elles sont situées à l'opposé de l'insertion du mésentère. Leur surface est hérissée de villosités et criblée de pertuis correspondant aux glandes de Lieberkühn, comme sur le reste de la muqueuse intestinale; mais elles offrent en outre d'assez larges dépressions (1 millimètre), au fond desquelles on aperçoit une saillie produite par un follicule clos. Ce sont ces dépressions borgnes situées au-dessus des follicules, qui ont fait supposer à tort que ces organes sont munis d'un canal excréteur. Les follicules isolés, au lieu d'être cachés au-dessous d'une dépression, font au contraire saillie, et la muqueuse qu'ils soulèvent présente la même physionomie que partout ailleurs (pl. XXXI, fig. XI, 1).

Muqueuse du gros intestin. La muqueuse du gros intestin est lisse, privée de villosités, et sous ce rapport ressemble à la muqueuse stomacale. Son appareil glandulaire se compose de glandes de Lieberkühn et de follicules clos isolés, identiques à ceux de l'intestin grêle; seulement il faut observer que les follicules clos du gros intestin sont surmontés d'une dépression analogue à celle que l'on rencontre sur les plaques de Peyer (pl. XXXII, fig. III, 2). Son appareil vasculaire offre le même aspect et la même distribution que celui de l'estomac. On ne sait rien de précis à l'égard des nerfs.

La muqueuse intestinale de l'abdomen adhère à la tunique musculeuse du tube digestif par une lamelle de tissu conjonctif assez lâche (couche sous-muqueuse, tunique fibreuse, nerveuse de l'intestin), dans lesquelles on trouve les glandes de Brunner, les follicules clos, le réseau vasculaire sous-muqueux, et le réseau nerveux, qui présente sur son trajet un grand nombre de cellules nerveuses.

Développement. Le développement des glandes intestinales se fait par bourgeonnement du feuillet épithélial, et sous ce rapport offre la plus grande analogie avec le développement des glandes de la peau.

Le mode de régénération de l'épithélium intestinal est

inconnu jusqu'à présent, cependant il est probable qu'il s'opère par végétation endogène et par scission des cellules; la présence de deux noyaux, dans bon nombre de ces éléments, doit faire présumer que les choses se passent ainsi.

Les préparations à faire pour l'étude de la muqueuse buccale et pharyngo-œsophagienne sont les mêmes que pour la peau. Préparations.

Quand on veut se rendre compte de la quantité relative et de la distribution des glandes en tubes de l'intestin abdominal, on détache avec le scapel un fragment de la muqueuse, large de deux centimètres à peu près, et on le fixe avec des épingles sur une plaque de liége percée d'un trou de un centimètre de diamètre. Ceci fait, on place la préparation sous le microscope, de façon que la surface libre de la membrane soit dirigée du côté de l'observateur, et on l'examine avec un grossissement de 50 à 100. La même préparation pratiquée sur l'intestin grêle, fera voir le nombre et la forme des villosités. Au lieu de recouvrir la pièce avec la petite plaque de verre qui affaisserait les villosités, on jette sur elle quelques gouttelettes d'eau afin de submerger ces petits appendices filiformes, qui alors se redressent et flottent librement dans les liquides.

Les glandes de Brunner sont cachées dans la couche sous-muqueuse du duodenum; il faut, pour les découvrir, détacher la tunique muqueuse; on remarque alors, sur sa face profonde, comme un semis de très-petits grains blanchâtres représentant chacun une ou deux glandes qu'on détache avec des ciseaux courbes, et qu'on place ensuite entre les deux plaques de verre.

C'est avec un grossissement de 300 à 400, qu'ils faut étudier les détails de structure de la muqueuse abdominale. Des ciseaux courbes suffisent pour pratiquer toutes les coupes nécessaires, soit perpendiculairement soit parallèlement à la surface de la membrane en question. Il arrive assez souvent qu'en raclant légèrement la surface de l'intestin surtout du colon, avec le scalpel, on extrait en entier la tunique épithéliale des glandes de Lieberkühn, qui conserve parfaitement la forme tubuleuse et que l'on peut étudier dans tous ses détails.

Les injections des vaisseaux sanguins n'offrent aucune difficulté.

CHAPITRE X.

ORGANES DES SENS.

Art. 1er. *Œil.* L'appareil de la vision se compose de l'organe de la vue proprement dit ou globe oculaire, des organes de protection ou paupières et des appareils moteur et lacrymal. Comme ces derniers ne présentent pas un grand intérêt au point de vue histologique, nous les passerons sous silence.

Paupières. Les différentes lames ou tuniques qui entrent dans la composition des paupières sont, en procédant de la superficie à la profondeur : la peau, le muscle orbiculaire, la tunique fibreuse et enfin la muqueuse ou membrane conjonctive.

La peau est très-délicate et offre d'ailleurs la même structure que dans les autres régions. C'est dans sa zone dermique profonde que l'on trouve, en se rapprochant du bord libre des paupières, les follicules des cils entourés de leurs glandes sébacées; les cellules adipeuses y sont extrêmement rares (pl. XXX, fig. III).

Le muscle orbiculaire des paupières appartient à la classe des muscles striés : ses faisceaux sont peu serrés et chaque fibre musculaire paraît avoir une gaîne propre de tissu conjonctif (pl. X, fig. II).

La tunique fibreuse, très-mince vers le bord adhérent des paupières, s'épaissit en se rapprochant du bord libre, où elle forme les cartilages tarses. Ceux-ci sont composés de tissu conjonctif très-dense et parsemé de cellules plasmatiques. Mais on cherche en vain dans cette trame fibreuse des cellules cartilagineuses, ou du moins, on en rencontre si rarement, qu'on ne peut pas les considérer comme faisant normalement partie de ces organes. Il faut donc renoncer à regarder ces lames comme des fibro-cartilages, car ils n'en ont que l'apparence sans en posséder la structure. Dans leurs couches profondes il y a vingt à trente canaux parallèles les uns aux autres qui logent les glandes de Meibomius (pl. XX, fig. II).

La membrane muqueuse ou conjonctive est composée d'un feutrage assez dense de tissu connectif; sa face libre est surmontée de nombreuses papilles analogues à celles de la peau et dans lesquelles Krause a découvert des corpuscules du tact; son épithélium stratifié ressemble à celui de la muqueuse buccale et renferme six à huit couches de cellules (pl. XXXII, fig. V, 5). Cette membrane, après avoir tapissé les paupières, forme un cul-de-sac pour se réfléchir sur le globe oculaire et se souder à lui; en la suivant jusqu'au pourtour de la cornée, on remarque que son feuillet profond s'amincit et cesse brusquement en prenant insertion au liséré amorphe de la face antérieure de la cornée, tandis que son feuillet épithélial continue son trajet et revêt toute la face antérieure de cette même membrane (pl. XXXII, fig. V, 4, 5). La conjonctive contient quelques petites glandes en grappe; ses vaisseaux n'offrent rien de particulier dans leur distribution.

Globe oculaire. Le globe de l'œil se compose de trois coques ou membranes superposées, qui circonscrivent un espace dans lequel sont logés les milieux. Les enveloppes ou coques sont, en procédant du dehors en dedans : la sclérotique et la cornée, la choroïde et l'iris, la rétine; les milieux sont, en allant d'arrière en avant : le corps hyaloïde ou humeur vitrée, le cristallin, l'humeur aqueuse.

Sclérotique. La sclérotique est une membrane très-dense, plus épaisse à sa partie antérieure et postérieure qu'à son centre, et composée d'une trame serrée de fibres conjonctives et élastiques. En avant cette membrane adhère assez intimement au feuillet profond de la conjonctive, qui s'en distingue par la rareté de ses fibres et une plus grande quantité de cellules plasmatiques (pl. XXXII, fig. IV, 5). Au niveau de l'entrée du nerf optique elle s'amincit brusquement et offre un grand nombre de pertuis qui livrent passage aux filets nerveux. Sa face profonde n'est solidement unie à la choroïde qu'à sa limite antérieure, où elle donne insertion au muscle ciliaire (pl. XXXIII, fig. III, 1). C'est aussi à la limite antérieure et dans les couches profondes de la sclérotique que se trouve le canal de Schlemm (fig. III, 2, pl. XXXII, fig. IV, 4).

Cornée. La cornée présente une structure très-compliquée, et se compose de plusieurs couches très-distinctes qui sont placées dans l'ordre suivant: la couche antérieure ou la plus superficielle est formée, comme nous le savons déjà, par un revêtement épithélial stratifié qui se continue sans ligne de démarcation avec le feuillet épithélial de la conjonctive (pl. XXXII, fig. V, 5). Derrière cette lamelle s'en trouve une autre qui, sur la coupe, se présente sous forme d'un liséré amorphe de 1/130 à 1/100 de millimètre d'épaisseur, et dont les extrémités donnent insertion au feuillet fibreux de la conjonctive (fig. V, 3, 4). La troisième couche, qui forme à elle seule presque toute l'épaisseur de la cornée, se compose d'une substance fondamentale amorphe dans laquelle on remarque une grande quantité de cellules plasmatiques (pl. XXXII, fig. IV, 2; fig. VI, 1, 2). Celles-ci sont placées d'une manière assez régulière sur des lignes concentriques et parallèles aux deux faces de la cornée (fig. VI, 2, pl. XXXIII, fig. I, 2). Lorsqu'on traite les préparations par l'acide acétique très-étendu, on voit parfaitement la forme étoilée de ces éléments et les nombreuses anastomoses entre leurs prolongements, disposition qui rappelle la structure de la substance osseuse. Mais lorsque l'acide est trop concentré, les prolongements pâlissent et le corps des cellules reste seul visible.

La quatrième couche est constituée par une lamelle amorphe de même épaisseur que la première; ses extrémités se rattachent par un tissu fibreux au bord antérieur de la sclérotique et au muscle ciliaire (pl. XXXII, fig. VI, 3). Sur la face postérieure de cette lamelle repose une simple couche de cellules épithéliales pavimenteuses, qui se réfléchit sur la face antérieure de l'iris et s'arrête à la pupille; c'est à ce revêtement épithélial qu'on a donné le nom de *membrane de Demours*, *membrane de Descemet* (fig. VI, 5).

Il n'y a pas de ligne de démarcation tranchée, comme l'inspection à l'œil nu pourrait le faire supposer, entre la cornée et la sclérotique; ces deux membranes se fondent insensiblement l'une dans l'autre (pl. XXXII, fig. IV, 3). Les fibres de la sclérotique deviennent plus rares en se rapprochant de la cornée, et l'on voit très-bien qu'elles se continuent avec les prolongements des cellules plasmatiques (fig. V, 1, 2).

Vaisseaux et nerfs.

La sclérotique possède peu de vaisseaux et presque pas de nerfs. La cornée ne renferme pas de vaisseaux; son réseau de cellules plasmatiques suffit à la circulation du liquide nutritif. Les nerfs sont fort nombreux et forment un réseau très-riche, qui siége principalement dans ses couches superficielles (Kölliker); selon certains observateurs, ils se termineraient par des extrémités libres.

Choroïde.

La deuxième tunique du globe oculaire est représentée en arrière par la choroïde et en avant par l'iris. La choroïde double exactement la face interne de la sclérotique, et se continue en avant sans ligne de démarcation avec l'iris (pl. XXXII, fig. IV, 12, 10). La face externe de cette membrane adhère très-légèrement à la sclérotique par les vaisseaux et nerfs ciliaires et par quelques rares faisceaux fibrillaires très-déliés; la teinte brunâtre qu'elle offre est due à une couche de cellules irrégulièrement rameuses et remplies de granulations pigmentaires (fig. VII, 1). Sa face interne est également revêtue d'une couche de cellules pigmentaires; mais celles-ci sont bien plus nombreuses que les précédentes, très-régulièrement polyédriques et contiennent une plus grande quantité de pigment; ce qui les distingue encore des cellules de la face externe, c'est qu'elles forment une couche continue et non pas un réseau (fig. VIII). Entre ces deux couches pigmentaires se trouve le corps de la choroïde.

A son extrémité antérieure, la choroïde s'épaissit et présente deux anneaux concentriques; le renflement annulaire externe est blanc grisâtre et unit solidement cette membrane à la sclérotique; le renflement annulaire interne, qui est plus saillant, est formé de petites lamelles triangulaires (procès ciliaires) placées les unes à côté des autres, et embrasse dans sa concavité le pourtour du cristallin, rapport important à constater. Le premier cercle a reçu divers noms : anneau, cercle, ligament, ganglion, muscle ciliaire; le second est appelé *corps ciliaire*. La structure de ces parties est essentiellement musculaire; c'est là que l'on rencontre le muscle ciliaire, qui joue un rôle si important dans l'acte de l'accommodation. La masse principale ou le corps du muscle renferme dans ses couches superficielles des fibres dirigées parallèlement à l'axe antéro-postérieur de l'œil; en avant, ce muscle s'amincit (1/26 de millimètre) et vient s'insérer d'abord à la paroi inférieure du canal de Schlemm; puis un peu plus loin, à l'extrémité postérieure d'un faisceau fibreux, qui se continue avec le liséré amorphe postérieur de la cornée et adhère en même temps au grand cercle de l'iris (pl. XXXIII, fig. III, 3). Les couches profondes du muscle ciliaire, celles qui correspondent aux procès ciliaires, se composent de faisceaux musculaires entrecroisés, et forment ainsi un anneau contractile qui embrasse le pourtour du cristallin (fig. III, 4, 5, 6). En arrière, le muscle se prolonge par des faisceaux longitudinaux jusqu'à la partie moyenne de la choroïde, et en avant il envoie également des faisceaux qui pénètrent dans l'iris et convergent vers la pupille. Le muscle ciliaire se compose donc de trois faisceaux distincts : un faisceau circulaire en rapport avec le pourtour du cristallin, un faisceau longitudinal postérieur qui pénètre dans la choroïde, et un faisceau antérieur destiné à l'iris. Lorsque le premier faisceau se contracte, il comprime le pourtour du cristallin; or, comme cet organe est très-élastique, pendant que son diamètre transversal diminue, son diamètre antéro-postérieur augmente, et il en résulte que les deux faces de la lentille deviennent de plus en plus convexes. Ce faisceau agit donc dans la

Muscle ciliaire.

vision à courte distance. Pendant la contraction du faisceau postérieur, la choroïde et le milieu de l'œil sont entraînés en avant; mais comme la cornée fait obstacle à ce mouvement, le cristallin se trouve comprimé selon son axe antéro-postérieur, et ses deux faces sont sensiblement aplaties; donc ce faisceau est l'antagoniste du précédent et agit dans la vision à longue distance. Le faisceau antérieur, en se contractant, dilate la pupille. Les fibres musculaires sont lisses et leur contraction s'exécute avec lenteur.

Les vaisseaux ciliaires qui traversent le muscle ciliaire s'unissent intimement à lui, et il en résulte la formation d'un appareil érectile (Rouget). Dans la moité postérieure de la choroïde on ne trouve que des vaisseaux unis les uns aux autres par un tissu connectif très-délié et renfermant quelques cellules plasmatiques, qui dans les yeux noirs contiennent des granulations pigmentaires. Je crois, avec M. le professeur Küss, que les vaisseaux de la choroïde sont principalement destinés à former un appareil de caléfaction pour le globe de l'œil.

Iris. Sur les deux faces de l'iris on rencontre une simple couche épithéliale. Nous connaissons déjà celle qui revêt la face antérieure; quant au revêtement épithélial de la face postérieure (uvée), il est formé de cellules pigmentaires polyédriques semblables à celles de la face profonde de la choroïde. Outre les vaisseaux que l'iris contient, on trouve encore dans cette membrane un anneau musculaire qui circonscrit la pupille et s'unit par sa circonférence externe aux faisceaux rayonnés du muscle ciliaire. Ce muscle, qui se compose de fibres lisses, comme le muscle ciliaire, est constricteur de la pupille. Enfin, ces différentes parties sont unies par une trame de tissu conjonctif, dont les cellules plasmatiques contiennent une quantité variable de pigment.

Les nerfs de la choroïde et de l'iris, appelés *nerfs ciliaires*, sont très-nombreux; ils viennent du ganglion ophthalmique et paraissent destinés principalement à l'appareil musculaire de ses membranes. Nerfs.

La rétine qui forme la troisième tunique du globe oculaire a exactement la même étendue que la choroïde, en dedans de laquelle elle est située. A l'entrée du nerf optique, elle est plus épaisse que dans les autres parties, et présente une petite saillie circulaire que l'on a appelée *papille de la rétine;* à l'extrémité postérieure de l'axe antéro-postérieur de l'œil, par conséquent en dehors de la papille, elle offre une dépression allongée et légèrement jaunâtre, connue sous le nom de *tache jaune de Sœmmering;* son bord antérieur s'amincit et ne s'arrête qu'à la grande circonférence de l'iris; mais ses éléments nerveux ne dépassent pas l'*ora serrata* ou corps ciliaire de la rétine. A l'état frais, cette membrane est incolore et tout à fait transparente; après la mort elle prend une teinte laiteuse et devient opaque. Rétine

D'après les recherches de H. Müller, voici quelle est la structure de la membrane: les couches superficielles ou externes se composent de petits bâtonnets serrés les uns contre les autres, de manière à former une lamelle non interrompue appelée *membrane de Jacob.* Leur direction est perpendiculaire à la surface de la rétine, et leur forme, ainsi que le nom l'indique, est cylindrique; mais on rencontre aussi des bâtonnets dont l'extrémité interne s'élargit, et qui constituent de véritables cônes. Ceux-ci sont bien moins nombreux que les bâtonnets proprement dits, et ils sont assez uniformément répartis; cependant, au niveau du centre de la tache jaune, ils forment à eux seuls la partie correspondante de la membrane de Jacob. L'extrémité inférieure des bâtonnets s'effile et s'unit à une fibre (fibre de Müller) qui traverse toute l'épaisseur de la rétine. Sur le trajet de cette fibre on trouve trois renflements : le premier est situé à son extrémité externe immédiatement au-dessous des bâtonnets; le second à sa partie moyenne, et le troisième à son extrémité interne. Le premier correspond à la couche granuleuse externe; le second à la couche granuleuse interne, et le troisième, mélangé aux fibres du nerf optique, fait partie de la couche fibreuse (pl. XXXIII, fig. IV). Les renflements externes et moyens sont de nature cellulaire; l'interne est formé par une masse homogène déprimée à son extrémité interne et reposant sur une lamelle amorphe très-mince (1/1000 de millimètre), qui constitue la membrane limitante de la rétine.

Au-dessous de la couche granuleuse interne existe une autre lame composée de cellules nerveuses multipolaires, mélangées avec une certaine quantité de fibres nerveuses appartenant au nerf optique. Par un de leurs prolongements filiformes, les cellules nerveuses se continuent avec le nerf optique, et par les autres elles s'anastomosent entre elles. Ce qu'il y a de très-remarquable, c'est que la tache jaune, qui est la partie essentielle de la rétine, offre une structure relativement très-peu compliquée; en effet, elle se compose seulement de la couche des cônes, de la couche des cellules nerveuses et de la membrane limitante.

En résumant ce que nous venons de dire sur l'agencement des divers éléments qui composent la rétine, nous voyons que cette membrane offre une série de couches superposées parfaitement distinctes et qui sont, en procédant de dehors en dedans : 1° la couche des bâtonnets;

2° la couche granuleuse externe, correspondant au renflement externe de la fibre de Müller; 3° la couche granuleuse interne correspondant au renflement moyen de la même fibre; 4° la couche nerveuse grise fournie par les cellules nerveuses; 5° la couche fibreuse fournie par les fibres du nerf optique; 6° enfin la membrane limitante.

Des recherches nouvelles touchant la structure de la rétine tendent à établir que les faisceaux de fibres radiées sous-jacents aux cellules et aux fibres nerveuses ne sont que des faisceaux de tissu conjonctif, qui traversent toute l'épaisseur de la membrane, mais qui se raréfient et disparaissent en arrivant dans les couches superficielles. S'il y a encore beaucoup de points obscurs dans cette question, il est cependant un fait essentiel et parfaitement acquis : c'est l'union des fibres du nerf optique avec des cellules nerveuses, ce qui permet de considérer la rétine comme un petit centre nerveux.

L'artère centrale de la rétine traverse la papille du nerf optique et se distribue dans les couches profondes de cette membrane; elle forme une couronne autour de la tache jaune et se termine par un réseau circulaire autour de l'*ora serrata*. La veine a la même distribution que l'artère.

Milieux de l'œil. Corps hyaloïde. Le corps hyaloïde ou vitré est placé sous la rétine et n'adhère à cette membrane qu'à partir de l'*ora serrata* jusqu'à son bord antérieur; en avant il est creusé en capsule pour recevoir le cristallin. Sa membrane d'enveloppe est transparente, anhiste et très-mince, surtout en arrière; mais en avant elle s'épaissit et se dédouble pour s'insérer sur les deux faces du cristallin, et former, avec le pourtour de cet organe, le canal godroné de Petit. Le contenu, qui adhère à la face interne de l'enveloppe, offre chez l'embryon une structure analogue

Corps hyaloïde

à celle de la gélatine de Warthon, c'est-à-dire qu'il se compose d'une substance amorphe, au milieu de laquelle on rencontre des noyaux ovales et des cellules étoilées. Mais chez l'adulte, les éléments cellulaires disparaissent, et il ne reste plus qu'une masse amorphe et gélatiniforme.

Le corps hyaloïde ne contient ni nerfs ni vaisseaux. Pendant la vie embryonnaire, son axe antéro-postérieur est creusé en canal pour livrer passage à une petite branche de l'artère centrale de la rétine, destinée au cristallin pendant son développement et peut-être aussi à la membrane pupillaire: c'est l'artère capsulaire. Mais après la naissance, ce vaisseau s'atrophie, se résorbe peu à peu et le canal du corps vitré s'oblitère complétement.

Cristallin. Le cristallin se compose d'une enveloppe et d'un contenu. L'enveloppe ou capsule du cristallin est une membrane parfaitement anhiste et transparente, c'est-à-dire qu'elle ressemble à une lame de verre très-pur. Elle jouit d'une grande élasticité et se déchire facilement; son épaisseur est en moyenne de 1/80 de millimètre dans sa moitié antérieure, et de 1/200 de millimètre dans sa moitié postérieure. Elle résiste parfaitement à l'action de l'eau bouillante, de la potasse et des acides, propriétés qui la rattachent au tissu élastique. Sa face externe adhère au corps hyaloïde en arrière; mais elle est tout à fait libre en avant; sa face interne est tapissée par une couche de cellules polyédriques, dont les contours sont très-nettement dessinés. Au-dessous de cette lamelle assez solidement fixée à la capsule on rencontre deux ou trois couches de cellules qui se distinguent des précédentes par leur forme sphérique et par leur volume plus considérable (1/60 de millimètre). Leur enveloppe est extrêmement mince et pâle; le contenu, très-pâle aussi, est presque liquide; le noyau lui-même paraît plus délicatement constitué que dans les autres cellules. Peu de temps après la mort, ces éléments subissent une fonte complète, et il en résulte la formation d'une couche de liquide placée immédiatement au-dessous de la capsule et qui a reçu le nom de *liquide de Morgagni.*

Au-dessous de l'épithélium capsulaire et des globules sphériques se trouve le cristallin proprement dit, qui se compose d'une partie centrale ou noyau, et d'une partie périphérique ou corticale. Le noyau central forme une petite masse étoilée, dans laquelle on ne rencontre que des granulations très-fines. La substance corticale se compose de lamelles concentriques, et chaque lamelle, de prismes hexagonaux juxtaposés et aplatis d'avant en arrière. Ces bandelettes prismatiques sont d'autant plus étroites et plus nombreuses qu'elles sont situées plus profondément, et elles adhèrent plus intimement entre elles par leurs bords que par leurs faces ; ce qui explique, d'un côté, l'accroissement de la densité du cristallin de la superficie au centre et, d'un autre côté, sa décomposition plus facile en lamelles qu'en fibres. Elles possèdent une enveloppe très-mince et amorphe et un contenu demi-liquide, également amorphe et de nature albumineuse ; d'habitude une des extrémités est renflée et contient un noyau qui indique l'origine épithéliale du cristallin. Leurs bords sont armés de dents qui, par leur engrenage, ajoutent à la solidité de leur union.

Chaque prisme prend naissance sur un rayon du noyau central, marche jusqu'au bord du cristallin, qu'il contourne, et se jette sur sa face opposée, où il se termine ; il ne mesure pas la même longueur sur les deux faces, c'est-à-dire que s'il prend naissance au pôle d'une face, il se termine avant d'arriver au pôle de l'autre face.

Le cristallin ne possède pas de vaisseaux ni de nerfs; son enveloppe n'en contient pas non plus, du moins chez l'adulte. Nous avons déjà dit que pendant la vie embryonnaire une branche de l'artère centrale de la rétine traverse le corps vitré, fournit des rameaux qui embrassent la capsule et vont ensuite se perdre dans la membrane pupillaire, où ils s'anastomosent avec les artères ciliaires.

Humeur aqueuse. L'humeur aqueuse ne prête à aucune considération histologique puisque c'est un liquide incolore, transparent et qu'il ne contient aucun élément morphologique, à moins que ce ne soit quelque cellule détachée des faces correspondantes de la cornée et de l'iris.

Développement. Le développement histologique de l'œil suit la loi commune; toutes les parties qui la composent dérivent des cellules embryonnaires, qui subissent des métamorphoses déterminées pour former tel ou tel tissu. Chaque prisme du cristallin paraît résulter de l'allongement d'une seule cellule et non de la fusion d'un plus ou moins grand nombre de ces éléments.

Altérations. *Altérations.* Le revêtement épithélial de la cornée s'hypertrophie assez souvent et quelquefois la végétation cellulaire est tellement active qu'elle donne lieu à des tumeurs qui simulent le cancer. Dans un cas de ce genre, la cornée était criblée de petites taches blanches et opaques, qui étaient dues à la présence de sels calcaires déposés dans l'intérieur des cellules épithéliales.

Cercle sénile. Chez les vieillards on voit fréquemment à la limite de la cornée un anneau blanchâtre plus ou moins large qui s'appelle le *cercle sénile;* en pratiquant une coupe de la membrane à ce niveau, on aperçoit une infiltration graisseuse de cellules plasmatiques et de leurs prolongements canaliculés. La couleur laiteuse du cercle sénile tient évidemment à cette dégénérescence des éléments cellulaires de la cornée (pl. XXXIII, fig. II, 2). J'ai examiné quelquefois la structure des taies de cette membrane et j'ai remarqué que ces taches étaient dues à la même cause que le cercle sénile.

C'est dans l'épaisseur de la cornée que l'on peut parfaitement étudier la formation du pus, par l'hyperplasie des cellules plasmatiques, et le mécanisme de l'ulcération, par la fonte des éléments cellulaires et de la substance fondamentale amorphe.

L'iris et la choroïde ayant une structure assez compliquée, peuvent présenter les altérations les plus variées. Mais, parmi ces produits pathologiques, l'ossification de la choroïde est sans contredit la plus remarquable. Mon ami M. Th. Lænnec, de Nantes, m'en a communiqué un cas et j'ai pu constater une fois de plus, que dans la choroïde comme dans le périoste, la cellule osseuse dérive de la cellule plasmatique.

Les produits pathologiques organisés que l'on rencontre quelquefois dans la rétine, prennent sans doute naissance dans les couches profondes de cette membrane, car c'est là où le tissu conjonctif est le plus abondant.

Le cristallin ne subit guère que des métamorphoses Cataracte.
régressives, quoiqu'il entre dans sa structure des éléments cellulaires. L'altération la plus fréquente est l'opacité de cet organe ou autrement dit la cataracte. Quel que soit le siége de la cataracte, elle est toujours due à l'infiltration graisseuse des parties sous-jacentes à la capsule. Quand l'altération siége dans les couches profondes de l'organe, la tache est jaunâtre et assez bien circonscrite; quand, au contraire, elle envahit les couches superficielles, la tache est d'un blanc laiteux et ses contours sont frangés et mal

définis ; dans le premier cas, la cataracte est dure, dans le second elle est molle. La cataracte noire provient également de l'infiltration graisseuse du cristallin; mais dans ce cas, à la graisse viennent s'ajouter des granulatious de pigment. On a beaucoup discuté sur l'existence réelle ou problématique de la cataracte capsulaire. Dans les quelques cas que j'ai observés, j'ai toujours vu la capsule intacte, et l'infiltration graisseuse siégeant dans les couches cellulaires sous-jacentes. Lorsque le globe oculaire est envahi par des tumeurs cancéreuses, le cristallin est une des parties qui résistent le plus longtemps à la destruction; il ne paraît pas donner naissance aux éléments cancéreux, il se ramollit et subit ensuite une sorte de liquéfaction.

Les préparations pour l'étude des paupières n'offrent aucune difficulté, je dirai seulement qu'il faut dessécher cette membrane pour obtenir de belles coupes d'ensemble. C'est surtout dans les paupières qu'on peut parfaitement étudier la structure des follicules pileux.

Préparations. C'est également en faisant sécher la sclérotique, la cornée, la choroïde et l'iris qu'on peut pratiquer des coupes très-favorables pour l'étude de ces membranes, mais je répéterai encore qu'avant de les recouvrir avec la petite plaque, il faut les plonger pendant quelques minutes dans l'eau légèrement acidulée, afin qu'elles reprennent leurs dimensions primitives. Pour obtenir des coupes bien réussies du muscle ciliaire, il est nécessaire de ne pas détacher la choroïde de la première coque de l'œil; du reste, c'est le seul moyen de se faire une idée exacte du mode d'attache de ce muscle au canal de Schlemm.

Quant à la rétine, il faut la faire durcir dans l'acide chromique, puis pratiquer des coupes avec le rasoir, après avoir appliqué la membrane sur une plaque de verre. On pourrait ici employer le couteau de Valentin, mais le rasoir peut encore parfaitement le remplacer. Il ne faut pas oublier de prendre toujours des rétines fraîches, parce que leurs éléments se décomposent et se désagrégent très-peu de temps après la mort.

Il n'y a pas d'indications spéciales pour l'étude pratique du corps hyalin. Quand on veut bien voir l'épithélium de la capsule cristalline ainsi que les cellules sphériques sous-jacentes qui fournissent le liquide de Morgagni, il faut avoir des cristallins très-frais. Il faut également en faire durcir par l'acide chromique afin de pratiquer des coupes, et étudier la structure des prismes et leur agencement, d'où résulte la formation des lamelles concentriques de la lentille.

Il n'y a aucune indication spéciale à donner relativement aux préparations des produits pathologiques du globe oculaire.

ART. 2. *Oreille.* Le squelette de l'oreille externe est osseux dans les parties profondes du conduit auditif, et fibro-cartilagineux dans toutes les autres parties. La peau qui le revêt renferme des glandes de nature diverse et inégalement réparties. Au niveau de la conque on rencontre un grand nombre de glandes sébacées; encore ces organes se retrouvent dans le conduit auditif externe, mais ils sont mélangés à des glandes cérumineuses; enfin on voit des glandes sudoripares à peu près partout, mais principalement sur la face interne du pavillon. Oreille externe.

La distribution des vaisseaux et des nerfs n'offre rien de particulier à noter.

La muqueuse de l'oreille moyenne est fort mince; ce n'est qu'au niveau de la trompe d'Eustache qu'elle acquiert une certaine épaisseur. Des parois osseuses elle se réfléchit sur la membrane du tympan à laquelle elle se soude, Oreille moyenne.

sur les muscles et sur les osselets auxquels elle sert de périoste. Son revêtement épithélial est partout vibratile, à l'exception de la face interne de la membrane du tympan, où il est simplement pavimenteux (Kölliker).

La membrane du tympan est constituée par une lame fibreuse, à faisceaux rayonnés et circulaires, et son pourtour est enchâssé dans sa rainure temporale, à la façon d'un verre de montre dans son cadre. Nous connaissons déjà les rapports de sa face interne avec la muqueuse tympanique; quant à sa face externe, elle est revêtue par l'épiderme du conduit auditif externe.

Les vaisseaux de l'oreille moyenne sont nombreux et forment un réseau très-riche dans l'épaisseur de la muqueuse et de la membrane du tympan. Les vaisseaux lymphatiques accompagnent sans doute les artères et les veines.

Les nerfs sont également nombreux et viennent de la cinquième, septième et neuvième paire; on ignore leur mode de terminaison; Kölliker signale sur le trajet du nerf tympanique des amas de cellules ganglionnaires.

Oreille interne. Les canaux demi-circulaires, le vestibule et le limaçon osseux sont revêtus par une lamelle de tissu conjonctif, sur laquelle s'étale une simple couche de cellules pavimenteuses.

Les canaux demi-circulaires et le vestibule membraneux se moulent exactement sur les parties correspondantes du squelette. Ils se composent de trois tuniques: l'externe est formée par un tissu conjonctif très-délicat, à peine fibrillaire, et dans lequel on rencontre un assez grand nombre de noyaux ovales; un feuillet très-mince et amorphe repose sur la face interne de cette membrane et représente la tunique moyenne; une simple lame épithéliale tapisse le feuillet amorphe et constitue la tunique interne.

Les taches blanches que l'on observe sur le saccule et l'utricule, sont formées de granulations calcaires ou otolithes, qui revêtent quelquefois des formes cristallines. A l'extérieur et à l'intérieur de ces canaux et renflements membraneux existe un liquide dont la nature chimique n'est pas encore bien déterminée (périlymphe, endolymphe).

Les nerfs qui aboutissent aux ampoules des canaux demi-circulaires, au saccule et à l'utricule, paraissent se terminer par des extrémités libres après s'être divisés un assez grand nombre de fois; jusqu'à présent on n'a pas pu les poursuivre au delà de ces renflements.

Les vaisseaux forment un réseau serré qui siége principalement dans la tunique fibreuse des canaux demi-circulaires et des deux renflements vestibulaires.

La structure du limaçon est extrêmement compliquée, et comme rien de bien précis n'a été établi à cet égard, je n'entrerai pas dans des détails descriptifs que ne comporte pas l'esprit de cet ouvrage. Je dirai seulement que les travaux de Corti, de Kölliker et d'autres anatomistes tendent à établir que les fibres nerveuses du limaçon se terminent par des extrémités libres dans l'épaisseur de la portion membraneuse de la lame spirale. Ces auteurs ont constaté en outre, dans la continuité de ces fibres, des renflements globuleux analogues à ceux des fibres nerveuses de la rétine.

Le réseau des vaisseaux cochléens est aussi riche que celui du vestibule et des canaux demi-circulaires.

Art. 3. *Membrane olfactive.* La muqueuse nasale est épaisse, molle, tomenteuse et rosée, surtout dans ses deux tiers inférieurs. Sa trame est constituée par un feutrage de fibres connectives et élastiques, mais ces dernières sont relativement rares; elle renferme aussi des cellules plas- Muqueuse olfactive.

matiques en abondance; les couches profondes adhèrent intimement au périoste ou au périchondre. Dans toute l'épaisseur de ce feuillet fibreux on rencontre une quantité considérable de glandes en grappe, qui souvent forment une couche continue assez étendue (pl. XXXIII, fig. V, 3). La face libre est tapissée par un épithélium stratifié épais, dont les cellules superficielles, coniques, supportent des cils vibratiles (pl. XXXIII, fig. VI). Les vaisseaux sont extrêmement nombreux et forment un réseau très-serré et très-épais. Les filets nerveux qui viennent du trijumeau se distribuent dans toute l'étendue de la muqueuse et n'offrent rien de particulier à noter; mais ceux que fournit le nerf olfactif n'occupent que la muqueuse qui recouvre l'os ethmoïde; ils paraissent se terminer par des extrémités libres. Cependant, pour quelques observateurs, ils aboutiraient à des renflements cellulaires semblables à ceux de la rétine.

Il se développe assez souvent dans l'épaisseur de la muqueuse nasale des polypes, qui croissent avec une très-grande rapidité et se reproduisent sur place avec une certaine ténacité. Ces tumeurs sont constituées principalement par une hypertrophie de la tunique épithéliale et des couches les plus superficielles du feuillet fibreux de la muqueuse; quelquefois elles renferment une grande quantité de vaisseaux.

Quand on veut obtenir de belles coupes de la muqueuse olfactive, il faut absolument la faire durcir par l'acide chromique, et la laisser fixée sur le squelette des fosses nasales.

FIN.

TABLE DES MATIÈRES.

		Pages.
Préface.		
Introduction.	**De l'emploi du microscope,** des préparations micrographiques et de leur conservation	1
Chap. I.	**Cellules et épithéliums**	25
Chap. II.	**Éléments du tissu conjonctif et tissu conjonctif.**	40
Chap. III.	**Cartilages**	61
	Fibro-cartilage	65
	Os	73
	Dents	89
Chap. IV.	**Éléments contractiles et tissu musculaire**	96
	Muscles lisses	96
	Muscles striés	98
Chap. V.	**Éléments nerveux et tissu nerveux**	112
	Fibre nerveuse	112
	Corpuscule de Pacini	115
	Corpuscule de Meissner	116
	Cellules nerveuses	117
	Nerfs	119
	Ganglions nerveux	120
	Moelle épinière	121
	Encéphale	122
Chap. VI.	**Vaisseaux**	130
	Artères	130
	Veines	136
	Capillaires	138
	Vaisseaux lymphatiques	139
	Ganglions lymphatiques	140
	Sang et lymphe	143
Chap. VII.	**Glandes**	161
	Glandes en grappe	163
	Glandes salivaires	163
	Poumons	166
	Glandes sébacées	179
	Glandes de Meibomius	181
	Mamelle	182

TABLE DES MATIÈRES.

		Pages.
CHAP. VII.	Glandes en tube	185
	— de Lieberkühn	185
	— de l'estomac	186
	— de l'utérus	187
	— sudoripares	187
	— cérumineuses	188
	Rein	190
	Testicule	201
	Ovaire	209
	Foie	217
	Glandes folliculeuses et sanguines	225
	Corps thyroïde	226
	Rate	228
	Capsule surrénale	233
CHAP. VIII.	**Peau et ses annexes**	235
	Peau	235
	Ongle	239
	Poil	241
CHAP. IX.	**Muqueuse du canal digestif**	245
	Muqueuse buccale	246
	— du pharynx et de l'œsophage	251
	— de l'estomac	252
	— de l'intestin grêle	253
	— du gros intestin	258
CHAP. X.	**Organes des sens**	260
	Œil	260
	Oreille	275
	Membrane olfactive	277

FIN DE LA TABLE DES MATIÈRES.

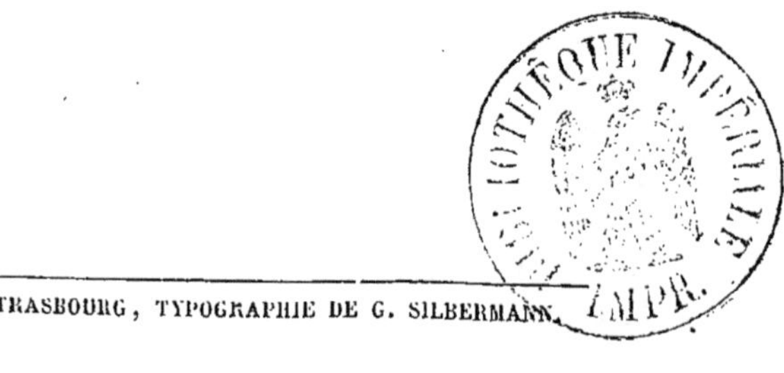

STRASBOURG, TYPOGRAPHIE DE G. SILBERMANN.

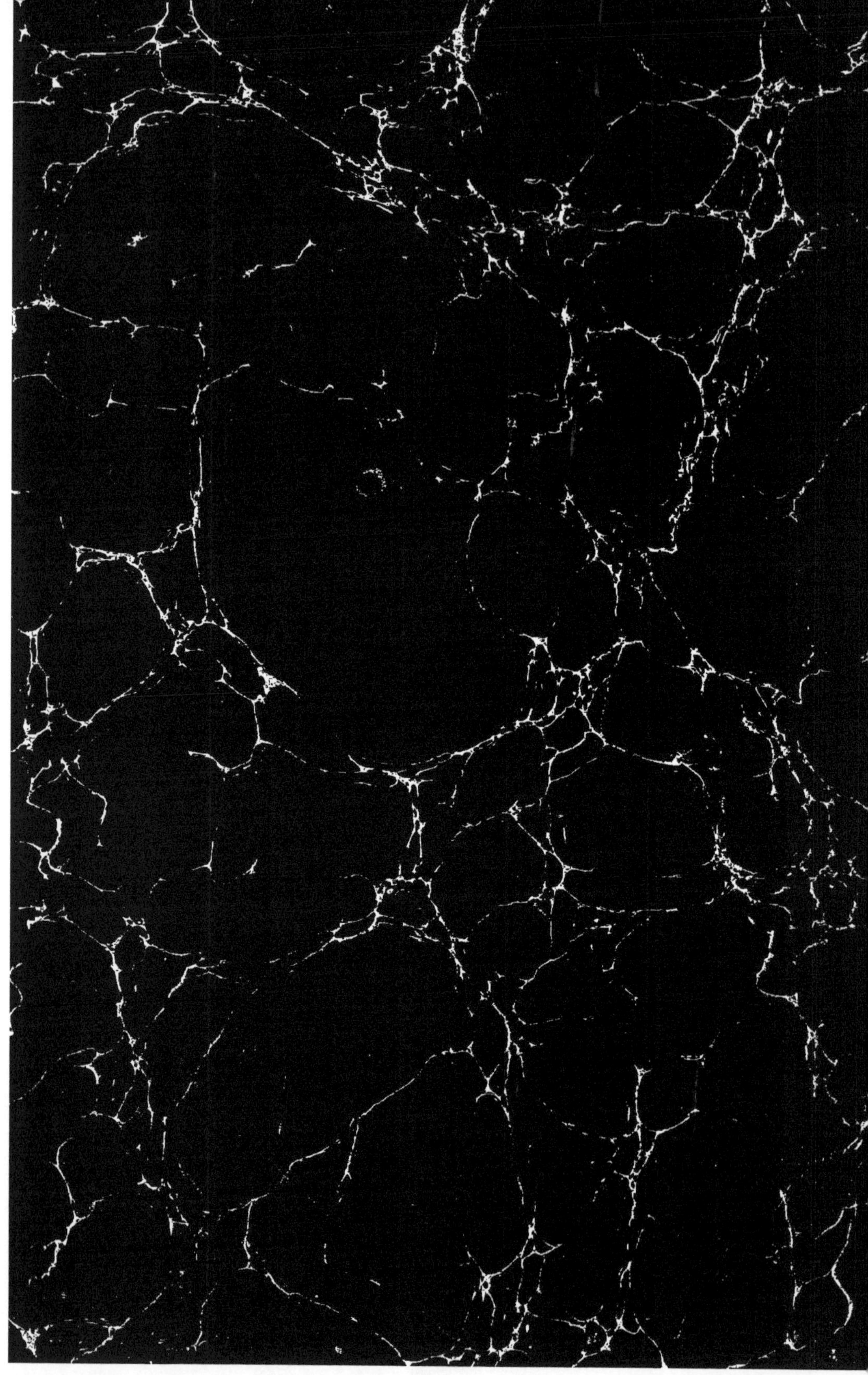

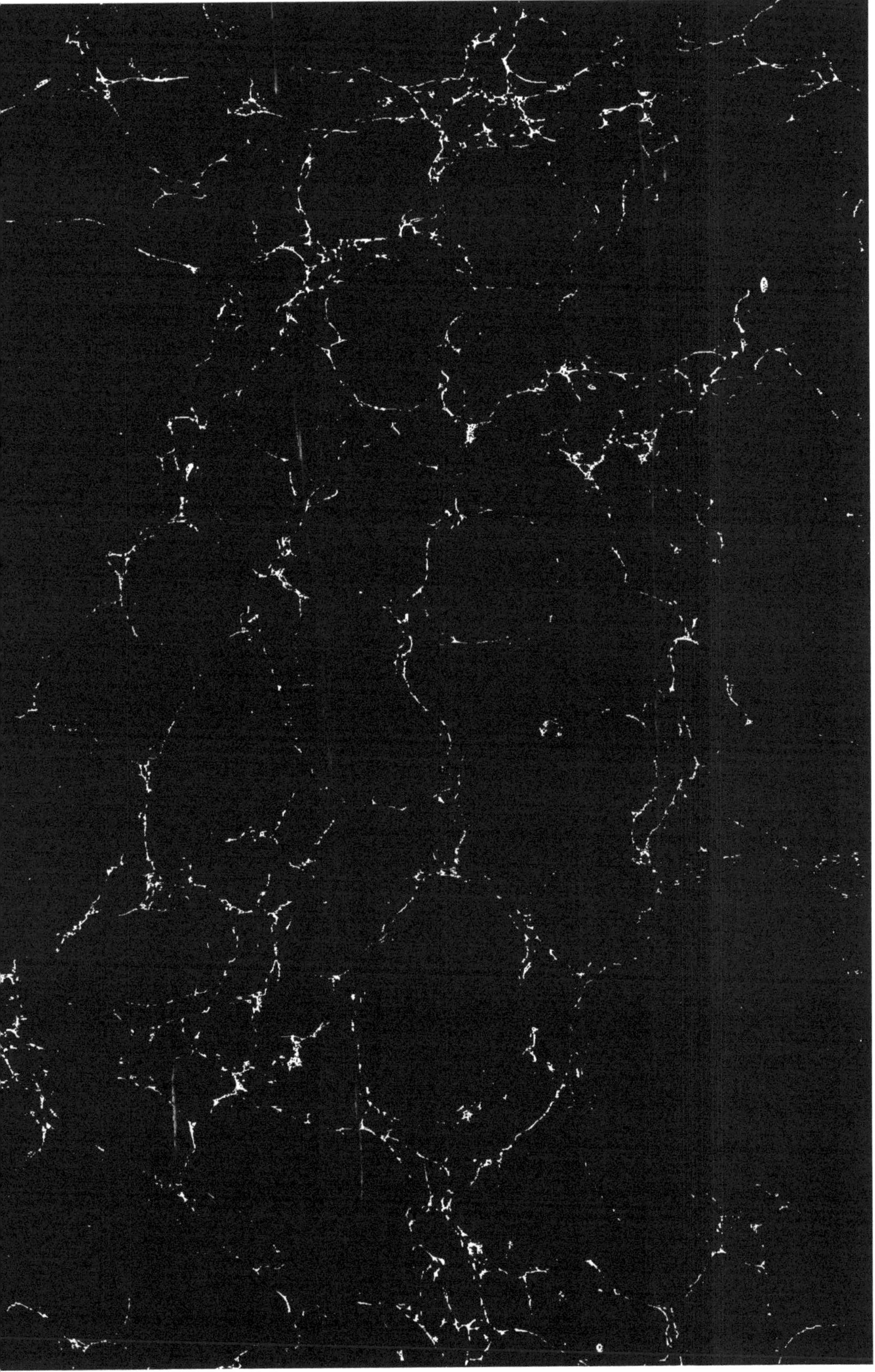

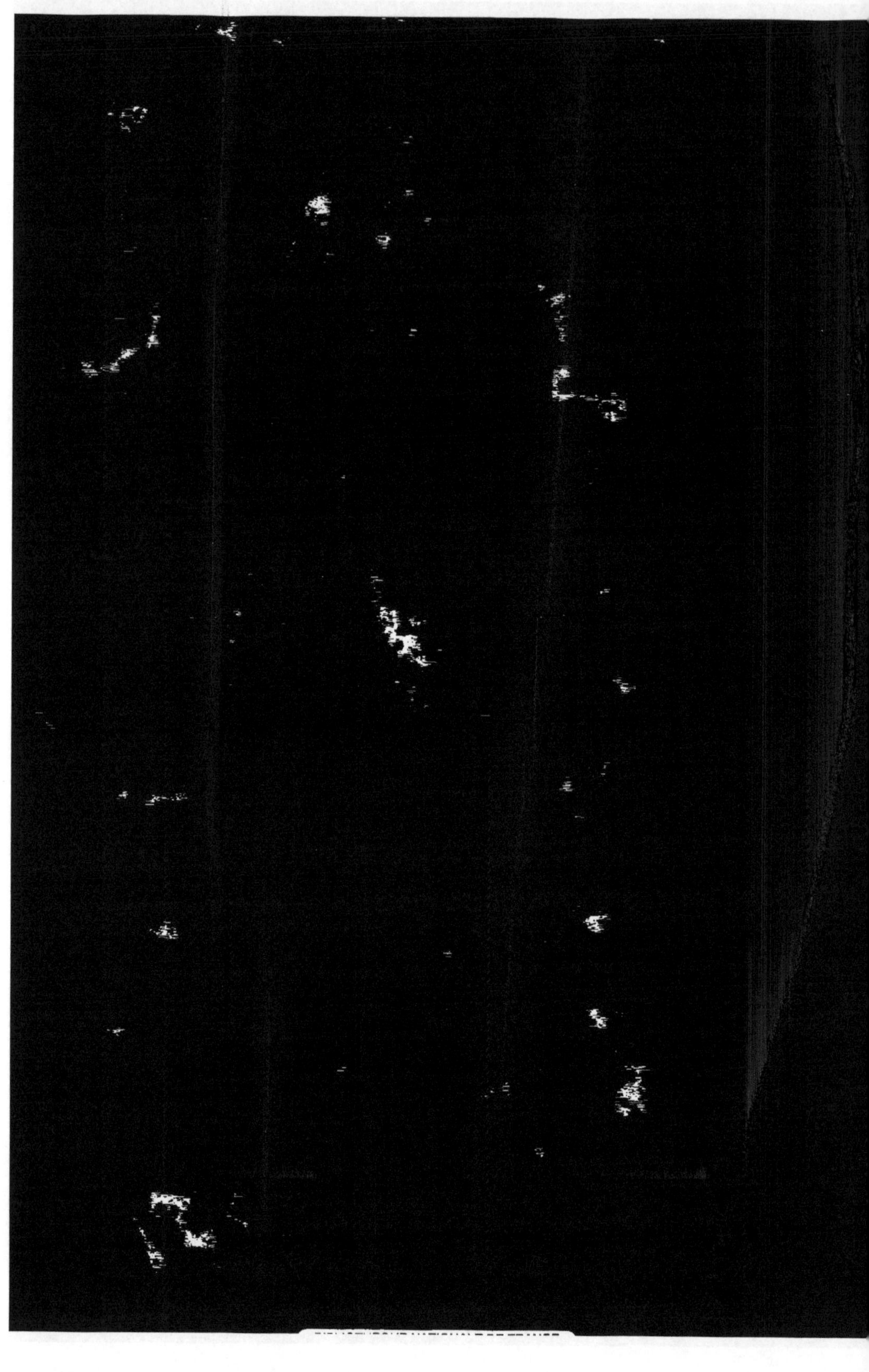

www.ingramcontent.com/pod-product-compliance
Ingram Content Group UK Ltd.
Pitfield, Milton Keynes, MK11 3LW, UK
UKHW021940200726
13856UKWH00005B/442